Die Balint-Gruppe in Klinik und Praxis

Schriftleiter: Jürgen Körner · Herbert Neubig · Ulrich Rosin

Herausgeber
Annelise Heigl-Evers · Tobias H. Brocher · Peter Fürstenau
Sven-Olaf Hoffmann · Jürgen Körner · Wulf-Volker Lindner
Herbert Neubig · Ulrich Rosin · Werner Stucke
Arthur Trenkel · Wolfgang Wesiack

Beirat
Max B. Clyne · Helmut Enke · Michael Geyer
Franz S. Heigl · Kurt Höck · Hans-Konrad Knoepfel
Karl Köhle · Michael Köhle · Peter Kutter
Boris Luban-Plozza · Jürgen Ott · Christa Rohde-Dachser
Klaus Rohr · Claudia Sies · Margarethe Stubbe

Der Arzt und Psychoanalytiker Michael Balint entwickelte eine Gruppenmethode zum Erkennen und Verändern der Probleme in der Beziehung zwischen Arzt und Patient. Die ersten Balint-Gruppen, vorwiegend mit praktischen Ärzten durchgeführt, verstanden sich als Forschungsseminare und legten besonderen Wert auf die Entwicklung einer patientenzentrierten Ganzheitsmedizin: Nicht nur organmedizinische, sondern auch persönliche und psychosoziale Aspekte des Kranken, die Einstellung zu seiner Krankheit sowie die Beziehung zum Arzt auch in ihren unbewußten Anteilen sollten berücksichtigt werden. Manche Krankheit des Patienten erscheint so als spezifische Ausdrucks- und Verarbeitungsform von Kränkungen und Konflikten.

Mit Hilfe der kollegialen Zusammenarbeit in den Sitzungen der Balint-Gruppe gewinnen Ärzte und Angehörige anderer sozialer Berufe die Fähigkeit, ihre persönliche Beziehung zum Patienten bzw. Klienten im Sinne eines diagnostischen und teils auch psychotherapeutischen Instrumentes zu verwenden.

Die Buchreihe „Die Balint-Gruppe in Klinik und Praxis" wendet sich sowohl an Teilnehmer und Leiter von Balint-Gruppen als auch an Interessenten für Beziehungs-Medizin im allgemeinen. Weiter möchte sie Angehörige anderer sozialer Berufe, wie z. B. Pädagogen, Seelsorger, Juristen und Sozialarbeiter ansprechen, die in der Balint-Gruppenarbeit eine wirkungsvolle Methode in der beruflichen Fortbildung erblicken. Die Buchreihe bietet an: Austausch von Erfahrungen, Anregungen zur Technik und Theorie der Gruppenarbeit, Belebung der Diskussion zwischen Praxis und Forschung, Reflexion berufspolitischer Entwicklungen.

Die Balint-Gruppe in Klinik und Praxis

1 · 1988

Praxis · Theorie · Variationen · Leitungstechnik · Forschung
Entwicklung und Anwendung in verschiedenen Ländern
Berufspolitik · Kritische Glosse

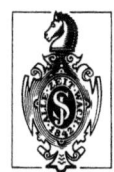

Springer-Verlag
Berlin Heidelberg NewYork London Paris Tokyo

Prof. Dr. Jürgen Körner
Freie Universität Berlin, Institut für Sozialpädagogik und
Erwachsenenbildung, Arnimallee 12, D-1000 Berlin 33

Dr. Herbert Neubig
Usinger Straße 11, D-6000 Frankfurt 60

Priv. Doz. Dr. Dr. Ulrich Rosin
Rheinische Landesklinik Düsseldorf, Klinik für Psychotherapie und
Psychosomatik, Bergische Landstraße 2, D-4000 Düsseldorf 12

ISBN-13:978-3-540-19008-0   e-ISBN-13:978-3-642-73467-0
DOI: 10.1007/978-3-642-73467-0

CIP-Titelaufnahme der Deutschen Bibliothek. Die Balint-Gruppe in Klinik und Praxis: Praxis, Theorie, Variationen, Leitungstechnik, Forschung; Entwicklung u. Anwendung in verschiedenen Ländern; Berufspolitik; krit. Glosse. – Berlin; Heidelberg; New York; London; Paris; Tokyo: Springer.
Erscheint halbjährl. – Aufnahme nach 1988, 1
1988, 1–

Dieses Werk ist urheberrechtlich geschützt. Die dadurch begründeten Rechte, insbesondere die der Übersetzung, des Nachdrucks, des Vortrags, der Entnahme von Abbildungen und Tabellen, der Funksendung, der Mikroverfilmung oder der Vervielfältigung auf anderen Wegen und der Speicherung in Datenverarbeitungsanlagen, bleiben, auch bei nur auszugsweiser Verwertung, vorbehalten. Eine Vervielfältigung dieses Werkes oder von Teilen dieses Werkes ist auch im Einzelfall nur in den Grenzen der gesetzlichen Bestimmungen des Urheberrechtsgesetzes der Bundesrepublik Deutschland vom 9. September 1965 in der Fassung vom 24. Juni 1985 zulässig. Sie ist grundsätzlich vergütungspflichtig. Zuwiderhandlungen unterliegen den Strafbestimmungen des Urheberrechtsgesetzes.

© Springer-Verlag Berlin Heidelberg 1988

Die Wiedergabe von Gebrauchsnamen, Handelsnamen, Warenbezeichnungen usw. in diesem Werk berechtigt auch ohne besondere Kennzeichnung nicht zu der Annahme, daß solche Namen im Sinne der Warenzeichen- und Markenschutz-Gesetzgebung als frei zu betrachten wären und daher von jedermann benutzt werden dürften.

Gesamtherstellung: Appl, Wemding. 2119/3140-543210

Vorwort

Mit großer Freude schreibe ich das Vorwort zu dieser neuen Publikation. Es ist sehr wichtig, daß alle Ärzte sowie Medizinstudenten erfahren können, was auf dem Gebiet der Balint-Arbeit geschieht, einschließlich des Studiums der sich verändernden und sich entwikkelnden Beziehung zwischen Ärzten und ihren Patienten, zwischen Patienten und ihren Krankheiten und zwischen Krankheiten und der möglicherweise verursachenden Umwelt. Es ist außerdem wichtig, daß nicht zwischen psychischen Erkrankungen und Krankheiten mit anderen Ursachen unterschieden wird, sondern daß beide gemeinsam untersucht werden und daß der Arzt sich gegenüber emotionalen Problemen ebenso unbefangen verhält wie gegenüber Problemen, die anscheinend nicht emotional verursacht sind. Wenn diese Arbeit nicht ständig kritisch überdacht wird, fangen die Menschen wahrscheinlich an, sich zu langweilen oder hören auf, über diesen Gegenstand nachzudenken, oder sie denken, daß das alles in den 50er oder 60er Jahren schon gesagt wurde oder dagewesen ist, und daß es nichts Neues gibt, was die Entdeckung lohnt. Wie in anderen Zweigen der Medizin und in allen Zweigen der Wissenschaft müssen immer neue Forschungsanstrengungen unternommen werden, sonst wird das Thema uninteressant und unlebendig.

Ich bin sicher, daß Ihre Publikation die Arbeit beleben wird, die mein Ehemann, Michael Balint, Anfang der 50er Jahre begonnen hat, und die mit der gleichen Vitalität in den 80er Jahren in vielen Teilen der Welt fortgeführt wird.

London, Februar 1988   Enid Balint

Foreword

It gives me great pleasure to write a foreword for this new publication. It is very important that the medical profession as a whole, including medical students, should be aware of what is happening in the field of Balint work including the study of the changing and developing relationship between doctors and their patients, between patients and their illnesses, and between illnesses and the environment which may give rise to them. It is important also that there should not be a distinction between psychological illnesses and illnesses caused by other factors, but that the two should be studied together and that the medical profession as a whole should feel at ease when meeting emotional problems as when meeting problems arising apparently from other than emotional causes. Unless constant review is kept on this work, it is likely that people either become bored and stop thinking about the subject, or think that everything has been said about it in the '50's or '60's and that there is nothing new to be discovered. As in other branches of medicine and all branches of science, new discoveries must always be made otherwise the topic becomes uninteresting and dead.

I am sure your publication will give new life to the work which was started by my husband, Michael Balint, in the early 1950's, and which is continuing in many parts of the world with equal vigour, in the 1980's.

London, February 1988　　　　　　　　　　　　　　　　　　　Enid Balint

Vorbemerkungen der Herausgeber

Die Einführung der Balint-Gruppenarbeit markiert eine Entwicklung in der medizinisch-ärztlichen Praxis in nahezu allen ihren Anwendungsfeldern, die durch die Einbeziehung des Beziehungsaspektes (Beziehung Arzt – Patient) in die Prozesse von Diagnostik und Therapie gekennzeichnet ist. Um diesen Ansatz zu einer Veränderung in der Medizin zu verstehen, ist zunächst zu fragen, welche Rolle der Beziehungsaspekt in der naturwissenschaftlich-somatischen Medizin spielte.

In der naturwissenschaftlich-somatischen Medizin hatte die Beziehung Arzt – Patient, wissenschaftlich betrachtet, kaum eine Bedeutung; sie wurde weder in die Diagnostik noch in die Therapie systematisch einbezogen. Etwas überspitzt ausgedrückt, hatte die naturwissenschaftliche Medizin den menschlichen Organismus weitgehend auf ein physisches Objekt reduziert, das sich experimental-wissenschaftlichen Versuchen und manipulativ-instrumentellen Techniken der Reparatur fügen sollte (s. Goffman). Eine personale Beziehung im Sinne von Austauschprozessen kam hier kaum in Betracht. Natürlich gab es die Arzt-Patient-Beziehungen in ihrer alltagssprachlichen Bedeutung, auch hier hatte es sie immer gegeben – doch nicht im Bereich wissenschaftlicher Methodik angesiedelt, sondern im Bereich des Humanitären, Menschlichen und Mitmenschlichen. Diese Beziehung, im Bereich der naturwissenschaftlichen Medizin niemals systematisch gelehrt, hing in ihrer Ausgestaltung wesentlich von der individuellen Persönlichkeit des Arztes ab, hing davon ab, wieweit dieser etwa warmherzig-mitfühlend, interessiert-einfühlend, väterlich-autoritär oder managerhaft-kühl war.

Um so wichtiger wurde die Beziehung Arzt – Patient in der psychologischen Medizin, zunächst bei der Behandlung von seelischen vor allem aber von seelisch-bedingten und seelisch-mitbedingten

Erkrankungen und unter psychosozialen Aspekten der Krankheitsbetrachtung auch bei primär somatisch bedingt Kranken. Die Beziehung ist in der psychologischen Medizin sowohl Medium der Diagnostik wie auch Medium der Therapie. Sie ist deswegen so besonders wichtig, weil die von der naturwissenschaftlichen Medizin entwickelten diagnostischen Meßtechniken und therapeutischen Heil- und Reparaturmaßnahmen hier sozusagen nicht greifen. Das liegt vorwiegend daran, daß die auch allem seelischen Geschehen zweifellos zugrundeliegenden, an Körpergewebe, hier das Zentralnervensystem, gebundenen neurophysiologischen Funktionsabläufe und neuropathologischen Störungen bis heute viel zu wenig bekannt und methodisch immer noch schwer faßbar sind.

Wenn eine über die Arzt-Patient-Beziehung vermittelte Psychotherapie mittels lehrbarer Techniken wirksam werden soll, dann bedarf es zur Erfassung der Störungsphänomene, eben wegen des noch nicht ausreichenden physiologischen Wissens von jenen Funktionsbereichen des menschlichen Organismus, die herkömmlich als „Seele" bezeichnet werden, einer Theorie sowohl des normalen wie des pathologischen Verhaltens. Es gibt heute vor allem zwei Theorien, die auf einem größeren Fundus klinischer Erfahrung beruhen und schulbildend gewirkt haben – die der Psychoanalyse und die der Lerntheorie. Während in der Theorie und Praxis der Psychoanalyse der Beziehungsaspekt schon früh eine zentrale Bedeutung gewann, blieb die Lerntheorie zunächst der Bemühung um Objektivität im Sinne der Naturwissenschaften verpflichtet, räumt jedoch neuerdings den Faktoren Therapeutenpersönlichkeit und Arzt-Patient-Beziehung zunehmend einen Stellenwert ein.

Innerhalb der Psychoanalyse wurde die Bedeutung der Arzt-Patient-Beziehung durch die Konzeptualisierung von „Übertragung" und „Gegenübertragung" begründet. Unter Übertragung wird die Aktualisierung eines Modus früh verinnerlichter Interaktionen verstanden, in deren Zusammenhang unbewußt gewordene Wünsche sich an bestimmte Objekte gebunden haben und durch sie und an ihnen zur Befriedigung drängen. Der Therapeut reagiert darauf mit Gegenübertragungsgefühlen und -vorstellungen, die eine Resonanz „von Unbewußt zu Unbewußt" (Freud) bewirken. Dadurch, daß Übertragung und Gegenübertragung und damit zusammenhängend auch der Widerstand zu zentral wichtigen Konzepten wurden, entwickelte sich die Psychoanalyse aus einer Ein-Personen- zu einer Zwei-Personen-Psychologie (Balint); aus der Anwendung der Psychoanalyse in der Gruppe entwickelte sich später allmählich auch eine Mehrpersonen-Psychologie (Heigl-Evers u. Heigl).

Es war die Idee Michael Balints, den Beziehungsaspekt aus dem engeren Bereich der psychoanalytischen Psychotherapie heraus in alle Praxisfelder ärztlichen Handelns einzuführen; auf diese Weise sollte die Handlungskompetenz der Ärzte erweitert werden, und es sollten neue Handlungselemente eingeführt werden, die – nunmehr überlegt und gesteuert – nicht nur auf die Krankheit, sondern auf ihren Träger, auf denjenigen Organismus, der Krankheit in sich entwickelt hat, auf den ganzen Menschen also, ausgerichtet sind. Die Vermittlung, das Training dieser neuen Kompetenz sollte nach den Überlegungen Balints in einer Kollegengruppe erfolgen, in der auch wieder Beziehungen – interpersonell entstanden – zum Medium des patientenbezogenen Erkennens und Handelns werden. Es geht dabei immer um das Erkennen und Verstehen in Interaktionen zwischen Arzt und Patient und damit in Grenzen auch der Persönlichkeit des Arztes selbst.

Die Formation der Gruppe ist hier deshalb besonders interessant, weil sie ein konstitutives Element der westlichen Demokratien in ihren heutigen Erscheinungsformen ist. In Gruppen werden Interessen vertreten und findet Kooperation statt; in der öffentlichen Verwaltung gibt es inzwischen Gruppenstrukturen. In der Primärgruppe der Familie wird u. U. das Entstehen von Krankheit begünstigt; in den experimentellen Gruppen der Selbsterfahrung und Therapie wird ein besserer Umgang mit ihr (der Krankheit) geübt. Mit den vielfältigen sozialen Erscheinungsformen von Gruppe rückten auch sozialpsychologische Aspekte sowie gruppendynamische und systemtheoretische Elemente ins Blickfeld der psychologischen Medizin.

Die Beziehungselemente ärztlichen Handelns haben auch unter dem Aspekt moderner medizinisch-ärztlicher Ethik an Bedeutung gewonnen, besonders wenn es sich um das Prinzip des „informed consent" in bezug auf die geplante ärztliche Therapie und deren diagnostische und prognostische Begründung handelt. Ein „informed consent", eine auf Information beruhende Einwilligung des Patienten in die vom Arzt vorgeschlagene Diagnostik und Therapie, kann nur aus dem Zusammenhang kritischen Vertrauens entstehen; kritisches Vertrauen kann aber nicht außerhalb von Beziehung entwickelt werden und ist damit ohne Einbeziehung der Persönlichkeit des Arztes nicht denkbar.

Der medizinisch-ethische Leitsatz des „informed consent" (Beauchamp u. Childress)[1] beruht wesentlich auf dem Nuremberg-Code 1 App. II und der Deklaration von Helsinki. In allen ethischen Diskussionen der zurückliegenden Jahre über ärztliches Handeln in Praxis und Forschung wird gefordert, daß vor der Einleitung bestimmter therapeutischer oder wissenschaftlich-experimenteller Maßnahmen ein „informed consent" auf seiten des Patienten vorliegen muß. „These consent measures have been designed largely to protect the autonomy of patients and subjects" (Beauchamp u. Childress)[1].

Das Prinzip des „informed consent" fordert also: Medizinisch-ärztliches Handeln muß mit dem betroffenen Patienten sorgfältig vorüberlegt und abgestimmt sein; der Patient muß gründlich informiert werden über das vom Arzt in Diagnostik und Therapie geplante Handeln; er muß sowohl über dessen Begründungen wie über dessen Zielsetzungen wie vor allem auch über dessen mögliche Folgen informiert sein. Damit gewinnt, wie gesagt, das Element kritischen Vertrauens in der Beziehung des Patienten zum Arzt eine zunehmende Bedeutung. Eine frühe - und vielleicht auch heute noch - häufig vorhandene Bereitschaft, sich dem nicht hinterfragten Experten aus einer Gestimmtheit kritiklosen Vertrauens, d. h. Vertrauensseligkeit heraus eher passiv zu überlassen, dürfte künftig mehr und mehr abgelöst werden durch die Tendenz zum kritischen Hinterfragen des Experten und seiner Handlungskonzepte und Handlungspläne.

Da Handlungskompetenz von der Persönlichkeit des Handelnden schwer zu trennen ist, wird auch die Persönlichkeit des ärztlichen Experten in die kritische Hinterfragung zunehmend einbezogen

---

[1] Beauchamp TL, Childress JS (1983) Principles of biomedical ethics. Oxford University Press, Oxford, p. 67.

werden. Wenn es sich um einen geplanten Eingriff in die hochdifferenzierten Funktionszusammenhänge des eigenen Organismus handelt, wird der künftige kritische Patient sich wahrscheinlich fragen: Was ist es denn, was dieser Dr. X. mit mir machen wird; und welche Art von Mensch ist der Arzt, der solches vorhat?

Bei der Überprüfung der Vertrauenswürdigkeit der Person des medizinisch-ärztlichen Handelnden wird unvermeidbar auch der Interaktionsaspekt eine größere Bedeutung erlangen. Kritisch überprüftes Vertrauen kann nur innerhalb einer Beziehung entstehen; für die Entwicklung und Erhaltung einer solchen muß sich der Arzt zur Verfügung halten, was er in der Regel jedoch nicht gelernt hat. Der während seines operativen Handelns buchstäblich maskierte Akteur und der daneben und darüber hinaus durch Nimbus und vielleicht auch großen Namen verhüllte Handlungsexperte wird Maske und Verhüllung zunehmend ablegen müssen. Das werden seine Patienten im Zusammenhang mit dem Interesse am „informed consent" von ihm fordern. Es ist zu erwarten, daß ein solches zunehmendes kritisches Hinterfragen bei den betroffenen Ärzten auch Angst und Widerstreben auslösen wird – als Folge einer Verunsicherung hinsichtlich der professionellen und persönlichen Identität. Das wird wiederum – im positiven Fall – das Bedürfnis verstärken, sich selbst hinsichtlich dieser Identitäten kritisch zu hinterfragen. Eben dies wird unter anderem durch die von Michael Balint eingeführten Gruppen ermöglicht.

Der Beziehungsaspekt in der Krankenversorgung und die dazugehörige didaktive Vermittlungsform, eben die Balint-Gruppen, finden – das ist unübersehbar – ein zunehmendes Interesse in der Ärzteschaft der Bundesrepublik Deutschland und der benachbarten deutschsprachigen Länder wie auch im weiteren internationalen Bereich. Dabei zeichnen sich hinsichtlich der künftigen Entwicklung folgende Linien ab: Auf der einen Seite wird in der Medizin eine noch weiter zunehmende Spezialisierung wahrscheinlich unvermeidbar sein. Es gibt jetzt schon Spezialisten für *eine* Krankheit, so den Diabetologen. Die Notwendigkeit, hier ein großes Volumen an Spezialwissen, an kognitiven Speicherungen zu schaffen und z. T. hochdiffizile Fertigkeiten zu erlernen (z. B. Mikrochirurgie), wird dazu führen, daß diese Spezialisten ihre Wahrnehmungseinstellung und ihre Aufmerksamkeitsausrichtung notwendigerweise stark einengen müssen und wahrscheinlich weder motiviert noch in der Lage sein werden, den Beziehungsaspekt zusätzlich in ihre ärztliche Arbeit zu integrieren. Auf der anderen Seite sind die Ärzte, die in der Primärversorgung tätig sind – als niedergelassene Allgemeinmediziner und Gebietsärzte für breitere Felder, etwa für die gesamte innere Medizin – zunehmend an der Berücksichtigung psychosomatischer Aspekte interessiert. Psychosomatik heißt aber unter psychoanalytischem Aspekt – und nicht nur unter diesem – Berücksichtigung der Beziehung. Hier ist zu erwähnen, daß es natürlich auch eine Psychosomatik gibt, etwa die verhaltenstherapeutisch oder die psychobiologisch orientierte, in deren Zusammenhängen auf den Beziehungsaspekt eher verzichtet wird, obgleich sich auch hier Veränderungen abzeichnen (Grawe).

Für die an der Berücksichtigung des Beziehungsaspektes interessierten Ärzte ist eine zusätzliche Qualifikation von Bedeutung und wird ihnen etwa über die Zusatzbezeichnungen „Psychotherapie" oder „Psychoanalyse" angeboten, vor allem aber auch über die Balint-Gruppe. Eine Innovation in der Entwicklung der Gebührenordnung ist auf eine psychosomatische Grundversorgung ausgerichtet und fordert den Erwerb einer entsprechenden Kompetenz. In den jetzt dazu entstehenden Fortbildungskonzepten spielt die Balint-Gruppe eine wichtige Rolle.

Es wird also vermutlich ein Bedürfnis entstehen oder sich weiter entwickeln, das auf die Einbeziehung psychosomatischer Aspekte und der Beziehungsdimension in ärztliches Handeln vornehmlich in der Primär- oder Basisversorgung ausgerichtet ist. Diese Aspekte können an die in der Versorgung tätigen hochspezialisierten Ärzte zunächst gleichfalls nur über Spezialisten vermittelt werden, entweder über Psychosomatiker des entsprechenden Fachgebiets oder über Spezialisten für Psychotherapie und Psychosomatik, die ihre Weiter- und Fortbildungskapazität zur Verfügung stellen. Hier spielen die Ideen Balints eine zentrale Rolle; der Name *Balint* steht dabei nicht nur für eine Methode – die von ihm eingeführten Seminare – sondern auch dafür, daß die psychosoziale Dimension in ärztliches Handeln überhaupt Eingang findet. Dabei werden vorliegende Methoden notwendigerweise modifiziert, erweitert und durch neue Konzepte ergänzt werden müssen. Das forderte Balint seinerzeit selbst mit dem Appell: Semper reformari debet!

Der Blick in die Zukunft läßt erwarten, daß die von Balint vertretenen Konzepte für die Versorgung und die entsprechende Weiter- und Fortbildung ein zunehmendes Interesse finden werden. Aus diesem Grunde lag es nahe, für die fachliche Kommunikation in diesem Bereich ein Publikationsorgan zu schaffen, das die entsprechenden Bestrebungen in Praxis, Forschung und Lehre vertritt und fördert. Es ist wahrscheinlich kein Zufall, daß die primären Initiativen für die Gründung eines solchen Periodikums von Psychoanalytikern entwickelt wurden und zwar von solchen, die durch ihr spezielles Interesse an der Gruppentherapie schon früh daran interessiert waren, sozialpsychologische Aspekte in ihre Betrachtungsweise von Krankheit und Therapie einzubeziehen. Diese Interessen verknüpften sich mit denen von Ärzten, denen im Sinne der Balint-Idee an einem möglichst breiten Erwerb psychosozialer Kompetenz durch Ärzte verschiedener Fachrichtungen gelegen war. Hier zeichnet sich ein besonders großes Engagement bei solchen Medizinern ab, die noch zu Lebzeiten Balints seine persönlichen Schüler gewesen waren. Ihre notwendige Ergänzung fand diese Initiatorengruppe, die sich zunächst vorwiegend aus der älteren Generation rekrutierte, durch jüngere Psychotherapeuten und Psychoanalytiker, die motiviert waren, das von Balint gesetzte Motto: „Training-cum-research", d.h. die Balint-Gruppe auch zum Gegenstand von Forschung zu machen, nach Möglichkeit auch unter Einbeziehung ihrer Mitglieder.

Dieses Periodikum macht es sich daher auch zur Aufgabe, Forschungsergebnisse aus dem Bereich der den Beziehungsaspekt berücksichtigenden Medizin und speziell der Balint-Gruppe der wissenschaftlichen Diskussion verfügbar zu machen. Dabei soll das Bemühen dahin gehen, den Austausch zwischen Praxis und Forschung zu beleben. Belebt werden soll vor allem auch der Austausch hinsichtlich Methode und Techniken unter den Balint-Gruppen praktizierenden Kollegen – so etwa dadurch, daß Verbatimprotokolle von Balint-Gruppensitzungen von anderen Experten interpretiert und die Ergebnisse dann zum Schluß vom Leiter und vom

Erzähler der diskutierten Gruppensequenz zusammenfassend erörtert werden.

Die Herausgeber erhoffen sich für diese neue Buchreihe eine Belebung des Interesses an kritischem Austausch und speziell an kritischer Selbstbeurteilung dessen, was in Balint-Gruppen geschieht.

Düsseldorf, Februar 1988   Für die Herausgeber:
                                                            Annelise Heigl-Evers

Vorbemerkungen der Schriftleitung

Die neue, halbjährlich erscheinende Buchreihe „Die Balint-Gruppe in Klinik und Praxis" wendet sich an alle Kolleginnen und Kollegen, die als Ärzte oder als Angehörige anderer Sozialberufe an der Theorie und der Praxis der Balint-Gruppenarbeit interessiert sind. Sie bietet in ihren unterschiedlichen Rubriken Beiträge sowohl über die Theorie der Balint-Gruppenmethode als auch über die Praxeologie und Anwendung dieses Verfahrens in verschiedenen beruflichen Feldern. Auch Arbeiten über Forschungsvorhaben und -ergebnisse sollen in einer eigenen Rubrik erscheinen. Im einzelnen wird jeder Band der neuen Buchreihe Aufsätze zu folgenden Themenbereichen enthalten:
- Die Rubrik „Praxis" wird zum einen das Forum wissenschaftlicher Diskussion ausgewählter Transkriptionen von Balint-Gruppensitzungen sein, zum anderen auch solche Beiträge aufnehmen, in denen besonders interessante, gelungene oder konflikthafte Gruppensitzungen zur Anschauung wiedergegeben werden.
- Die Rubrik „Theorie" dient der wissenschaftlichen Auseinandersetzung über die theoretischen und methodischen Grundlagen der Balint-Gruppenarbeit.
- Die Rubrik „Variationen der Balint-Gruppenarbeit" wird über die unterschiedlichen methodischen Möglichkeiten und verschiedenen Anwendungsgebiete der Balint-Gruppenarbeit informieren.
- In der Rubrik „Leitungstechnik" werden Beiträge über die Handhabung technischer Regeln in der Praxis der Balint-Gruppenarbeit angeboten werden.
- Die Rubrik „Forschung zur Balint-Gruppenarbeit" dient der Sammlung und Diskussion empirisch-quantifizierender und qualitativer Untersuchungen.

- Der „grenzüberschreitenden" Diskussion dient die Rubrik „Entwicklung und Anwendung in verschiedenen Ländern".
- Schließlich wird die Rubrik „Verschiedenes" eine Sammlung kritischer Glossen, berufspolitischer Erörterungen und wichtiger Mitteilungen und Ankündigungen anbieten.

Darüber hinaus ist es vorgesehen, Diskussionsbeiträge zu bereits erschienenen Aufsätzen in dieser Buchreihe abzudrucken. Auch dafür wird bei Bedarf eine Rubrik eingerichtet werden.

Wir freuen uns sehr, daß wir für die Arbeit an dieser Buchreihe ein Kollegium von Herausgebern und Beiräten gefunden haben, dessen Zusammensetzung sowohl eine hohe Kompetenz verbürgt als auch eine Vielfalt der theoretischen und methodischen Standpunkte erwarten läßt. Insbesondere freuen wir uns, daß sich auch einige Kollegen aus der DDR, aus Österreich und aus der Schweiz bereitfanden, die Verantwortung für die „Balint-Gruppe in Klinik und Praxis" mitzutragen. Wir hoffen, daß die Vielfalt der Themen und Standpunkte einen breiten Leserkreis ansprechen wird. Wir wünschen uns ferner, daß recht viele Kollegen, die sich als Autoren in der einen oder anderen Rubrik zu Wort melden möchten, uns ihre Manuskripte schicken. Adressaten hierfür sind die drei Schriftleiter, aber auch die Kollegen aus dem Kreis der Herausgeber und des Beirates. Hinweise für die Gestaltung von Manuskripten finden Sie auf der letzten Umschlagseite.

Abschließend möchten wir dem Springer-Verlag, dort insbesondere Herrn Dr. Graf-Baumann, herzlich für das Engagement und die professionelle Unterstützung bei der Gründung dieser Buchreihe danken.

Berlin, Februar 1988
Für die Schriftleitung:
Jürgen Körner

Inhaltsverzeichnis

Vorwort/Foreword von *Enid Balint* V

Vorbemerkungen der Herausgeber von *Annelise Heigl-Evers* . VII

Vorbemerkungen der Schriftleitung von *Jürgen Körner* XV

Praxis der Balint-Gruppenarbeit

Transkription einer Balint-Gruppensitzung
Ulrich Rosin 2

Ein Plädoyer für die Beachtung von Lernbarrieren und
Widerständen. Ein Kommentar
Annelise Heigl-Evers und Franz S. Heigl 13

Apostolischer Eifer bei Arzt, Balint-Gruppenteilnehmer
und -leiter. Ein Kommentar
Claudia Sies 27

Dreiecksbeziehung in einer Balint-Gruppe: Patient – Vater –
Arzt und Erzähler – Balint-Gruppenteilnehmer und -leiter.
Ein Kommentar
Michael Geyer 31

Aktivität in der Balint-Gruppe als Wiederholung eines
Ohnmachts-Großartigkeits-Konfliktes. Ein Kommentar
Hans-Konrad Knoepfel 36

Aktualisierung eines Tochter-Vater-Konfliktes in der
Patienten-Arzt-Beziehung und ihre Widerspiegelung in einer
Balint-Gruppe. Ein Kommentar
Wolfgang Wesiack 41

Aus der Sicht des Leiters einer Balint-Gruppe.
Ergänzungen zu einer Transkription und Stellungnahmen zu
den Kommentaren
Ulrich Rosin 43

Theorie der Balint-Gruppenarbeit

Balint-Gruppen – ein Fortbildungs- und Forschungskonzept
Hermann Argelander 58

Einsicht in der Balint-Gruppenarbeit
Jürgen Körner und Ulrich Rosin 70

Variationen der Balint-Gruppenarbeit

Die Balint-Großgruppe
Werner Stucke 88

Balint-Gruppen mit Psychologie-Studenten. Erfahrungen an
der Universität
Peter Kutter 98

Transkription einer informatorischen Balint-Gruppensitzung:
der Fall Don José
Boris Luban-Plozza 110

Anmerkungen der Schriftleitung zu der Transkription
Jürgen Körner 116

Leitungstechnik der Balint-Gruppenarbeit

Die Angst des Krebskranken in der Balint-Gruppenarbeit
Herbert Neubig 120

Die Lernziele in Balint-Gruppen
Wolfgang Wesiack 129

Forschung zur Balint-Gruppenarbeit

Empirisches Erforschen von Balint-Gruppen: Methoden und Ergebnisse
Ulrich Rosin und Annelise Heigl-Evers 142

Möglichkeiten und Grenzen der Balint-Gruppenarbeit mit Teams
Kornelia Rappe-Giesecke 166

Entwicklung und Anwendung der Balint-Gruppenarbeit in verschiedenen Ländern

Die Gründung und Entwicklung der Deutschen Balint-Gesellschaft
Margarethe Stubbe und Werner Stucke 184

Berufspolitik · Kritische Glosse

Anmerkungen zu einigen Positionen des neuen EBM (einheitlicher Bewertungsmaßstab)
Heinz-Günter Rechenberger 198

Balint-Gruppen mit Frauenärzten –
von der pharmazeutischen Industrie initiiert
Manfred Rust 205

Werbung mit, Werbung für Balint-Gruppen.
Ergänzende Überlegungen zum Beitrag von M. Rust
Eckhard Salk 210

Mitteilungen 215

Über die Autoren 217

Mitarbeiterverzeichnis

Argelander, Hermann, Prof. Dr. med.
Universität Frankfurt am Main, Institut für Psychoanalyse, Senckenberg-Anlage 13–17, D-6000 Frankfurt

Geyer, Michael, Prof. Dr. sc. med.
Abteilung für Psychotherapie und Neurosenforschung der Klinik für Psychiatrie am Bereich Medizin der Karl-Marx-Universität, Karl-Tauchnitz-Straße 25, DDR-7010 Leipzig

Heigl, Franz S., Prof. Dr. med.
Hainbundstraße 34, D-3400 Göttingen

Heigl-Evers, Annelise, Prof. Dr. med.
Rheinische Landesklinik Düsseldorf, Klinik für Psychotherapie und Psychosomatik, Universitätsklinik, Bergische Landstraße 2, D-4000 Düsseldorf 12

Knoepfel, Hans-Konrad, Prof. Dr. med.
Venusstraße 6, CH-8050 Zürich

Körner, Jürgen, Prof. Dr.
Freie Universität Berlin, Institut für Sozialpädagogik und Erwachsenenbildung, Arnimallee 12, D-1000 Berlin 33

Kutter, Peter, Prof. Dr. med.
Institut für Psychoanalyse der Universität, Postfach 11 19 32, D-6000 Frankfurt 11

Luban-Plozza, Boris, Prof. Dr. med.
Piazza Pedrazzini, CH-6600 Locarno

Neubig, Herbert, Dr. med.
Usinger Straße 11, D-6000 Frankfurt 60

Rappe-Giesecke, Kornelia, Diplom-Supervisorin
Im Kloster 1, D-4806 Werther

Rechenberger, Heinz-Günter, Prof. Dr. med.
Nettelbeckstraße 3, D-4000 Düsseldorf 30

Rosin, Ulrich, Priv.-Doz., Dr. med., Dr. phil.
Rheinische Landesklinik Düsseldorf, Klinik für Psychotherapie und Psychosomatik, Universitätsklinik, Bergische Landstraße 2, D-4000 Düsseldorf 12

Rust, Manfred, Dr. med.
Remscheider Straße 76, D-5630 Remscheid

Salk, Eckhard, Dr. med.
Sparkassenstraße 6, D-4650 Gelsenkirchen

Sies, Claudia, Dr. med.
Wehler Dorfstraße 32 a, D-4040 Neuss

Stubbe, Margarethe, Dr. med.
Schlopweg 65, D-3329 Salzgitter-Bad

Stucke, Werner, Prof. Dr. med.
Walderseestraße 4, D-3000 Hannover 1

Wesiack, Wolfgang, Prof. Dr. med.
Institut für Medizinische Psychologie und Psychotherapie der Universität Innsbruck, Sonnenbergstraße 16/III, A-6020 Innsbruck

Praxis der Balint-Gruppenarbeit

Transkription einer Balint-Gruppensitzung

Ulrich Rosin

Es handelt sich um die zweite Sitzung einer Balint-Gruppe, an der vorwiegend in eigener Praxis niedergelassene Ärzte für Allgemeinmedizin und Internisten teilnehmen.

E	Erzähler
F1	Weibliche Teilnehmerin, die sich als erste Frau an der Diskussion beteiligt
F2	Kollegin, die als zweite Teilnehmerin spricht
L	Leiter
M1	Männlicher Teilnehmer, der sich als erster an der Diskussion beteiligt
M2	Kollege, der als zweiter spricht

In den Klammern stehen Anmerkungen zur Erleichterung des Verständnisses sowie Zusammenfassungen.

E: Ich hatte ein eigenartiges Gespräch, eine ganz kurze Episode. Ich habe die Patientin auch nur einmal als Patient gesehen. Sonst war sie in Begleitung ihres Vaters, ein über 70jähriger, der körperlich ausgesprochen fit ist und sie in den Schatten stellt. Er ist ein furchtbar fummeliger Typ...

M1: ... (lachend) fummelig ...

E: Furchtbar hektisch! Ein sehr körperbewußter Mensch; er ist immer braun, fährt immer noch an den Strand. Er hat ne sehr viel jüngere Frau, verstehen sich aber ganz gut.
(Beim Vater der Patientin habe Herr E. ein Prostatakarzinom festgestellt, das erfolgreich operiert worden ist.)
Die Tochter kam dann plötzlich auch auf Empfehlung des Vaters an. Sie hatte wahnsinnige Beschwerden hier unten in dem Rückenbereich, und zwar immer, wenn sie das Kind ihrer Schwester trug. Sie selbst sieht ziemlich gut aus, ist Mitte zwanzig, hat nen guten Beruf und lebt gut für

sich allein, grenzt sich auch gegen die Schwester ab. Kinder, sagt sie, wolle sie gar nicht haben, das würde sie nur anbinden. Sie liebe das Reisen, so wie der Vater ... (lachend). Diese Wahnsinnsbeschwerden strahlten hier auch in den Leib ein. Und ich hatte sie untersucht, auch ultraschallmäßig. Fand da aber nichts. War überhaupt nichts vorhanden. Und weil sie da so mit dem Kind sich zu hart abgrenzte, meinte ich, das sei doch auch so eine psychosomatische Angelegenheit: Wo sie eigentlich vom Verstande her was anderes vorgibt zu wollen; sie rationalisiert da irgendwas weg. Da habe ich gedacht: „Vom Verstand her will sie was anderes als ihr Gefühl ihr da so sagt." Und es war tatsächlich so: Wenn sie das Kind trägt, es ist erst ein paar Monate alt, nach zwei Minuten fangen diese Beschwerden an. Wenn sie es dann weggibt, dann sind sie auch sofort wieder weg. Und andere Sachen in ihrem Beruf, sie ist in einem Büro tätig, da muß sie manchmal auch so schwere Gegenstände ordnen, da hat sie nie so Beschwerden; auch wenn sie mal nen Bierkasten trägt. Und das wollte sie so alles überhaupt nicht akzeptieren; und dann hab ich schließlich so eine große Lenorflasche oder Generalflasche, so fünf kg, die war ganz neu, die habe ich ihr gegeben. Und hab' gesagt: „So, jetzt machen wir das. Ich war auch so ein bißchen aggressiv da wohl ...

M1: (laut lachend)

E: ... ich weiß gar nicht, warum er (auf Herrn M1 zeigend) da so lacht. Ich war nicht irgendwie aggressiv ...

M2: ... „jetzt reichts aber ... ! Jetzt muß mal Schluß sein!" hätte ich gedacht.

M1: ... „der Worte sind genug gewechselt ..."

E: Ich hab die Generalflasche genommen und gesagt: „So, stellen Sie sich mal hin und halten die Flasche mal so, genau wie das Kind." Das wollte sie erst nicht so halten wie das Kind. Aber dann hat sie das auch doch so im Arm gehalten. Und ich hab' gesagt: „Gucken wir auf die Uhr. Da müßte dann ja das Kind etwas schwerer sein als fünf kg. Es müßte ja genau so sein, wenn da irgend was wäre ..." Und da war natürlich nichts ...
(lautes Lachen der Teilnehmer)

E: ... sie stellte die Flasche empört weg und ...
(lautes Durcheinanderreden und Lachen; der Erzähler reagiert sehr erstaunt, er wirkt ganz ernst im Vergleich zur Belustigung der anderen)

1.L: Sie (Herr E) haben die Episode wirklich sehr schön geschildert.

E: Und dann haben wir über dieses Private gesprochen, möglicherweise ... aber das hat sie rundweg abgelehnt. Sie hat dann diese Flasche hingestellt. – Ich hatte ihr auch angeboten, autogenes Training zu machen ...

daß sie da vielleicht einmal so ein bißchen Ruhe in sich findet, und sie vielleicht die Dinge einfach neu bedenken kann. Ich hab' sie nicht wiedergesehen, ich hab bloß über den Vater, der weiterhin mein Patient ist, erfahren, daß sie doch sehr unzufrieden war über die ganze Situation.

M2: Was hat sie (die Patientin) denn geärgert? Die Lenorflaschenprobe?

E: Ja, wahrscheinlich wird sie sich nicht für voll genommen gefühlt haben.

M3: Die wird ja hier auch so geschildert, als ob man sie nicht für voll nimmt.

E: Ich habe sie also wirklich sehr ernst genommen. Ich habe sie wirklich richtig untersucht, sie hat Ultraschall bekommen, Urin ist untersucht worden. – Ich habe eben auch die umgekehrte Erfahrung (Herr E erzählt, daß bei einer Patientin, die über Blähbauchbeschwerden geklagt habe, von ihm eine psychosomatische Störung vermutet worden war; als er sie dann routinemäßig, was ihm medizinisch gar nicht erforderlich erschienen sei, untersucht habe, sei er beim Fassen auf ihren Bauch förmlich erstarrt, da sie eine riesige Leber und Milz gehabt habe; ein Hodgkin-Lymphom).
Sie war auch so eine Frau, die im ersten Moment dynamisch wirkte, dann aber doch ...

M1: Du hast sie wahrscheinlich überschätzt, als Du so im Schnelltempo gesagt hast: „Nierenerkrankung ausgeschlossen, kein Verschleiß der Wirbelsäule; nur in bestimmten Situationen auftretend, also psychosomatisches Leiden." Der Konflikt muß ja irgendwie in der Beziehung zur Schwester liegen, und ...

M3: Die Frau kann kein Kind ertragen. – Sie (Herr E) haben den Fall als klassisch-psychosomatischen Fall geschildert. Und Sie sind auf diese inneren Ängste der Frau, die hat doch irgendwas gehabt, nicht ... und Sie meinen, mögen Sie vielleicht meinen also: „Ne 25jährige gut aussehende Frau ... verdammt noch mal, warum kriegt die denn kein Kind?"

E: Die wollte das nicht ...
(Durcheinanderreden vieler Teilnehmer)
Ich wollte das ja mal genau so machen, wie wir das hier immer sagen: „Ja nicht ausweichen in die ganzen organmedizinischen Geschichten." Das habe ich dann natürlich doch wieder gemacht. Vielleicht weil die Beschwerden körperlich zunächst so massiv waren, daß ich mich nicht traute (psychologisch vorzugehen). Aber dann habe ich doch gedacht: „Das ist es, so! Das biete ich ihr jetzt mal an." Ich hab ihr gesagt, es sei nichts Organisches; und dann, weil sie noch zögerte: „Denn sehen Sie mal, wenn ... dann müßte so ..." Und dann reagierte sie so.

M3: Aber der Kernpunkt ist doch ...

M1: Das Vorgehen ist dann rein rational gewesen ...

E: Sie ist ja auch nie wiedergekommen; es hätte sich ja entwickeln sollen ...

M1: Das deutet doch auf einen psychischen Konflikt hin, wenn jemand nur beim Tragen des Kindes der Schwester Rückenschmerzen bekommt. Ich finde nur, das mit der Lenorflasche, das kann man am Abschluß des Falles, so als einen letzten Gag, bringen. Wenn sie sagt: „Danke, Sie haben mir geholfen". – Aber vielleicht war das in der Phase etwas zu plump.

E: Nein, das sollte kein Gag sein ... (lautes und langes Durcheinanderreden vieler Teilnehmer)

2. L: Wenn wir mal auf das achten, was in der Beziehung vor sich gegangen ist. Versetzen wir uns mal in die Situation von Herrn E: An welcher Stelle wäre in Ihnen vielleicht auch so etwas entstanden, was er als Ärger bezeichnet hat? Er hat ja gesagt: „Da war ein Ärger!" Und dann ist er auf diesen Gedanken gekommen, der Frau zu beweisen, daß die Zusammenhänge möglicherweise so und so sind. – Was war denn da wohl in der Beziehung?

M3: Möglicherweise hatte Herr E von Anfang an gefühlt, wo das Problem jetzt liegt. Aber er muß ja organmedizinisch erst mal untersuchen. Zum Schluß war also jeder Punkt der (organmedizinischen Checkliste) abgehakt, die Patientin hat aber immer noch Beschwerden gehabt. Da kann man unter Umständen als Arzt ärgerlich werden, wenn man sie ordnungsgemäß untersucht hat, und der Patient das Ergebnis der Untersuchung nicht akzeptiert.

M4: Er ist ja gar nicht auf den zugrundeliegenden Konflikt eingegangen ... (Durcheinanderreden)

M2: Moment, sie hat es ja abgelehnt, so wie ich das verstanden habe ...

M4: ... sie hat doch akzeptiert ...

E: Nein, nein. Also man muß sich in das Bild versetzen: Die Frau hatte erst diese Beschwerden, deshalb wurde sie körperlich ganz untersucht. Und bei der Ultraschalluntersuchung hat sie erzählt ... dabei kam dieses Gespräch zustande, dieses Frage- und Antwortspiel. Ich erfuhr eben so was von diesem Umfeld, von der Schwester, dem Kind ...
(Es wird dann deutlich, daß Untersuchungen und Gespräch etwa eine Dreiviertelstunde lang gedauert haben)

M1: (An sich hätte Herr E gar keinen Grund, auf die Patientin ärgerlich zu sein; hingegen hätte die Patientin Grund gehabt, sich über den Arzt zu ärgern) Nach der Befragung und Untersuchung hat er versucht, ihr noch klarzumachen: „Komm, das mit dem Kind ist doch ganz klar! Hier, hier, da hast Du mit Kindern Probleme." – Ich könnte mich eher in die Situa-

tion der Patientin hineinversetzen; und ich hätte mich von Dir ein bißchen überfahren gefühlt. Ich hätte es besser gefunden, Du hättest mir als Patient dann erstmal gesagt: „Also, soweit ich das hier auf dem Ultraschall- und Röntgenbild erkennen kann, ist hier kein gravierender Befund aufzudecken. Jetzt nehmen Sie erst mal die Salbe hier, schmieren Sie sich den Rücken damit ein, und dann gucken wir mal nächste Woche." Dann hättest Du der Patientin die Möglichkeit gegeben ... da hättest Du auch viel draus machen können. Du hast vorschnell gehandelt ...
(Durcheinanderreden)

E: Meine Darstellung hat sich auch so ein bißchen verdichtet hier. Diese Gesprächsangebote, ich meine jetzt das autogene Training, ist nur eine Sache; so ein Gesprächsangebot wurde auch gemacht. Bloß wollte sie das nicht, weil sie sagte: „Ich spinne doch nicht, ich bilde mir das doch nicht ein!"

M5: Sie hat sich verhohnepipelt gefühlt. Für die Patientin war das ein ganz, ganz schwieriges Problem. Und Sie waren sauer: Sie hat Ihnen die Zeit geklaut. Und sie hat sich, obwohl Sie eine gründliche körperliche Untersuchung gemacht haben, dennoch oberflächlich behandelt gefühlt. So hätte ich empfunden. Ein hektisches Abhaken, so ein Abspalten; und dann zum Schluß noch ...

M1: ... Freud aus der Hosentasche ...

M5: ... wie nach dem Motto: „Die tickt nicht ganz richtig. Jetzt wollen wir doch mal sehen: Ich mach' jetzt den Belastungstest. Los, die Pulle in die Hand!"

E: Das sind ja auch die Ablenkungsmanöver, so empfinde ich das in diesem Fall. Ich bin sonst tatsächlich auch etwas konzilianter: Aber ich empfand das so als eine Ablenkungsgeschichte (seitens der Patientin). Und ich wollt' ihr eigentlich klarmachen – ich glaub sie ist auch bei anderen Ärzten gewesen –, daß da irgendwie die Tür zum Organischen zu ist. Daß man sagt: „Wenn das tatsächlich so ist (wie sie meint), dann müßte das auch reproduzierbar sein." Weil ja ihre Wirbelsäule nicht weiß, ob sie eine Lenorflasche oder ein Kind trägt. „Und wenn Sie das nicht akzeptieren, dann könnten Sie vielleicht auch den Weg finden ..." Ich hab ihr das auch erzählt, daß dann ihre Einstellung zu ihrer Krankheit so umklappen könnte, wie ein Vexierbild. „Wenn Sie jetzt immer nur die weinende Frau sehen, dann ist das plötzlich ... dann sehen Sie nur noch die lachende ..."
(Durcheinanderreden)

M5: Die geht zum nächsten Kollegen und sagt: „Der drückt mir nur die Pulle in die Hand!"

M3: Herr E, wenn Sie sagen, die Wirbelsäule hätte nicht gewußt, ob das ein Kind oder 'ne Fünf-kg-Flasche ist: Also dann denken Sie doch sehr mechanisch. Eine Wirbelsäule merkt schon so einiges. Ich hab also auch manchmal Rückenschmerzen. Ich merk', wann die kommen; und ich stell' ganz genau fest, wie sie Stimmungen unterlegen sind.

3.L: Es ist ja, glaub' ich, wohl so, daß Herr E das wohl weiß. Sein Anliegen, das hier zu erzählen, ist ja wohl eher: Was ist mit ihm gewesen, so daß er so reagiert hat? Denn das, was Sie ihm hier sagen, das hatte er ja vorher gewußt; daß es nicht klug war zu versuchen, diese Frau auf so massive Art und Weise zu überzeugen. Was ist in ihm gewesen, so daß er sich aus irgend einem inneren Grund dazu, fast gegen bessere Einsicht, veranlaßt gefühlt hat?

E: Ich habe sogar gedacht, das wäre richtig schlau, ich würde ihr das also machen . . .

4.L: Aber mit dem „Schmackes", wie Sie das jetzt sagen . . .

M1: Vielleicht weil sie auf Empfehlung Deines treuen Patienten mit dem Prostatakarzinom zu Dir gekommen ist, hast Du Dir gesagt: „Du gehörst quasi schon mit zur Familie." Ein sehr enges Verhältnis von vornherein. Und: Du bist jetzt vom Vater sehr empfohlen worden. Du kannst Dir also so eine etwas hauruckige Methode da erlauben; die wird sie schon fressen; bei Dir kapieren, was da läuft . . . – so könnte ich mir das vorstellen. Oder: daß Dich der Teufel geritten hat?!

M: Vielleicht hat er es als abnorm empfunden, weil: „Eine so strahlend aussehende junge Frau, in gebärfähigem Alter, die hat keine Mißempfindungen zu haben, wenn sie ihre Nichte im Arm hat. Ich sag es jetzt mal provokativ: Das geht ihm mentalitätsmäßig oder in der Einstellung wider den Strich.
(Durcheinanderreden)

E: Weil ihre Seele das natürlich anders empfindet: Eine Lenorflasche und ein Kind. Möglicherweise ist das unsere Angst, vielleicht, daß wir als Ärzte immer auch um unsere Kompetenz so ein bißchen Angst haben. Oder daß wir dem Patienten zeigen müssen, was wir unterschwellig denken: „Wenn jemand das so kompetent macht, dann ist es auch so: Und jetzt muß auch mal Schluß sein:" Und dann biete ich ihr den anderen Weg an, aber den hat sie nicht angenommen.

M3: Herr E, würden Sie nicht sagen, daß eine Frau, die ihr Kind akzeptiert, doch eigentlich auch für Sie, vielleicht auch für uns Männer speziell, ein zufriedener Anblick ist? – Und dann kommt also jetzt hier eine gesunde Frau, die ein Kind nicht ertragen kann . . .

E: Nein, ich hab dagegen keine Aggression. Ich kann das gut verstehen. Es gibt viele Leute, die ich sehr gut kenne . . .

M3: Man wird vordergründig sagen: „Das ist ihre private Entscheidung, sie steht dazu." Aber unter Umständen werden hier ganz einfache Gefühle, die wir doch so in uns haben ...

E: Ich hab', also ehrlich, von meiner Einstellung her dieser Haltung gegenüber, finde ich die ganz in Ordnung. Kann ich absolut akzeptieren, daß eine Frau sagt: „Ich will das einfach nicht, ich will über meinen Bauch selbst bestimmen!" Ich glaube, daß diese Diskrepanz sehr deutlich war, und das ließ mich denn also wirklich da ...

M4: Ja, vielleicht ist das da der entscheidende Fehler, daß Sie akzeptiert haben, daß die Patientin keine Kinder will. Nach meinem Eindruck steckt da auch ein verdrängter Kinderwunsch dahinter. Aber das haben Sie gar nicht thematisiert.

E: Doch, das hab ich akzeptiert; das hätte ich dann falsch gesagt. Ich persönlich akzeptiere, daß sie das nicht will. Ich habe sie darauf aufmerksam gemacht, daß sie wahrscheinlich unterschwellig das doch will und nur nach außen hin ihren Zustand mit Freiheit rationalisiert. Aber in Wirklichkeit was anderes will, also sie ... obwohl die doch so gut aussah, die hätte bestimmt 20 (Männer) haben können ...

M1: Mit dem guten Aussehen ... (Durcheinanderreden) ... also, ich kann mir genau vorstellen, wie Du da um die rumgetanzt bist ... (Lachen, Durcheinanderreden). Sieht die wirklich so gut aus? Hast Du kein Bild von ihr? (lachend)

E: Sie sah wirklich ... also ein ganz sportlicher, moderner Typ ...

M4: Ja, vielleicht war das der Ärger: Warum kann die Frau das nicht akzeptieren, vor sich?

M1: War das sein (Herr E's) Ärger?

M4: Ja, er war ja ärgerlich ...

M2: Und dann kam noch wahrscheinlich auch die Frage auf: „Dann nehmen Sie doch Ihre Nichte nicht auf den Arm, dann haben Sie diese Beschwerden auch nicht!" Wahrscheinlich hätte ich das gesagt; ich hätte die Lenorflaschen-Probe nicht gemacht.

M1: Ja, richtig, das wär auch ...

5.L: Richtig! Gemeinsam bei beiden Vorgehensweisen ist ja so ein Hau-Ruck, daß diese Frau so quasi gewaltsam zur Vernunft gebracht werden soll ...

E: Ja, ich meine, das stimmt. Im Nachhinein empfinde ich das auch so ein bißchen. Aber ich wollte, daß das eine Kapitel mal abgeschlossen ist; daß man sich tatsächlich diesem Problem, warum sie das Kind nicht akzeptiert, zuwenden kann. Diese Offerte wurde ihr ja gemacht, das hat sie eben nur nicht mehr nutzen wollen.

6. L: Ja, und welche Einstellung zu einem Symptom wird da so deutlich?

M4: Das Symptom sollte ihr ausgeredet werden. Sie hat doch aber tatsächlich die Beschwerden gehabt. Meines Erachtens hätte man akzeptieren müssen, daß die Frau tatsächlich heftige Rückenschmerzen hat, wenn sie das Kind der Schwester trägt. Und nicht zu sagen: „Guck' mal, hier das ist doch das gleiche, wenn Du 'ne Flasche Reinigungsmittel in der Hand hast. Dann, siehst Du, dann hast Du keine Beschwerden!"

7. L: Die Gefahr ist, daß dieses bisher isolierte Symptom in Zukunft beim Tragen auch anderer Dinge auftritt. Und: Es ist ja eine ganz ungewöhnliche Konstellation, daß so offensichtlich erscheinende Zusammenhänge angeboten werden. Das ist ja eigentlich viel zu schön um wahr zu sein ...

E: Ja, das verwirrt mich auch ...

M2: Man hätte ja fragen können: „Haben Sie denn Angst? Verkrampfen Sie sich? Haben Sie denn Angst, dem Kind passiert etwas, wenn Sie es halten?"

M3: Wenn Sie (Herr E) sich auf die Patientin besser eingestellt hätten – denn Sie sind ja auch relativ rational rangegangen – hätten Sie ihr dieses Symptom mit etwas mehr Zeit etwas deuten und ihr etwas näherbringen können ...

8. L: Wir können uns ja noch mal überlegen: Was dort mit Herrn E geschehen ist? Er kommt sich zwar als der Handelnde vor, aber mit ihm ist ja gehandelt worden; in ihm ist ein bestimmtes Verhaltensmuster entstanden, das er nachträglich als nicht gut beurteilt. Da könnten wir uns ja fragen: Ist dieses Verhaltensmuster vielleicht etwas, was in der Beziehung dieser Frau zu anderen Menschen sonst auch eine Rolle spielt? Daß also die Interaktion mit dem Arzt quasi eine Stichprobe ist für ihre sonstige Umgangsweise mit Menschen?

M1: Wie die Patientin mit dem Arzt umgegangen ist ...

M5: ... daß das symptomatisch war für ihren sonstigen Umgang mit anderen Menschen ...

M2: Daß sie Leute also provoziert? Viel eher: Ist sie provoziert worden? – Wenn auch unbewußt ...

M1: Gerade weil Du sagst, daß sie diese Attribute hat: sportlich, jung, dynamisch, gutes Aussehen, braun, ohne Falten und so ... Kann sie da vielleicht auch in dieser Welt, in dieser wahren Gesellschaft ...

E: Ich hatte den Eindruck – auch weil sie so rational und auch so ruhig das erzählen konnte –, daß man gerade über diese Rationalität einen Zugang zu dieser seelischen Tür finden könnte. Und das ist auch ein Grund gewesen, warum ich das nun ...

M1: ... am Experiment mit der Lenorflasche ...

E: Ja: Wenn das so ist, dann müßte es doch sein ... (Durcheinanderreden) Also daß ich ihr sage: „Siehste, also ...".

M3: Die Frau ist sehr wahrscheinlich auch sehr weiblich aufgetreten; aber die Konsequenzen eines weiteren Weiblich-Seins, die hat sie doch ganz entschieden von sich geschoben ...

E: Das weiß ich nicht: Sie ist sicher keine Freundin von Traurigkeit gewesen, so sah sie nicht aus. Sie hat auch sicherlich 'ne Partnerbeziehung gehabt; sie war sogar mit dem einen auch in Urlaub gewesen, sie war ja braun ... ich meine, daß die sich als Frau akzeptiert fühlte mit ihrer Fraulichkeit; aber ohne diese Rolle übernehmen zu wollen, die ihre Schwester übernommen hat. Ausgesprochen verstandesgeleitet sah sie aus ...

F1: ... sah sie aus! ...

E: ... so einen Eindruck machte sie auf mich ...

F1: ... so sah sie aus? Aber Sie wissen nicht, ob sie diese Rolle überhaupt spielen will. Sie hat das Ihnen so dargestellt, und Sie haben ihr das auch noch bestätigt. Vielleicht spürt sie auch ihre eigene Zwiespältigkeit. Vielleicht ist sie ja gar nicht so, daß sie das nicht durchschaut; daß da doch irgendwie unterschwellig ein ambivalenter Kinderwunsch sein könnte. Und Sie hauen dann noch in die Kerbe rein. Und sie ist irgendwo abgestempelt.

E: Ich hab mir hinterher gedacht ... wie heißt die überhaupt? – Ich habe mich gefragt: „Mensch, was ist denn mit der los?" Und ... was wollt' ich jetzt erzählen? Ich hab's vergessen. Ich hab' mich gerade so gefreut, daß ich ihren Namen wiederfand. ...

M1: (laut lachend) ... den Vater wolltest Du fragen, was mit der Tochter los ist ...?

M5: Ja, „Mensch, was ist denn mit der los? Was macht die?"

M1: „Was macht der Rücken? Geht es ihr besser? Oder ist die schwanger?"

9.L: Daß Sie (Herr E) jetzt hier vergessen haben, was Sie fragen wollten, war nach dem Hinweis von Frau ...

F1: „Nach dem Gespräch ist etwas in mir vor sich gegangen. Was war das denn da?"

E: Ich hab das nicht mehr richtig erzählt ... ich mußte das vielleicht noch mal hören, was sie (F1) da gesagt hat.

M2: Ich würde nach so einem Lapsus wahrscheinlich denken: „Das vergißt du besser!" Ich meine, eigentlich ist es eine lächerliche Situation für die Patientin, demütigend. Wir machen so was ja häufiger mal, aber dann nicht so mit einer Waschmittelflasche; aber so überfallsmäßig: „Bitte, jetzt! Hic Rhodus, hic salta!" Die Erinnerung daran wäre für mich peinlich; wahrscheinlich würde ich es deshalb auch vergessen.

F1: Ich empfinde das auch so, daß Sie (Herr E) die Patientin verletzen wollten. Ich hatte das Gefühl: Sie wollten ihr weh tun.

M1: Ja, sie bloßstellen...
(Durcheinanderreden)

E: Nein, ich wollte ihr das eher eröffnen, ich wollte sagen, ihr zeigen, daß sie...

M2: ... mit dem Hammer reinschlagen?

E: Ich wollte ihr zeigen, daß sie zu sich selbst einen anderen Zugang finden könnte.

10. L.: Das, wozu Frau F1 angeregt hat, war ja: zu schauen auf die Empfindungsseite dieser Frau; ihr zeigen, daß die deklarierte Rationalität dort nicht ganz so stimmig ist. Daß aber, mit einem dann Ihrerseits (Herr E's) extrem vernünftigen, Verhalten – einem Mechanismus, den die Patientin selber verwendet – der Zugang zu sich selber verbaut war. Den Mechanismus eines rationalen Überzeugens setzten Sie relativ intensiv ein und erreichen nicht, was Sie sich eigentlich gewünscht haben.

E: Es war auch klar, daß da irgend etwas anderes dahinter stand – für mich natürlich. Und ich seh das auch, daß – ich wollte das einfach so abblokken, glaub' ich. Ich wollte das vielleicht auch so abblocken.

M5: Aber Sie (Leiter) sagten: Es sei fast zu schön, um wahr zu sein, so eine runde Darbietung eines Bildes. Vielleicht ist das gerade das, was Sie sagten: Das übermäßig Rationale, das die Frau vorkehrt. Und das hätte man ihr nicht mit dem Holzhammer wegnehmen sollen, sondern vielleicht so langsam entziehen.

E: Aber wenn ich die Frau gewesen wäre, und man hätte mir das schon angeboten, und ich wüßte: „Eigentlich ist das so was. Jetzt ist da endlich einer, der einem überhaupt mal zuhört..." Zweitens, ich hab auch auf die Psychologen verwiesen. Dann könnte ich (in der Rolle der Patientin) das doch; würde ich das richtig annehmen, dann würde ich sagen: „Das war Klasse, wann kann ich denn dahin kommen?" Wenn einer mir sagt: „Ich biete dieses Gespräch an."

F1: Aber Sie kratzen doch an der Sache, die sie sich jahrelang aufgebaut hat ihr Image. Und dann gehen Sie dahin und machen ihr klar, daß es halt ein Image ist, daß das ja eigentlich gar nicht so ist. Und das Ihnen gegen-

über zuzugeben! Und dann auch noch im Hauruck-Verfahren mit der Flasche. Das, das kann sie nicht akzeptieren. Da stellen Sie sie ja vor sich selbst bloß. Da sagen Sie ihr plötzlich innerhalb von ein paar Minuten ..., da bringen Sie alles zum Zusammenbruch, was sie da lange in sich geformt hat.
(Durcheinandersprechen)

E: Vielleicht hätte man sich auch so langsam zurückziehen sollen ...

11. L: Was macht Herr E denn jetzt? Ist es genau der Mechanismus wie bei der Patientin? Er hat gespürt, daß er emotional auch berührt war ...

E: Nein, nein! Ich meine, ich könnte jetzt natürlich sagen: „Dieses Problem, das haben wir ja das letzte Mal und auch hier heute besprochen; und wir würden es wahrscheinlich immer wieder besprechen, weil das eben unsere Probleme sind." – Und daß man sich dann immer wieder zurückzieht, auf 'ne ganz bestimmte Art und Weise, sich sagt: „Jetzt gehe ich mal einfach da hin, wo Du mit Deiner Diagnose hin willst. Zu dem Bild, was Du von Dir selber hast, dem gehe ich jetzt nach. Ich (als Arzt) werde Dir (als Patientin) also jetzt praktisch tatsächlich untertan; dergestalt, daß ich das natürlich mache." Sie sagt: „Jetzt habe ich's am Magen ... dann gucken Sie mal nach dem Magen ..."

M1: Sie hatte ja nichts am Magen, sie hatte ja nur Rückenschmerzen. Und Du fällst ja damit hinter den Stand zurück, den Du selbst schon hattest. Was Frau F 1 hier angeregt hat, das ist ja mehr die Art und Weise, wie Du der das vermittelt hast: Mit der Hauruck-Methode. Daß eben hinter ihrem Image vielleicht doch einige lockere, bröckelnde Steine sitzen; Du hast ja fast den untersten, wie bei 'ner Pyramide, weggezogen. Alles bricht zusammen ...

E: Sie wollte eine Organdiagnose, wollte sie unbedingt.

M1: Du kannst doch leicht sagen: „Sie haben sehr schwere Myogelosen, die tun unwahrscheinlich weh, das kann ich aus eigener Erfahrung sagen." – Du hättest dann sagen können: „Lassen wir ... wenn wir uns noch mal treffen." Dann hättest Du behutsam versuchen können ...

12. L: Wir sollten jetzt aufpassen, daß wir nicht mit ihm (Herrn E) so umgehen, wie er mit der Patientin umgegangen ist: Wie er ihr da die Flasche in den Arm gedrückt hat, daß wir ihm nicht jetzt auch mit Vorwurf und „Schmackes" unsere Handlungsanleitungen in den Arm drücken.

(Ende der Transkription. Die Diskussion dieser Arzt-Patientin-Beziehung dauerte noch etwa zwanzig Minuten.)

Ein Plädoyer für die Beachtung von Lernbarrieren und Widerständen. Ein Kommentar

Annelise Heigl-Evers und Franz S. Heigl

Gegenstand des Kommentars

Gegenstand der folgenden Überlegungen ist eine Sequenz aus der zweiten Sitzung einer Balint-Gruppe, die sich überwiegend aus niedergelassenen Ärzten für Allgemeinmedizin und für innere Medizin zusammensetzt. Diese der Fortbildung dienende Gruppe hat insgesamt 13 Teilnehmer, 5 Frauen und 8 Männer, im Alter zwischen etwa 30 und 45 Jahren; sie trifft sich alle 2 Wochen. Es handelt sich hier also um Ärzte, die in einem Fachgebiet ihrer Wahl schon mehr oder weniger lange in eigener Praxis tätig sind und von denen angenommen werden kann, daß sie im Zuge dieser beruflichen Entwicklung eine ausreichend gesicherte professionelle Identität, verbunden mit einer entsprechend guten ärztlichen und fachlichen Kompetenz, erworben haben. Nunmehr sind sie – wahrscheinlich aus unterschiedlichen Beweggründen – daran interessiert, eine zusätzliche, nämlich hausärztlich-psychotherapeutische Kompetenz zu erwerben – eine Kompetenz, die sich ihren Inhalten nach, was das dafür erforderliche Wissen wie auch die dafür notwendigen Fertigkeiten anbelangt, deutlich von der bisherigen Aus- und Weiterbildung unterscheidet; es handelt sich hier um etwas eher Unbekanntes, Unvertrautes, das die Teilnehmer in die Situation von Anfängern versetzt.

Determinanten der Prozeßsequenz

Den Ablauf dieser Sequenz beeinflußt vornehmlich, wie in solchen Gruppen die Regel, nolens volens der Initiant, der Erzähler durch die von ihm gewählte Thematik einer bestimmten Patientin und einer bestimmten Arzt-Patient-Beziehung. Auch die in dieser Sitzung herrschende affektive Gestimmtheit wird in erster Linie durch den Erzähler erzeugt und vermittelt.

Diese Gestimmtheit scheint uns – soweit dies einem lediglich schriftlich vorliegenden Text zu entnehmen ist –, sehr lebhaft bis hektisch zu sein, „fummelig", erregt im Sinne einer besonderen Art des Engagements und einer erhöhten Handlungsbereitschaft. Diese Gestimmtheit überträgt sich auf die meisten Teilnehmer der Gruppe und hat möglicherweise auch den Gruppenleiter zeit- und teilweise ergriffen.

Wichtig erscheinen uns dabei die Rahmenbedingungen, unter denen der Erzähler berichtet: Es handelt sich um eine Lehr- und Lerngruppe, an der dieser Kollege teilnimmt, um auf diese Weise seine ärztliche Kompetenz zu erweitern; er erzählt als ein Lernender, als Teilnehmer an einem Lernprozeß in dessen Initialphase, unter dem Eindruck vielfältiger Beziehungen zu den Mit-Lernenden, aber natürlich auch zum Lehrenden, dem Gruppenleiter. Der Prozeß vollzieht sich also u.a. in einem Spannungsfeld, das durch Konkurrenz unter Kollegen bestimmt ist und durch die Sachautorität eines Lehrers, der gleichfalls ärztlicher Kollege ist. Dabei geht es, wie gesagt, um Fortbildung und nicht um eine qualifizierende Weiterbildung. Vielleicht sollte hier erwähnt werden, daß der Leiter (wie mir nach Abschluß dieses Kommentars bekannt wurde) aktiv an der wissenschaftlichen Diskussion der Frage beteiligt ist, wie sich das ursprünglich für die ärztliche Fortbildung entworfene Instrument „Balint-Gruppe" verändert, wenn es in Zusammenhang mit einer Weiterbildungsleistung zur Erreichung einer bestimmten Qualifikation (z.B. Zusatzbezeichnung „Psychotherapie") eingesetzt wird.

Der Erzähler als Lernender

Die Initialphase der Erzählung soll hier nochmals wiedergegeben werden:

Ich hatte ein eigenartiges Gespräch, eine ganz kurze Episode. Ich habe die Patientin auch nur einmal als Patientin gesehen. Sonst war sie in Begleitung ihres

Vaters, ein über 70jähriger, der körperlich ausgesprochen fit ist und sie in den Schatten stellt. Er ist ein furchtbar fummeliger Typ ...
Furchtbar hektisch! Ein sehr körperbewußter Mensch; er ist immer braun, fährt immer noch an den Strand. Er hat 'ne sehr viel jüngere Frau, sie verstehen sich aber ganz gut. (Beim Vater der Patientin habe der Erzähler ein Prostatakarzinom festgestellt, das erfolgreich operiert worden ist.) Die Tochter kam dann plötzlich auch auf Empfehlung des Vaters an. Sie hatte wahnsinnige Beschwerden hier unten in dem Rückenbereich, und zwar immer, wenn sie das Kind ihrer Schwester trug. Sie selbst sieht ziemlich gut aus, ist Mitte zwanzig, hat 'nen guten Beruf und lebt gut für sich allein, grenzt sich auch gegen die Schwester ab. Kinder, sagt sie, wolle sie gar nicht haben, das würde sie nur anbinden. Sie liebe das Reisen, so wie der Vater ... (lachend). Diese Wahnsinnsbeschwerden strahlten hier auch in den Leib ein. Und ich hatte sie untersucht, auch ultraschallmäßig. Fand da aber nichts. War überhaupt nichts vorhanden. Und weil sie da so mit dem Kind sich zu hart abgrenzte, meinte ich, das sei doch auch so eine psychosomatische Angelegenheit: Wo sie eigentlich vom Verstande her was anderes vorgibt zu wollen; sie rationalisiert da irgendwas weg. Da habe ich gedacht: „Vom Verstand her will sie was anderes, als ihr Gefühl ihr da so sagt." Und es war tatsächlich so: Wenn sie das Kind trägt, es ist erst ein paar Monate alt, nach 2 Minuten fangen diese Beschwerden an. Wenn sie es dann weggibt, dann sind sie auch sofort wieder weg. Und andere Sachen in ihrem Beruf, sie ist in einem Büro tätig, da muß sie manchmal auch so schwere Gegenstände ordnen, da hat sie nie so Beschwerden; auch wenn sie mal 'nen Bierkasten trägt. Und das wollte sie so alles überhaupt nicht akzeptieren; und dann hab' ich schließlich so eine große Lenorflasche oder Generalflasche, so 5 kg, die war ganz neu, die habe ich ihr gegeben. Und hab' gesagt: „So, jetzt machen wir das." Ich war auch so'n bißchen aggressiv da wohl ...

Man gewinnt den Eindruck, daß der Erzähler in diesem Lernprozeß eher ungeduldig ist, daß es ihm darum geht, schnell zu lernen. Er möchte die einzuübenden Fertigkeiten in kurzer Zeit verfügbar haben; es ist zu vermuten, daß er ohne große Schwierigkeiten sich rasch als ein guter psychologischer Mediziner erweisen möchte, wie er bereits ein guter somatischer Mediziner ist; er möchte gleichsam unter Beweis stellen, von Anfang an ein erfolgreicher Teilnehmer dieser Balint-Gruppe zu sein.

In diesem etwas forciert wirkenden Lernprozeß entsteht für den Erzähler offenbar ein Rollen-Normen-Konflikt: Ein guter Arzt darf per tradierter Rolle keine Aggressionen gegenüber seinem Patienten haben; dem widerspricht: Ein guter Balint-Gruppen-Absolvent soll seine authentischen, auch aggressiven, Gefühle gegenüber den Patienten spüren und sie in einer hilfreichen Weise in die Beziehung zu diesem einbringen. Dieser Konflikt wird vom Erzähler nicht registriert und vom Leiter – zunächst – auch nicht angesprochen. Dies wird möglicherweise durch folgendes Mißverständnis verstärkt: Balint-Gruppenteilnehmer haben eventuell die Tendenz, die größere emotionale Lockerheit, mit der sie über ihre Patienten in der Gruppensitzung berichten, ohne weitere Bearbeitung des Transferproblems in ihre Praxis zu übernehmen. Hier geht es um einen vielleicht spezifischen Aspekt des Durcharbeitens in der Balint-Gruppe: Wie kann das im Gruppenprozeß Erfahrene und Verstandene an die Realität der ärztlichen Praxis adaptiert werden?

Der vordergründige Rollen-Normen-Konflikt, vom Erzähler nicht registriert und daher auch nicht reflektiert, jedoch dem „Vorbewußten" zugeordnet und daher relativ gut ansprechbar, hat vielleicht Entsprechungen im Inneren des Kollegen: Eine seiner Ich-Ideal-Forderungen hat vermutlich zum Inhalt, daß er gegenüber Patientinnen wie gegenüber Frauen überhaupt nicht aggressiv sein sollte; wenn in ihm aggressive Regungen einer Frau gegenüber mobilisiert werden – etwa durch Verletzung, Kränkung, Depotenzierung, die ihm von dieser zugefügt wurde –, dann versucht er möglicherweise, den so entstehenden Es-Ich-Ideal-Konflikt dadurch kompromißhaft zu lösen, daß er die betreffende Frau gar nicht ernst nimmt. Jedenfalls vermittelt er in der betreffenden Gruppensitzung den Eindruck, sie sei eine nicht ganz ernstzunehmende Frau.

M2: Was hat sie (die Patientin) denn geärgert? Die Lenorflaschenprobe?
E: Ja, wahrscheinlich wird sie sich nicht für vollgenommen gefühlt haben.
M3 Die wird ja hier auch so geschildert, als ob man sie nicht für voll nimmt.

Es wird in diesem Zusammenhang auch deutlich, daß für den Erzähler das Ernstnehmen eines Patienten in erster Linie bedeutet, ihn sorgfältig *somatisch* zu untersuchen. Jedenfalls entsteht der Eindruck, daß die Unterlassung einer körperlichen Kontrolle gefährlicher sei als die Unterlassung einer *psychischen Untersuchung*.

E: Ich habe sie also wirklich sehr ernst genommen. Ich habe sie wirklich körperlich richtig untersucht, sie hat Ultraschall bekommen, Urin ist untersucht worden.

Umgang mit diesem Rollen-Normen-Konflikt

Die erste Intervention des Leiters („Sie haben die Episode wirklich sehr schön geschildert") enthält ein ausdrückliches Lob für den Erzähler. Meint der Leiter, den Erzähler hier stützen zu müssen, und warum benötigt der Erzähler eine Bestätigungszufuhr? Eine etwa wie folgt formulierte Alternativintervention hätte die Aufmerksamkeit von Erzähler und Teilnehmern in einem ersten Schritt auf den genannten Rollen-Normen-Konflikt hinlenken können: „Sie haben die Episode ja wirklich gut erzählt. Doch jetzt scheinen Sie mir etwas betroffen zu sein, vielleicht weil Sie (jetzt an die Kollegen gewandt) anders reagieren als Herr E es erwartet hatte." Zur Intervention, wie sie der Leiter hier formuliert hat, läßt sich assoziieren, daß dieser erfreut ist über eine so spontan-lebendige Erzählung, bereits in der zweiten Sitzung einer Balint-Gruppe, spontan-lebendig im Vergleich zu einer Weiterbildungsgruppe dieser Art.

Im weiteren Verlauf vermittelt der Erzähler, daß er sich unter dem Druck einer anderen speziellen Balint-Gruppennorm fühlt, unter dem Gebot nämlich, nicht ins Organmedizinische auszuweichen. Er hat offenbar – in der Anfangsphase eines Lernprozesses verständlich – ein wichtiges Gebot psychologischen Eingehens auf Patienten, des Eingehens auf Abwehr und Widerstand, noch nicht verstanden; er verkennt die Defensivnotwendigkeit dieser Patientin, ihre Rückenschmerzen mit dem Gewicht des Kindes zu erklären; indem er diesen Widerstand zu unterlaufen versucht, verstärkt er ihn noch mehr.

E: Ich wollte das ja mal genauso machen, wie wir das hier immer sagen: „Ja nicht ausweichen in die organmedizinischen Geschichten." Das habe ich dann natürlich doch wieder gemacht. Vielleicht weil die Beschwerden körperlich zunächst so massiv waren, daß ich mich nicht traute (psychologisch vorzugehen). Aber dann habe ich doch gedacht: „Das ist es, so! Das biete ich ihr jetzt mal an." Ich hab' ihr gesagt, es sei nichts Organisches; und dann, weil sie noch zögerte: „Dann sehen Sie mal, wenn . . ., dann müßte so . . ." Und dann reagierte sie dann so.

Die Teilnehmer folgen der Aufforderung des Leiters (in der zweiten Intervention), auf den Ärger des Kollegen gegenüber seiner Patientin einzugehen. Sie verfehlen dabei aber den Rollen-Normen-Konflikt, in den dieser hier geraten ist. Denn der Erzähler könnte ja auch deswegen gegenüber der Patientin verärgert sein, weil ihn die Balint-Gruppenteilnahme in der Beziehung zu ihr in einen Konflikt bislang unbekannter Art stürzt und ihm noch nicht dazu verholfen hat, bei einem *psychologischen* Vorgehen so gesteuert und effektiv zu handeln, wie es ihm im somato-medizinischen Bereich möglich ist. Hinter dem Ärger auf die Patientin verbirgt sich also eventuell eine Verärgerung gegenüber der Balint-Gruppe und deren Leiter; denn immerhin hat der Erzähler sich in der Weise auf die Patientin eingelassen, daß er anläßlich einer Ultraschalluntersuchung ein 45-Minuten-Gespräch mit ihr führt, ohne freilich zu wissen, worauf er sich damit einläßt und wie er damit umgehen könnte.

Hier taucht die Frage auf, ob es nicht zur Technik eines Balint-Gruppenleiters gehören sollte, die Teilnehmer darauf hinzuweisen, daß sie bei ihren Versuchen, den Beziehungsaspekt stärker in ihre Praxis einzubeziehen, zunächst mit Unsicherheit, Mißverstehen, Mißerfolgen und eigenem Enttäuschungsärger rechnen *müssen*.

Im weiteren versucht der Leiter (mit der dritten Intervention), die Aufmerksamkeit aller Teilnehmer auf die *unbewußten* Hintergründe des Verhaltens des Erzählers gegenüber seiner Patientin zu lenken, eine Ausrichtung, die von seiten der Teilnehmer bislang unterlassen worden war. Der Leiter spricht auf diese Weise indirekt den Widerstand der Gruppenteilnehmer an, darauf bestehend, die Klärung eines Konfliktes zu vermeiden, an dem nicht nur der Erzähler teilhat, sondern auch die anderen. Der Leiter formuliert seine Intervention in einer den Erzähler schonenden, aufbauenden Weise, indem er ihm mehr Einsicht und Lernerfolg unterstellt, als dieser hier bereits zur Verfügung hat.

L: Es ist ja, glaub' ich, wohl so, daß Herr E das wohl weiß. Sein Anliegen, das hier zu erzählen, ist ja wohl eher: „Was ist mit ihm gewesen, so daß er so reagiert hat?" Denn das, was Sie ihm hier sagen, das hatte er ja vorher gewußt; daß es nicht klug war zu versuchen, diese Frau auf so massive Art und Weise zu überzeugen. Was ist in ihm gewesen, so daß er sich aus irgendeinem inneren Grunde dazu, fast gegen bessere Einsicht, veranlaßt gefühlt hat? (Dritte Intervention)

Der Erzähler kann jetzt darüber sprechen, daß er Angst vor dem Verlust professioneller Kompetenz hat, wenn er sich in der Bezie-

Ein Plädoyer für die Beachtung von Lernbarrieren und Widerständen

hung zum Patienten auf Psychologisches einläßt. Man gewinnt fast den Eindruck, daß sich der Kollege bei seiner Bemühung um eine psychologische Medizin zunächst depotenziert fühlt und daher gekränkt-aggressiv reagiert. Möglicherweise ist es für diesen Arzt, der in seinem Verhalten eine gewisse phallisch-narzißtische Note zeigt, besonders kränkend, wenn eine solche Inkompetenz gerade in der Beziehung zu einer attraktiven jungen Frau in Erscheinung tritt. Dabei ist natürlich klar, daß bei der Kürze dieses Lernprozesses mit dem Erwerb und Nachweis einer neuen Kompetenz in keiner Weise gerechnet werden kann.

M1: ... und: Du bist jetzt vom Vater sehr empfohlen worden. Du kannst Dir also so'ne etwas hauruckige Methode da erlauben; die wird sie schon fressen; bei Dir kapieren, was da läuft ... – so könnte ich mir vorstellen. Oder: daß Dich der Teufel geritten hat?!

M5: Vielleicht hat er es als abnorm empfunden, weil: eine so strahlend aussehende junge Frau, in gebärfähigem Alter, die hat keine Mißempfindungen zu haben, wenn sie 'ne Nichte im Arm hat ...

E: Weil ihre Seele das natürlich anders empfindet: eine Lenorflasche und ein Kind. Möglicherweise ist das unsere Angst, vielleicht, daß wir als Ärzte immer auch um unsere Kompetenz so ein bißchen Angst haben. Oder daß wir den Patienten zeigen müssen, was wir unterschwellig denken: „Wenn jemand das so kompetent macht, dann ist es auch so; und jetzt muß auch mal Schluß sein!" Und biete ich ihr den anderen Weg an, aber den hat sie nicht angenommen.

Im weiteren Verlauf dieser Sitzungsphase zeichnet sich zunehmend deutlicher folgender *Gruppen*konflikt ab: Er ist einerseits charakterisiert durch die Bemühung, in der Arzt-Patient-Beziehung spontan Gefühltes zu erfassen und, in erster Linie in der Gruppe, darüber hinaus aber auch in geeigneter Form der Patientin, mitzuteilen; andererseits ist er durch ein dagegengerichtetes Widerstreben gekennzeichnet; dieses hat zum Inhalt, innerhalb der vertrauten Grenzen des in einer Arzt-Patient-Beziehung traditionell Kommunizierbaren verbleiben zu wollen und damit das Unterschwellige, Spontane, Persönliche auszusparen. Mit einem solchen Konflikt wird in jeder Selbsterfahrungsgruppe und jeder anderen Lerngruppe in der Psychotherapie, besonders in der Initialphase, zu rechnen sein. Damit mag sich in dieser Sequenz ein phallisch-narzißtischer Konflikt des Erzählers verknüpfen, der mit dem Erleben und Kundtun eigener professioneller Kompetenz auf einer quasi tieferen Ebene verknüpft sein könnte, mit dem Zweifel nämlich an der eigenen phallischen Männlichkeit.

Es folgt sodann eine (die zwölfte) Leiterintervention, die das Hauruck-Verfahren thematisiert: Das Hauruck-Verfahren des diagnostischen Einsatzes einer Lenorflasche durch den Erzähler und das von einem Gruppenteilnehmer vorgeschlagene hauruckartige Ansprechen von unterschwelligem Erleben bei der Patientin. Diese Intervention hat ihrerseits eine gewisse Hauruck-Note. Es wäre einleuchtender, hier die Lernbarrieren, das Widerstreben und damit indirekt verbunden den darunterliegenden Widerstand anzusprechen, etwa im folgenden Sinne: Die Umstellung von den gewohnten diagnostischen Vorgehensweisen auf das, was hier gelernt werden kann, ist natürlich mühsam und braucht seine Zeit; mit Sofort-Erfolgen ist hier nicht zu rechnen.

L: Richtig! Gemeinsam bei beiden Vorgehensweisen ist ja so ein Hauruck, daß diese Frau so quasi gewaltsam zur Vernunft gebracht werden soll...

In der folgenden Phase dieser Sequenz zeigt sich in der Beziehung zwischen Erzähler und den anderen Gruppenmitgliedern, einschließlich des Leiters, ein ähnlicher Konflikt, wie er zwischen dem Erzähler und seiner Patientin besteht: die Toleranzgrenze des Erzählers wird von seiten der Gruppenteilnehmer wie auch von seiten des Leiters etwas unsensibel behandelt, ebenso wie die entsprechende Grenze der Patientin durch den Erzähler. Es scheint eine Tendenz zu geben, rasch zu Ergebnissen, zu Lernerfolgen zu kommen. Der Erzähler will die ihm neue ärztliche Vorgehensweise á la Balint schnell beherrschen können; der Leiter will möglicherweise schnell Lehr- und Lernerfolge erzielen, will vielleicht zeigen können, daß Balint-Gruppen in der Fortbildung schon in der zweiten Sitzung lebendiger verlaufen als in der Weiterbildung.

Im weiteren geht es um den Umgang mit dem manifesten und dem latenten Verhalten der Patientin. Zum ersten Mal schaltet sich auch eine Gruppenteilnehmerin, eine Frau ein. Sie macht dem Erzähler den Vorwurf, daß er die manifeste Rationalisierungstendenz seiner Patientin zu stark bestätigt, daß er auf der Ebene ihres Widerstandes mitagiert, ihr damit den Zugang zu ihren latenten

Weiblichkeitswünschen verbaut habe. Es ist in der Tat deutlich geworden, daß der Erzähler den Verzicht seiner Patientin auf ein Kind, nachdem im Gespräch mit ihr von Kinderlosigkeit nicht oder wenig die Rede gewesen war, als gut verstehbar ohne weiteres akzeptiert. Bei dem Verzicht auf ein Kind geht es jedoch immer auch um den Verzicht auf gemeinsame Kreativität zwischen Mann und Frau. Eine solche Kreativität setzt auf seiten des Mannes Zeugungspotenz voraus. Möglicherweise ist sich der Erzähler im Grunde dieser seiner Potenz nicht ausreichend sicher. Die Patientin könnte ihrerseits hier durch einen ödipalen Konflikt beeinträchtigt sein: Sie wird von ihrem „kastrierten" Vater (Prostatakarzinom) zum Arzt gebracht, der seinerseits als ein älterer, dabei agiler und z. B. sportlich eher überaktiver Mann eine junge Frau geheiratet hat und seine vitale Potenz gern zur Schau stellt. Der Erzähler fühlt sich dem Vater besonders verbunden, hat ihm hinsichtlich des Prostatakarzinoms auch ärztlich geholfen, wohingegen dessen Tochter, die Patientin, um die es geht, sich ihm schnell wieder entzogen hat. Vielleicht möchte der Erzähler auch diesen seinen Erfolgspatienten und Geschlechtsgenossen schonen, ihn psychologisch hinsichtlich seiner Beziehung zur Tochter aus dem Spiele lassen. Im Falle einer intensiveren Konfliktbearbeitung bei der Patientin würde möglicherweise ein ödipaler Konflikt in der Beziehung zum Vater in Erscheinung treten.

M2: Daß sie Leute provoziert? Viel eher: ist sie provoziert worden? – Wenn auch unbewußt ...

M1: Gerade weil Du sagst, daß sie diese Attribute hat: sportlich, jung, dynamisch, gutes Aussehen, braun, ohne Falten und so ... Kann sie da vielleicht auch in dieser Welt, in dieser wahren Gesellschaft ...

E: Ich hatte den Eindruck – auch weil sie so rational und auch so ruhig das erzählen konnte –, daß man gerade über diese Rationalität einen Zugang zu dieser seelischen Tür finden könnte.

M3: Die Frau ist sehr wahrscheinlich auch sehr weiblich aufgetreten: aber die Konsequenzen eines weiteren Weiblich-Seins, die hat sie doch ganz entschieden von sich geschoben ...

E: Das weiß ich nicht: Sie ist sicher keine Freundin von Traurigkeit gewesen, so sah sie nicht aus. Sie hat auch sicherlich 'ne Partnerbeziehung gehabt; sie war sogar mit dem einen auch in Urlaub gewesen, sie war ja braun ... Ich meine, daß die sich als Frau akzeptiert hielt mit ihrer Fraulichkeit; aber ohne diese Rolle übernehmen zu wollen, die ihre Schwester übernommen hatte. Ausgesprochen verstandesgeleitet sah sie aus ...

Nach der Intervention der Kollegin werden beim Erzähler Leugnungsmechanismen deutlich, die von den anderen männlichen Teilnehmern auch angesprochen werden. So hatte er den Namen seiner Patientin vergessen; im Hier und Jetzt hat er vergessen, daß die Kollegin ihn auf sein mangelndes Verständnis für die latenten Weiblichkeitswünsche seiner Patientin angesprochen hatte, also auch auf mangelndes Verständnis für Zeugung und Empfängnis. Die Neigung zur Leugnung und zum Vergessen wird von einem Gruppenteilnehmer mit Scham- und Peinlichkeitsabwehr in Verbindung gebracht. Der Erzähler war möglicherweise von seiner Patientin in eine innere Bedrängnis im Zusammenhang mit eigener konflikthafter Einstellung zum Zeugen und zur Kreativität gebracht worden. Hier geht es demnach auch um die Notwendigkeit der Schamabwehr, was von seiten der Gruppenteilnehmer verstanden wird, weniger dagegen vom Leiter, der hier weniger von Lernbarrieren und von Widerstand als von abgewehrten Inhalten spricht.

Die weibliche Gruppenteilnehmerin konfrontiert nunmehr den Erzähler mit von ihr bei ihm vermuteten Tendenzen, die Patientin zu verletzen, sich möglicherweise auch an ihr zu rächen, sie bloßzustellen, wie ein männlicher Teilnehmer hinzufügt. Eine solche Rache könnte dadurch mobilisiert worden sein, daß die Patientin sich dem Versuch einer psychologischen Einflußnahme im Rahmen eines dreiviertelstündigen Gesprächs nach einer Ultraschalluntersuchung verweigert hatte. Also möglicherweise Rache wegen Verweigerung von seiten einer Frau und einer damit verbundenen Depotenzierung des Mannes! Der Erzähler beharrt daraufhin auf seinen guten Absichten gegenüber dieser Patientin, er verstärkt also seine Abwehr und seinen Widerstand, vielleicht, weil er in dieser Gruppensituation noch stärker als zuvor eigene Demütigung, Schamüberflutung und dazugehörige Rache-Aggressionen fürchten muß.

M2: Ich würde nach so einem Lapsus wahrscheinlich denken: „Das vergißt Du besser!" Ich meine, eigentlich ist es eine lächerliche Situation für die Patientin, demütigend. Wir machen sowas ja häufiger mal, aber dann nicht so mit'ner Waschmittelflasche; aber so überfallsmäßig: „Bitte, jetzt!

Ein Plädoyer für die Beachtung von Lernbarrieren und Widerständen 23

Hic Rhodus, hic salta!?" Die Erinnerung daran wäre für mich peinlich; wahrscheinlich würde ich es deshalb auch vergessen.

F1: Ich empfinde das auch so, daß Sie (Herr E) die Patientin verletzen wollten. Ich hatte das Gefühl: Sie wollten ihr weh tun.

M1: Ja, sie bloßstellen...

E: Es war auch klar, daß da irgend etwas anderes dahinterstand, für mich natürlich. Und ich seh' das auch, daß ... ich wollte das einfach so abblocken, glaub' ich. Ich wollte das vielleicht auch so abblocken.

Im folgenden erkennt der Erzähler im ersten Ansatz seine Neigung zum Abblocken, zum Widerstand. Gleich danach verteidigt er sich und die Position seines ärztlichen Verhaltens gegenüber der Patientin wiederum; er projiziert möglicherweise die Schuld an dem entstandenen Dilemma auf die Patientin, die eben nicht in der Lage gewesen sei, die Qualität seines Angebots, Hinweise auf die Psychogenese ihres Symptoms, Vermittlung einer Therapie durch eine Psychologin, zu schätzen und zu akzeptieren.

E: Aber wenn ich die Frau wär', und man hätte mir das schon angeboten, und ich wüßte: „Eigentlich ist das so was. Jetzt ist da endlich einer, der einem überhaupt mal zuhört ..." Zweitens, ich hab' auch auf die Psychologen verwiesen. Dann könnte ich (in der Rolle der Patientin) das doch, würd' ich das richtig annehmen, dann würd' ich sagen: „Das war Klasse, wann kann ich denn dahin kommen?" Wenn einer mir sagt: „Ich biete Dir dieses Gespräch an."

Der weibliche Teilnehmer spricht, inhaltlich zutreffend, den Erzähler darauf an, daß er die Schutzfunktion der Abwehr seiner Patientin und daß er deren Toleranzgrenze nicht beachtet habe; indem die Kollegin dieses tut, mißachtet sie jedoch ihrerseits die Toleranzgrenze des Erzählers in der gegenwärtigen Balint-Gruppen-Situation. Sie hebt nicht seine, wenn auch zaghaften, Ansätze einer Bearbeitung von Lernbarrieren und Widerstand hervor, sondern verhält sich ebenfalls hauruck-artig.

F1: Aber Sie kratzen doch an der Sache, die sie sich jahrelang aufgebaut hat, ihr Image. Und dann gehen Sie dahin und machen ihr klar, daß es halt ein Image ist, daß das ja eigentlich gar nicht so ist. Und das Ihnen gegenüber zuzugeben!

In der Folgephase wird der Erzähler von den Mitgliedern, einschließlich des Leiters, weiterhin bedrängt, sich zum abgewehrten

Inhaltlichen, zu seinen Gefühlen zu bekennen, ähnlich wie er die Patientin zur Annahme ihrer seelischen Problematik im Hauruck-Verfahren hatte drängen wollen. So angegriffen, verteidigt sich der Erzähler weiterhin, verteidigt sich mit der Begründung, daß es schwierig sei, wenn Patienten an Organdiagnosen festhielten, daß man ihnen dann zunächst oft folgen müsse. Er betont damit eine Vorgehensweise, die er gegenüber seiner Patientin gerade nicht ausreichend eingesetzt hatte. Der Erzähler weist auch darauf hin, daß nicht nur er, sondern die ganze Gruppe mit der Umstellung auf eine psychologische Medizin Schwierigkeiten hätten. Hier interveniert der Leiter dann ganz klar bezogen auf Toleranzgrenzen und Widerstand, er lenkt die Aufmerksamkeit darauf, daß die Gruppe – er selbst eingeschlossen – sich dem Erzähler gegenüber ähnlich unsensibel verhalte, wie dieser es gegenüber seiner Patientin getan habe.

Rollennormen und latenter Konflikt

Es ist zu vermuten, daß dem bewußtseinsnahen Konflikt, der sich im manifesten Verhalten relativ deutlich darstellt, dessen Inhalte also sozusagen an der Grenze vom bewußten zum vorbewußten Erleben liegen, ein abgewehrter latenter Konflikt zugrundeliegt. Er ist einerseits gekennzeichnet durch den Wunsch, sich als besonders potent zu erweisen, phallische Potenz unter Beweis zu stellen, und andererseits durch die Angst zu versagen, depotenziert und entsprechend beschämt und gekränkt zu werden. Der Phallus wird in diesem Zusammenhang weniger in seiner zeugerischen Potenz als vielmehr als Symbol für männliche Kraft und Macht erlebt, d.h. mehr unter narzißtischen als unter libidinösen Aspekten. Ein solcher Konflikt darf beim Vater der Patientin vermutet werden, jedoch auch beim Erzähler und möglicherweise auch beim Leiter, falls es zutreffen sollte, daß er möglichst schnell eine potente Fortbildungs-Balint-Gruppe sozusagen erzeugen und wissenschaftlich demonstrieren wollte.

Die Verarbeitung dieses Konfliktes ist gekennzeichnet durch phallisch-propulsives Verhalten, durch Überaktivität, durch direktes

Zusteuern auf Lern- und Lehrziele – unter Vernachlässigung des Eingehens auf Abwehr und Widerstand, auf Angst und Scham; sie ist gekennzeichnet durch ein Hauruck-Verfahren, beim Erzähler durch eine Tendenz, sich der Patientin zu bemächtigen, sie zu überwältigen und dabei die eigene Potenz zu demonstrieren.

Der manifeste Rollen-Normen-Konflikt hat die Qualität „vorbewußt" (Freud 1938) und ist daher relativ leicht ansprechbar. Seine Dynamik, das Drängende, Spannungsreiche, erfährt dieser manifeste Konflikt jedoch durch einen quasi tieferliegenden, d.h. bewußtseinsferneren, durch Abwehr und Widerstand abgeschirmten phallisch-narzißtischen Konflikt, wie wir ihn eben skizziert haben. Während im Bereich des manifesten Konfliktes mit Barrieren des Lernens zu rechnen ist, die dann sichtbar werden, wenn es um das geduldige Einüben von bislang nicht verfügbaren Fähigkeiten geht, handelt es sich bei dem latenten Konflikt um Kränkungsängste im Zusammenhang mit nicht ausreichend sicher verfügbarer männlich-phallischer Potenz. So will der Erzähler sich in seiner Praxis zu schnell quasi Balint-gerecht verhalten, ohne schon richtig verstanden zu haben, worum es geht. Er will also Sofort-Erfolge haben. Ein geduldiges, kleinschrittiges Vorgehen scheint ihm nicht recht zugänglich zu sein. Wenn man diese eher vordergründigen Lernbarrieren geduldig bearbeitet, wird dadurch auch der zum tieferliegenden Potenzkonflikt gehörige Widerstand indirekt angesprochen und quasi gelockert, d.h. die ihm innewohnenden Ängste werden etwas reduziert. Auch in den Prozessen einer Balint-Gruppe zeichnet sich somit eine Beziehung zwischen manifester und latenter Aktion ab, wie wir sie in Therapiegruppen beobachten können und beschrieben haben.

Literatur

Balint M (1957) Der Arzt, sein Patient und die Krankheit. Klett, Stuttgart (3. Aufl. 1965)
Balint M (1966) The need for selection. In: Balint M, Balint E, Gosling R, Hildebrand P (eds) A study of doctors. Tavistock, London, pp 30–42
Eicke D (1974) Technik der Gruppenleitung von Balint-Gruppen. In: Luban-

Plozza B (Hrsg) Praxis der Balint-Gruppen. Beziehungsdiagnostik und Therapie. Lehmanns, München, S 128–138
Freud S (1938) Abriß der Psychoanalyse. Psychische Qualitäten. GW XVII, S 79–86. Imago, London (1941)
Heigl F (1965) Zur Toleranzgrenze. Z Psychosom Med 11: 64–66
Heigl F, Triebel A (1977) Lernvorgänge in psychoanalytischer Therapie. Die Technik der Bestätigung – eine empirische Untersuchung. Huber, Bern
Heigl-Evers A (1975) Ursachen von Lern- und Arbeitsstörungen und ihre psychagogische Bedeutung. In: Schwitajewski H, Rohde JJ (Hrsg) Berufsprobleme der Krankenpflege. Urban & Schwarzenberg, München, S 202–213
Heigl-Evers A (1977) Aus- und Weiterbildung des Arztes und des Psychologen zum Psychotherapeuten als Aufgabe der Psychoanalyse. In: DGPPT (Hrsg) Psychotherapy in der Versorgung, S 122–144. Hektographierte Manuskripte, Berlin
Heigl-Evers A, Heigl F (1973) Gruppentherapie: interaktionell – tiefenpsychologisch fundiert (analytisch orientiert) – psychoanalytisch. Gruppenpsychother Gruppendyn 7: 132–157
Heigl-Evers A, Heigl F (1976) Zur Berufserziehung des Psychotherapeuten. Prax Psychother 21: 1–10
Heigl-Evers A, Rosin U (1984) Angst in der Balint-Gruppe. In: Sonderausgabe für Forum Galenus Mannheim: Angst des Patienten, Angst des Arztes. Springer, Berlin Heidelberg New York Tokyo, S 32–40
Loch W, Luban-Plozza B (1980) Einige Hinweise zur Praxis und Problematik der Balint-Gruppen-Leitung. In: Knoepfel H-K (Hrsg) Einführung in die Balint-Gruppenarbeit. Fischer, Stuttgart, S 65–71
Rosin U (1981) Lernbarrieren und Widerstände in der Balint-Gruppenarbeit mit Psychiatern. Gruppenpsychother Gruppendyn 16: 360–382

Apostolischer Eifer bei Arzt, Balint-Gruppenteilnehmer und -leiter. Ein Kommentar

Claudia Sies

Im vorliegenden Transkript erscheint mir zunächst das Auftauchen eines Beziehungsmusters bedeutsam, das Balint (1976) als „apostolischen Glaubenseifer" (S. 250) bezeichnete, und das alle Beteiligten mit den verschiedensten Auswirkungen erfaßt.

Balint meinte damit den nahezu gewaltsamen Versuch, mit dem von der Psychotherapie begeisterte Ärzte versuchen, direkt von „der körperlichen auf die seelische Erkrankung umzuschalten" (S. 249).

Diese Schicht des Erlebens ist der sehr jungen Balint-Gruppe (2. Sitzung) auch am zugänglichsten, und die meisten Interventionen beziehen sich auf Attribute, die von Balint mit der sog. apostolischen Funktion in Verbindung gebracht werden, z. B.: „Schnelltempo" (M 1); „Ja *nicht ausweichen* in die ganzen organmedizinischen Geschichten" (E); „zu plump" (M 1); „da kann man unter Umständen als Arzt ärgerlich werden, wenn man sie als so ordnungsgemäß untersucht hat, und *der Patient* das Ergebnis der Untersuchung *nicht akzeptiert*" (M 3); „Komm, das mit dem Kind ist doch ganz klar! Hier, da hast du mit den Kindern Probleme." ... „ich hätte mich von Ihnen ein bißchen *überfahren* gefühlt." (M 1); „und dann biete ich ihr den anderen Weg an, aber *den hat sie nicht angenommen*" (E); „das Symptom sollte ihr *ausgeredet* werden" (M 4); „das Rationale ... das hätte man ihr nicht mit dem Holzhammer wegnehmen sollen" (M 5). Durch die Art, wie der Gruppenleiter an dieser Stelle interveniert: „Richtig! gemeinsam bei beiden Vorgehensweisen ist ja so ein Haurruck, daß diese Frau quasi zur Vernunft gebrachte werden sollte ..." – fühlt sich der berichtende Arzt (E) gefühlsmäßig und intellektuell zentral verstanden. Er antwortet: „Ja, ich mein, das stimmt ... ich wollte, daß das eine Kapitel mal abgeschlossen ist; daß man sich tatsächlich dem Problem, warum sie das Kind nicht akzeptiert, zuwenden kann ... das hat sie eben nur nicht mehr nutzen wollen."

Der Gruppenleiter will aber wohl von Anfang an in die Schicht der Gegenübertragung: „An welcher Stelle wäre in Ihnen vielleicht auch so etwas entstanden, was er (E) als Ärger bezeichnet hat?" Obwohl dies sicher die tiefste zu bearbeitende Stelle ist (wie bei der Patientin ein durchaus noch unklarer Konflikt mit einem Kind), ist auch die Gruppe nach so kurzer Vorbereitung (2. Sitzung) für diese Schicht noch nicht empfänglich genug und antwortet folgerichtig weiter in der Schicht der Kritik an der apostolischen Funktion: „da kann man unter Umständen als Arzt ärgerlich werden" ... (wenn der Patient sich nicht so verhält, wie man es für „richtig" hält). Es gipfelt dann in Vermutungen wie: die Patientin hätte Grund gehabt, *über den Arzt* ärgerlich zu werden, oder daß die Gruppenmitglieder sich an Stelle der Patientin auch überfahren gefühlt hätten; schließlich deutlich in „Freud aus der Hosentasche" (M 1) oder M 5: „wie nach dem Motto: „Die tickt nicht ganz richtig. Jetzt wollen wir doch mal sehen! Ich mach jetzt den Belastungstest. Los, die Pulle in die Hand." Mit der Antwort des behandelnden Arztes: „Das sind ja auch die Ablenkmanöver ... Ich bin sonst tatsächlich auch etwas konzilianter ..." wirft er *zunächst* einmal die Frage von der Oberfläche aus auf, wieso *er* sich so verändert hat. Die gemeinsame indirekte Antwort der Gruppe und des behandelnden und vortragenden Arztes darauf ist: Durch die Berührung mit psychodynamischen Zusammenhängen und die Erkenntnis, daß organische Erkrankungen einen seelischen Hintergrund haben können, und unsere Begeisterung darüber, wollen wir uns so schnell wie möglich diesen Zusammenhängen zuwenden und keine Zeit mit den organischen Beschwerden verschwenden. Eigentlich müßten unsere Patienten darüber auch so begeistert sein und froh, jemanden gefunden zu haben, der bereit ist, ihnen zuzuhören und sich ihnen auf dieser Ebene zuzuwenden. Was wir in dieser Gruppensitzung gemeinsam durch die Vorstellung unseres Kollegen erfahren, ist aber, daß es leider so schnell nicht geht und wir unsere Patienten verletzen und vertreiben würden, wenn wir weiter diesem Eifer folgen und so mit Nachdruck in die seelischen Hintergründe eindringen wollen, bevor wir eine dafür tragfähige Beziehung herstellen konnten. Vielleicht nicht durch soviele organische Untersuchungen, aber evtl. mit einer Salbe für den Rücken und Verständnis dafür, daß Rückenschmerzen wehtun, hätten wir Zeit und das Vertrauen der Patientin gewonnen, um uns langsam den tieferen Konflikten dieser Frau zu nähern. Für uns besteht daher im Augenblick das umgrenzte, aber vordringliche Lernziel (vgl. Loch 1986) darin, die Patientin zunächst einmal mit ihren Beschwerden anzunehmen und uns auf die angebotene Beziehung angemessen einzulassen. Soweit die Gruppe.

Die intendierten Interventionen des Gruppenleiters liegen auch im weiteren Verlauf auf der Herausarbeitung der Gegenübertragung: „Er (E) kommt sich zwar als der Handelnde vor, aber mit ihm ist gehandelt worden..." Die Interaktion der Gruppe reguliert sich aber unbeirrt auf ihre affektiv naheliegendste Frage ein. M 2: „Daß sie (die Patientin) Leute doch provoziert? Viel eher: *Ist sie* provoziert worden? – Wenn auch unbewußt..."

Aber auch für einen Gruppenleiter besteht die Gefahr des apostolischen Eifers, vor allem, wenn doch die Psychodynamik vermeintlich so schön auf der Hand liegt: Junge hübsche Frau, steht der weiblichen Rolle ambivalent gegenüber, da sie noch ganz im „Schatten des Vaters" steht. Sie macht den Männern Angebote (geht auf den Vorschlag des Vaters ein, sich diesem Arzt anzuvertrauen; sie bringt dem Arzt Neugier weckende seelische Zusammenhänge zu ihren organischen Beschwerden und zielt damit unbewußt auf dessen frische psychotherapeutische Begeisterung) und blokkiert bei deren Eingehen darauf. Dadurch fordert sie gewaltsame Maßnahmen ihres Gegenübers (hier des Arztes) heraus, den sie dann „zu Recht" verlassen muß.

Dieses Muster zeigt sich in der Gewaltanwendung des behandelnden Arztes (E) der Patientin gegenüber, die daraufhin verletzt ausbleibt. Es schlägt weiterhin durch auf den Umgang der Gruppenmitglieder diesem (E) gegenüber. Dies greift der Gruppenleiter (L) auf: „Wir sollten aufpassen, daß wir nicht mit ihm (Herrn E) so umgehen, wie er mit der Patientin umgegangen ist..." Es wird weiterhin deutlich in der Verweigerung der Gruppe, dem Gruppenleiter in die Tiefe zu folgen (ob man dies als Widerstand, Abwehr oder „Lernbarriere" i.S. von Rosin (1981) sehen möchte, bliebe einer anderen Diskussion vorbehalten), und wird am deutlichsten, wenn der Leiter mit Herrn E so umgeht, wie dieser mit der Patientin, indem er ihm gefühlsmäßig zu früh, zu nachdrücklich, zu nahe tritt: „Was macht Herr E denn jetzt? Ist es genau der Mechanismus wie bei der Patientin? Er hat gespürt, daß er emotional auch berührt war ..." Herr E daraufhin: „Nein, nein ..." ... und dann ist nur noch von Rückzug die Rede.

Die vorliegende Psychodynamik dieses Ausschnittes eines Gruppenprozesses einer Balint-Gruppe zeigt:

Der behandelnde Arzt landet durch die Interventionen der Gruppenmitglieder und des Gruppenleiters, die zu früh, zu stark und zu nachdrücklich auf seine gefühlsmäßige Beteiligung zielen, in der psychischen Position der Patientin. Damit spiegelt die Balint-Gruppe hier die Arzt-Patient-Beziehung wider, die der Gruppenleiter mit seiner letzten Intervention bewußt zu machen beginnt.

Literatur

Balint M (1976) Der Arzt, sein Patient und die Krankheit. Stuttgart
Loch W (1986) Balint-Seminare: Zweck, Methode, Zielsetzung und Auswirkung auf die Praxis. In: Perspektiven der Psychoanalyse. Stuttgart
Rosin U (1981) Lernbarrieren und Widerstände in der Balint-Gruppenarbeit mit Psychiatern. Gruppenpsychother Gruppendyn 16: 360–382

Dreiecksbeziehung in einer Balint-Gruppe: Patient – Vater – Arzt und Erzähler – Balint-Gruppenteilnehmer und -leiter. Ein Kommentar

Michael Geyer

Zur Psychodynamik der Arzt-Patient-Beziehung und der Interaktion in der Balint-Gruppensitzung

Aus einer übergreifenden Perspektive entdeckt der Betrachter im vorgetragenen Problem eine Frage, die häufig in diesem Stadium der Balint-Gruppenarbeit gestellt wird: Hat die durch Balint-Arbeit veränderte Praxis möglicherweise auch negative Folgen, und wer ist für Schäden verantwortlich? Dieses allgemeine Problem wird vom Protagonisten relativ früh thematisiert. Er verhält sich der Patientin gegenüber so, „... wie wir das hier immer sagen ..." und wie es ihm in der ersten Sitzung auch vom Gruppenleiter intendiert erschien, und er ist sehr erstaunt über seinen Mißerfolg. Bereits aus dieser Sicht wird der Gruppenleiter zum Bestandteil einer Problemkonstellation.

Daß die Dynamik des Problemfalles selbst wie die der Balint-Gruppe durch derartige offene und verdeckte Adressen an einen Dritten bestimmt wird, läßt sich kaum übersehen. Wie der Erzähler schildert, wurde die Begegnung mit der Patientin durch deren Vater herbeigeführt, mit dem er durch eine besondere persönliche Beziehung – die Gruppe nennt sie familiär – verbunden ist. Innerhalb dieser Beziehung ist offensichtlich die Anforderungssituation vorstrukturiert worden, in der dieser Kollege dann so wenig empathisch handelt. Parallel dazu fühlt sich Herr E auch in der Balint-Gruppe veranlaßt, einer impliziten, vom Gruppenleiter ausgehenden Anforderung zu entsprechen. Der spezielle Charakter dieser Dreiecksbeziehung inner- und außerhalb der Gruppe dürfte m. E. das eigentliche Problem markieren. Die berichtete Grundsituation – ein älterer Mann führt einem jüngeren seine attraktive Tochter zu, die offenbar ihre Mutterrolle nicht bereit ist anzunehmen – könnte bei dem in die Pflicht genommenen Mann Ängste, Wünsche und Phantasien jeder möglichen Art angeregt haben.

Wie im vorliegenden Fall der entstandene Konflikt agiert wird, nämlich in einer überhasteten und beinahe etwas gewalttätigen Art des Umganges mit dem anderen Geschlecht, läßt vermuten, daß dieser forsche Eroberungsversuch mit der Patientin und ihrem Problem weniger zu tun hat, als mit der Bewältigung von Insuffizienzgefühlen angesichts derartiger Herausforderungen.

In meinem Verständnis bildet sich diese problematische Beziehungskonstellation auch im Gruppengeschehen ab. In den anfänglich burschikosen Stellungnahmen der Männergruppe finden sich pubertäre Angriffslust ebenso wieder wie Bedenken und Skrupel. Ebenso erinnert die kurze Passage des Transkripts mit Frau F1 an die Defensivstrategien der Patientin, die gekränkt die Kommunikation abbricht. Schließlich überläßt der Leiter so unbestimmt, indirekt fordernd und Normen setzend dem Protagonisten das Feld, wie dieser es möglicherweise in der Situation der Beauftragung durch den Vater der Patientin erlebte. Die Vorstellung, es gäbe einen Weg zur Patientin über deren Vater, kommt in der Sitzung offen zur Sprache. Auch der Leiter der Gruppe scheint zu wissen, wie man mit Frauen umgeht. Beide bleiben jedoch beobachtend im Hintergrund, wenn es darauf ankommt.

Zum Konzept des Leiters

Aus den verbalen Reaktionen des Leiters kann ein durchgängig tragfähiges Konzept auf der Grundlage eines angemessenen Verständnisses des Geschehens nicht abgeleitet werden. Inhaltlich erreicht er durchaus die Ebene einer vergleichenden Beschreibung der Interaktion zwischen Arzt – Patient, Erzähler – Frau F1 sowie Erzähler – Gruppe. Ob sein Leitungskonzept prinzipiell die Reflexion des eigenen Anteils an der Konfliktdynamik ausschließt, kann nicht beurteilt werden. Formal verharrt er jedenfalls in einer Position, die ihm nur ein Mitagieren des Konfliktes gestattet. Somit bleibt er unfähig, die Perspektive zu wechseln und das Problem umfassender wahrzunehmen.

Untersucht man den realen Einfluß des Gruppenleiters auf die Dynamik der Balint-Gruppe jenseits der Frage eines bewußt vertretenen Konzeptes, so lassen sich folgende Tendenzen erkennen:

1. Der Leiter stimuliert zweifellos die Entfaltung des Konfliktes in der Gruppe
   - indem er wenig direktiv und normensetzend sowie kaum inhaltlich fokussierend in Erscheinung tritt,
   - dadurch die regressive Entwicklung des Protagonisten im Hier und Jetzt der Gruppe in ähnlicher Weise fördert, wie es im Problemfall „draußen" geschehen ist,
   - wodurch schließlich auch die Problemkonstellation in der Beziehung zu Frau F1 etabliert wird.
2. Der Leiter behindert die progressive Entwicklung der Gruppe, d.h. die Beseitigung der Kommunikationsstörung und die konkrete Veränderung der Beziehungskonstellation
   - indem er auch nach der Entfaltung des Konfliktes weiter in der oben beschriebenen Position verharrt, anstatt sie zu reflektieren und damit durchsichtig und veränderbar zu machen,
   - in seinen Interpretationen des Geschehens den Beziehungskonflikt auf die Arzt-Patientin-Beziehung reduziert und damit eine wesentliche Determinante des Problems ausspart
   - sowie insgesamt im letzten Drittel der Stunde der Gruppe zu wenig bei der Klärung des Problems behilflich ist.

Zur Frage alternativer Interventionen im letzten Teil der Sitzung

Die drittletzte Intervention betrifft das Geschehen in der Gruppe, nachdem Frau F1 dem Erzähler unterstellt, seine Patientin absichtlich verletzt zu haben. Hier wäre es, ebenso wie nach den nächsten Vorwürfen von Frau F1, möglich und notwendig gewesen, das Agieren in der Gruppe energischer zu beenden und deutlicher die Ebene der Reflexion des Geschehens in der Balint-Gruppe unter Bezug auf den Problemfall zu betreten. Konkret würde dies bedeuten

- auf die bei Frau F1 entstandenen Affekte sowie die eingeschränkte Wahrnehmungsfähigkeit des Protagonisten auch dieser Frau gegenüber Bezug zu nehmen,
- die Ähnlichkeit zur berichteten Spannungssituation draußen herauszustellen,
- dabei insbesondere die typischen Strategien der Abwehr von Realität – Rationalisierung und Projektion – zu objektivieren, um
- schließlich zu den Ursachen der Behinderung des Erzählers vorzustoßen.

Tatsächlich deutet sich eine solche Strategie in allerdings defizitärer Form an. Bei der bereits ziemlich verfestigten Gruppensituation und dem nahen Ende (?) des Gesprächs wäre es m. E. jedoch notwendig, mit einer relativ umfassenden Interpretation das gesamte Geschehen einschließlich der Funktion des Leiters zur Disposition zu stellen. Z. B.: „... Es ist uns während der Diskussion des Problems passiert, daß eine ähnliche Situation zwischen Herrn E und Frau F1 entstanden ist, wie sie das Verhältnis Herrn E's zu seiner Patientin charakterisierte. Vielleicht kommen wir weiter, wenn wir uns jetzt danach fragen, welche Bedingungen dazu beigetragen haben. Wenn ich meine eigene Rolle betrachte, frage ich mich, warum ich es zulasse, daß wir die ganze Zeit das problematische Verhalten Herrn E's beleuchtet und dabei die ohnehin vorhandene Drucksituation für Herrn E verstärkt haben, anstatt uns über deren Ursachen zu unterhalten. Möglicherweise habe ich selbst mehr damit zu tun, als ich bis jetzt gesehen habe ..." Man könnte sich auch vorstellen, daß bei einem m. E. notwendigerweise großzügigeren zeitlichen Rahmen von mehr als 2 Stunden der Leiter auf eine elegantere Weise zu einer Problemlösung in der Gruppe findet, als es unter der Voraussetzung, das Ende der Transkription sei tatsächlich das Ende der Gruppenstunde, hier vorgeschlagen wird. In keinem Falle wäre es jedoch zu diesem Zeitpunkt noch gerechtfertigt, den Konflikt in der Gruppe sich weiter entfalten zu lassen, ohne eine Metaebene für die Betrachtung des Balint-Gruppenverlaufes selbst herzustellen, von der aus alle Teilnehmer ihr aktuelles Verhalten reflektieren und Hypothesen über dessen Ursachen prüfen können. Zweifellos wäre diese Ebene auch noch im Rahmen der letzten Leiterintervention zu betreten, wenn die Aufforderung: „... Wir sollten jetzt aufpassen, daß wir nicht mit Herrn E so umgehen ..." von einer Untersuchung der Motive *aller* Beteiligten zu solchen Formen des Umganges gefolgt würde.

Aktivität in der Balint-Gruppe als Wiederholung eines Ohnmachts-Großartigkeits-Konfliktes.
Ein Kommentar

Hans-Konrad Knoepfel

Der Leser eines Transkriptes hat Zeit, kann nachdenken, zurückgehen und mehrfach lesen. Er hat es leicht, Einfälle zu haben, diese zu prüfen und Übersicht zu gewinnen. Der Balint-Gruppenleiter hingegen steht unter dem Druck des Geschehens. Er ist darauf angewiesen, was ihm einfällt und was die Gruppe beiträgt. Beim Durchlesen und Wiederlesen – das Transkript wird dabei immer interessanter – komme ich ungefähr bei Zeile 50 zu einer Arbeitshypothese. Der Vater hektisch, fit, betont jung, braun, mit einer jungen, wohl zweiten Frau, wirkt wie ein Wundermann, der seine innere Unsicherheit durch Tüchtigkeit abwehren könnte. Dazu würde passen, daß er seine offensichtlich tüchtige Tochter zum Arzt bringt. Sie hat einen guten Beruf, kann auch alleine sein, liebt das Reisen, wie der Vater. Sie könnte die Wunderfrau spielen. Später erfährt man, daß sie auch attraktiv ist. Aber diese Wunderfrau kann kein Kleinkind tragen, bekommt Rückenschmerzen, kann aber ohne Beschwerden helfen, Bierkästen zu heben. Der Hausarzt stellt eine Vermutungsdiagnose „psychosomatisch". Wenn die Hypothese zutrifft, sind in der Gruppe Beobachtungen von Großartigkeit und Unfähigkeit zu erwarten, auch Herabsetzungen könnten vorkommen, und der Erzähler könnte leicht in beide Rollen fallen. Er bemerkte zwar seine Aggressivität, konnte aber dieses Gefühl nicht weiter bedenken, bewies ihr mit seinem Flaschentrick, daß sie „psychisch" sei. Die Patientin ist empört, kann sich aber nicht wehren und bleibt weg. Die Gruppe setzt den Erzähler wiederholt herab, redet durcheinander, ist belustigt. Der schnelle Diagnostiker kam unverhofft in eine wenig tüchtige Rolle, der Wunderarzt wurde seiner Größe entkleidet. Ich glaube, man darf nun annehmen, daß der Gruppenprozeß die Hypothese bestätigt.

Der Leiter hat eine schwierige Situation. Wartet er, kann dieses

Spiel zwischen Großartigkeit und Unfähigkeit lange weitergehen, außer die Gruppe hat schon viel Erfahrung. Eine unerfahrene Gruppe könnte leicht die Sitzung ohne tieferes Verständnis beenden und stillschweigend oder ausgesprochen feststellen, es sei sehr gut gewesen. Sie hätte sich dann einfach mit der Abwehr der Unsicherheit identifiziert und mit der Neurose mitagiert. Wir hätten dann einen „Wundervater", eine „Wundertochter", einen „Wunderarzt" und eine „Wundergruppe", aber die Frau könnte kein Kind heben und die Gruppe die Beziehung nicht verstehen. Der Leiter darf aber auch nicht zum „Wunderleiter" werden, der alles versteht, und die Teilnehmer spielen dann die Rolle der Dummen oder Unfähigen. In solchen Situationen bin ich ab und zu reingefallen, habe eine brillant erscheinende psychodynamische Formulierung gebracht und erlebte, daß dann die Gruppe schwieg. Ist das passiert, kann man als Leiter die Lage retten, wenn man den Fehler zugibt, z.B. sagt: „Jetzt spiele ich auch noch den allwissenden Leiter. Es muß um klug oder dumm, tüchtig oder untüchtig, wertvoll oder wertlos gehen." Der Erzähler sollte aber auch nicht für lange in der Rolle des Arztes, der alles falsch gemacht hat, fixiert werden.

Der Leiter macht m.E. eine sehr hilfreiche Intervention. Er lobt die schöne Schilderung, wirkt damit unnötiger Herabsetzung entgegen, läßt aber die Gruppe weiterarbeiten, traut ihr etwas zu. Bald sieht man, wie recht er hatte. Es wird klar, daß sich die Patientin nicht ernstgenommen fühlte. Aber es wird ebenfalls gezeigt, daß der Arzt die Patientin gründlich körperlich untersucht hatte. Er war besser, als er sich darstellte. Aber bald werden Erzähler und Gruppe wieder großartig und stellen fest, daß die Patientin keine Kinder wollte. Die Möglichkeit, daß sie sich vielleicht nicht zutrauen könnte, eine gute Mutter zu sein – ich lasse das Kind hier mal weg – wird souverän mißachtet. Aber es kann ruhig und freundschaftlich festgestellt werden, daß die Sache mit der Lenorflasche ein plumper Trick war. Der Erzähler fühlt sich dennoch herabgesetzt, muß sich wehren, empört sich – wie seine Patientin beim Flaschentrick – und die Gruppe deckt diesen Konflikt mit Durcheinanderreden zu. Aktivität, Reden soll den Konflikt – was war richtig, was war falsch – zudecken. Hier wiederholt die Gruppe das Verhalten von Vater, Tochter, Arzt. Der Leiter hat mit seiner ersten Intervention erreicht, daß der Fall nun nach etwa einem Viertel der Zeit einen klaren Konflikt um den Selbstwert und eine Abwehr durch Tüchtigkeit, Aktivität zeigt. Die Gruppe hat dies herausgearbeitet, aber noch nicht verstanden.

Der Leiter führt die Gruppe zurück zur Beziehung. Es zeigt sich, daß der Arzt für Untersuchung und Gespräch rund 45 Minuten aufgewendet hat, sich also der Patientin ernsthaft zuwandte. Der Erzähler gewinnt, er nimmt sich Zeit und ist kein Wunderdoktor mit Blitzdiagnosen. Daß der Erzähler zuerst großartig erscheint, dann unfähig und zuletzt wie er war, mit Gutem und mit Schwierigkeiten, paßt auch zu einer Selbstwertproblematik.

Nun kommt m.E. eine Schlüsselstelle. Der Erzähler schildert, daß er ein weiteres Gespräch angeboten habe. Die Patientin lehnte ab mit den Worten, sie spinne doch nicht, sie bilde sich das doch nicht ein. Sicher hatte der Erzähler dies nicht so gemeint. Dies hatte die Patientin in ihn hineingedacht, von jemand anderem auf ihn übertragen. Bei ihrem tollen Vater durfte sie wohl nicht unsicher sein, und so könnte man vermuten, daß sie fürchtet, der Arzt wolle ihre gute Fassade abbrechen und sie als Spinnerin hinstellen. Hätte sich die Patientin wehren können, als sie sich empörte, hätte sich das Mißverständnis schnell geklärt. Mit ihrer inneren Selbstunsicherheit konnte sie das nicht und blieb weg.

Die Gruppe arbeitet nun an der Herabsetzung der Patientin und bringt den Ausdruck „verhonepipelt". Mit „Freud aus der Hosentasche" wird auch der Erzähler klein gemacht, ebenso mit „haurukkige Methode" oder „vom Teufel geritten". Der Erzähler, stabiler als die Patientin, läuft natürlich nicht weg, wehrt sich, und der Leiter zeigt, daß nun die Gruppe „Hau-Ruck" macht. „Hau-Ruck" würde ich ebenfalls als Abwehr eines Konfliktes, der Angst macht, durch Aktivität verstehen. Der Erzähler kann nun sein Verhalten verstehen. Meines Erachtens hat er etwas Wertvolles gelernt – für später, für andere Patienten oder für diese Frau, falls sie zurückkommt.

Erst im letzten Viertel spricht eine weibliche Teilnehmerin aus dieser Gruppe mit 4 Männern und 2 Frauen. Wenn die beiden Frauen so lange meinten, sie hätten zum Problem einer Frau, die kein Kind tragen kann, nichts zu sagen, dann haben sie sich offensichtlich in die neurotische Selbstunterschätzung der Patientin eingefühlt und dies nicht bemerkt. Die Frauen spielen die Rolle der untüchtigen Frau und lassen die tollen Männer herumirren. Sehr schön ist eine Passage zu Beginn des letzten Drittels. Die Kollegin gibt sich zuerst schüchtern, man ist versucht zu sagen, „wie es sich für eine Frau geziemt"? um dann die klare Meinung zu äußern, daß der Erzähler die Patientin abgestempelt habe. Sie klagt ihn ferner an, er hätte die Patientin verletzen wollen. Der Erzähler wehrt sich, die Kollegin erhält Schützenhilfe von M 1 mit dem Votum, „mit dem Hammer dreinschlagen". Aber Erzähler und Kollegin scheinen sich freundschaftlich zusammenzuraufen, was der Patientin mit ihrem Arzt nicht gelang, als sie über den Flaschentrick empört war. Hätte der Erzähler, als er die Empörung beobachtete, zu fragen gewagt: „Habe ich Sie verletzt"?, hätte er eine gute Chance gehabt die Situation zu retten. Ich hätte dies in der Gruppensitzung gezeigt.

Der Leiter entschied sich für einen anderen Weg. Er zeigte, wie die Patientin mit Rationalität Gefühle abwehrt. Er eröffnete damit dem Erzähler die Einsicht, daß er merkte, es stecke etwas dahinter, aber abblocken wollte. Hier ist wieder die Unsicherheit des Erzählers angesprochen. Die Kollegin F1 versteht nun die Selbstunsicherheit der Patientin, die sich hinter einem tüchtigen Image verstecke, das „Hau-Ruck" zusammenbrechen lasse. Nun will sich der Erzähler zurückziehen, erlebt sich wohl als geschlagen, unfähig, im Fehler, fühlt sich in die selbstunsichere Seite der Patientin ein. Der Leiter realisiert dies und sagt mit seiner letzten Intervention: „Wir sollten jetzt aufpassen, daß wir nicht mit ihm umgehen, wie er mit der Patientin umgegangen ist ..., daß wir ihm jetzt nicht mit Vorwurf und „Schmackes" unsere Handlungsanweisungen in den Arm drücken.

Nach meiner Ansicht ist diese Gruppe beachtlich vorwärts gekommen im Verständnis der Patientin, des Arztes und seinem unbewußten, sicher nicht gewollten Spielen der großartigen Rolle mit dem Flaschentrick. Auch die Angst, das Image der Wunderfrau breche zusammen, wurde verstanden. Der Leiter blieb bei der Arzt-Patient-Beziehung, wirkte durch sein Vorbild, traute der Gruppe zu ihren Weg zu finden. Er verhinderte, daß der Erzähler aus der Rolle des Großartigen (Abwehr) in die erniedrigte Rolle des Arztes fiel, der nur „Hau-Ruck" mache, also nur falsch handle (neurotische Selbstentwertung). Der Leiter zeigte eine Haltung, die der Hausarzt übernehmen kann, um mit besserem Verständnis der Beziehung seinen Weg zu gehen. Meinem Stil hätte es entsprochen den Konflikt „bin ich wertlos, bin ich etwas wert" etwas eingehender zu klären, wie auch seine Abwehr durch Aktivität und Tüchtigkeit. Auch hätte ich das lange Schweigen der Frauen als Spiegelung der neurotischen, selbstentwertenden Seite des Konfliktes gezeigt.

Aktualisierung eines Tochter-Vater-Konfliktes in der Patienten-Arzt-Beziehung und ihre Widerspiegelung in einer Balint-Gruppe. Ein Kommentar

Wolfgang Wesiack

An dem Transkript, das auf Seite 13 plötzlich abbricht, obwohl die Gruppensitzung sicherlich noch weitergegangen ist, beeindruckt mich besonders, daß die Vater-Tochter-Beziehung verbal völlig ausgeklammert bleibt, obwohl sie sehr eindrucksvoll zwischen Arzt und Patientin reproduziert und agiert wird. Arzt und Gruppe „durchschauen" sofort, daß das Symptom (die unerträglichen Kreuzschmerzen beim Tragen ihrer Nichte) ihren Konflikt bezüglich Kinderkriegen symbolisiert. Sie erkennen aber nicht, daß das vermutlich etwas mit der Vater-Tocher-Beziehung zu tun hat. Hier liegt die Verdrängung bei der Patientin, beim Arzt und bei der Gruppe! Es ist für mich sehr eindrucksvoll, wie sehr sich alle am Symptom festklammern. Die Gruppe nimmt zwar Anstoß am Hau-Ruck-Verfahren des Arztes, kritisiert dieses heftig und merkt auch am Ende, daß sie in Gefahr ist, mit ihm ähnlich zu verfahren, wie der Arzt mit seiner Patientin, der nächste entscheidende Schritt zur Klärung der Vater-Tochter-Beziehung wird jedoch nicht vollzogen.

Ohne den Fortgang der Gruppensitzung zu kennen, kann man über die Vater-Tochter-Beziehung nur Vermutungen äußern. Nach den mir vorliegenden Daten möchte ich darüber folgende Hypothese formulieren: Der Vater hatte für die Patientin einerseits etwas Männlich-Verführerisches, war aber andererseits sehr autoritär, wenig einfühlsam und nahm auf ihr Eigenleben wenig Rücksicht. Trotz des Wunsches eine „richtige Frau" zu sein und vermutlich verdrängter inzeßtuöser Wünsche, dem Vater ein Kind zu gebären, findet sie als moderne emanzipierte Frau die Rolle, eine kindergebärende „weibliche Sklavin" zu sein, völlig unakzeptabel und unerträglich.

Der Arzt ist weitgehend mit der Rolle des Vaters identifiziert, versucht die Patientin im Hau-Ruck-Verfahren zu überrumpeln und ärgert sich, daß ihm das nicht gelingt. Als er merkt, daß er mit diesen „Schnellschüssen" bei dieser Patientin „nicht ankommt", wendet er sich um Hilfe an die Gruppe.

Das Vorgehen des Gruppenleiters finde ich vorbildlich behutsam-zurückhaltend und sehr schön situationsorientiert. Die Verdrängungsprozesse der Gruppe sind jedoch so stark ausgeprägt, daß sie seine Hinweise darauf, sich doch zu überlegen, was in der Arzt-Patient-Interaktion agiert wird, nicht aufzugreifen vermag.

Retrospektiv habe ich den Eindruck, daß sich beim „Vergessen" des Arztes vielleicht eine Gelegenheit geboten hätte, deutend auf die Verdrängungsprozesse einzugehen.

Aus der Sicht des Leiters einer Balint-Gruppe. Ergänzungen zu einer Transkription und Stellungnahmen zu den Kommentaren

Ulrich Rosin

Vorbemerkung

Transkriptionen der Tonbänder von Balint-Gruppen vermitteln einen zwar nur begrenzten Einblick in die Abläufe solcher Sitzungen, sie können aber eine wertvolle Hilfe sein, um z. B. die Wahrnehmungseinstellung, Schlußbildungen und Interventionen des Leiters zu reflektieren. – Da den Lesern und Kommentatoren der oben abgedruckten Transkription nicht die Informationen zur Verfügung stehen, die ich als Leiter bei meinem Vorgehen berücksichtigt habe, werde ich zunächst etwas von der Entstehung dieser Gruppe darstellen, insbesondere auch aus dem Vorgespräch mit Herrn E. Es folgen Hinweise zum weiteren Verlauf der ja nur teilweise vorgelegten zweiten Sitzung. Nach einer Zusammenfassung der Ergänzungen von Herrn E in der dritten Sitzung über die zuvor dargestellte Arzt-Patient-Beziehung schildere ich, wie diese Diskussionen ein Jahr später wieder aufgegriffen wurden. Zum Schluß erfolgt meine Stellungnahme zu den Kommentaren.

Zur Entstehung dieser Balint-Gruppe

Etwa zehn in eigener Praxis niedergelassene Ärzte für Allgemeinmedizin und innere Medizin organisieren seit Jahren selbständig Fortbildungsabende. Sie haben mich gefragt, angeregt von einem Artikel im Ärzteblatt, ob ich mit ihnen eine Balint-Gruppe durchführen könne. Nach ausführlichen Vorgesprächen mit auch weiteren Interessenten hat die Gruppe 13 Mitglieder: fünf Kolleginnen (zwei Frauenärztinnen in eigener Praxis, zwei Chirurginnen aus einem Krankenhaus und eine Assistentin in einer psychiatrischen Klinik) sowie acht Kollegen (vier Internisten und drei Allgemeinärzte in eigener Praxis; ein Assistent in einer internistischen Abteilung).

Das Vorgespräch mit Herrn E

Im Vorgespräch – dem „mutual selection interview" (Balint) – geht es um die Motive zur Teilnahme und um die Schwierigkeiten, die der Arzt mit seinen Patienten hat. Herr E hatte angegeben, er sehe die größte Gefahr für sich persönlich darin, daß er gar nicht wisse, wie unkritisch er tatsächlich ist. Diese Unsicherheit bestehe sowohl im psychischen Bereich als auch z. B. bei der herkömmlichen medikamentösen Behandlung: „Dann glauben Sie, alles richtig zu machen. Aber weil Sie zu wenig wissen, ist es doch ganz falsch. Und dabei sind Sie durchaus guten Willens." Manchmal spreche er vertraulich-jovialen Dialekt mit seinen Patienten und frage sich dann: „Verdammt nochmal! Willst Du eigentlich eine größere Nähe erreichen?" Er bemerke, „daß ich was will, aber hilflos bin in dem Moment ... und unter Umständen überfahr' ich den Patienten eben dann doch." Gelegentlich erhalte er nicht vorhergesehene Negativ-Rückmeldungen, z.B. von Verwandten der Patienten. So habe ihm der Vater einer Patientin erzählt, seine Tochter habe über ihn gesagt: „Da geh' ich nicht wieder hin!" Im Vorgespräch erzählte Herr E die in der Transkription dargestellte Episode. Sein Kommentar damals war, er habe versucht, „da was zu beweisen. Ich dachte, ich hätte sie da überzeugen können ... Aber das habe ich nicht in sie hineintragen können. Das ist etwas, was mich sehr stört."

Weiterer Verlauf der zweiten Sitzung

Die abgedruckte Transkription gibt etwa zwei Drittel des Gesamtverlaufs wieder. Herr E hat noch betont, er habe bei dieser Patientin nicht „eine Diagnose runtergezockt", sondern sich „natürlich aus meinem Gefühl heraus" viel emotionaler eingebracht als bei anderen Kranken. Er sehe, „darin liegt irgendwo mein Problem ... ehrlich gesagt, ich glaube, ich wollte irgendwie nicht involviert sein in diese ganze Geschichte." Es wurde vermutet, daß Herr E vielleicht befürchtet habe, sich in diese attraktive Patientin zu verlieben. Mit seinem Ver-Halten, der Gabe der Lenorflasche, habe er diese Gefahr für sich beseitigt, denn damit „wußten Sie, daß die Patientin nicht wiederkommt." Herr E meinte, daß er sich „wenn mich das zu sehr betrifft, mich da zu sehr hineinverwickle in eine Psychoverkrampfung."

Ergänzung in der dritten Sitzung

In der Sitzung, die auf die transkripierte folgte, erzählte Herr E er habe die Mitarbeiterinnen in seiner Praxis gefragt, ob sie sich an die „Lenor-Episode" erinnern. Er sei sehr erstaunt gewesen, daß alle sein Verhalten als „ein starkes Stück" und eine Unverschämtheit bezeichnet hätten. Sie hätten gesagt: „So hätte ich mich auch nicht behandeln lassen! Zu sowas würde man natürlich nie wieder hingehen!" Herr E habe sich auch noch daran erinnert, in der „Lenor-Episode" ein Gefühl von Sattheit gehabt zu haben: „Ich kann es nicht mehr ertragen ... Ich muß es einfach auf einen Punkt bringen und fertig, aus." Er meine heute, diese Patientin gehöre zu den Frauen, „die mich tatsächlich doch auch ziemlich enervieren", um die er sich jedoch gerade deshalb mit „Ruhe und Engelsgeduld" bemühe. Er verstehe auch nicht, „was mich dazu gebracht hat, daß ich mich gerade dieser Frau gegenüber so verhalten habe." Er wisse von sich, „daß ich mich eigentlich von ihr so durch eckige Bewegungen etwas fernhalten wollte ..., um mich nicht irgendwie in die Patientin zu verlieren." Er habe sich gesagt: „Mensch, hör auf, damit möchtest Du nichts am Hut haben." Er habe sich auch an persönliche Beziehungen erinnert und bemerkt, „daß ich mich ein bißchen spastisch verhalte, ein bißchen überkorrekt; aus der Furcht heraus, es könnte irgend so eine Zweideutigkeit auftauchen."

Rückschaubesprechung ein Jahr später

In einer Rückschaubesprechung (vgl. Althoff et al.) etwa ein Jahr nach der Diskussion der „Lenor-Episode" hatte ich den Teilnehmern der Balint-Gruppe eine Transkription dieser Sitzung vorgelegt und Abschnitte vom Tonband abgespielt.

Herr E sagte zu Beginn, das Lesen der Transkription sei für ihn „die viertgrößte Frustration in meinem Leben" gewesen. Er habe so abgehackt gesprochen, die Sätze nicht abgeschlossen, sondern assoziiert und konfabuliert. Er sei entsetzlich betroffen und depressiv gewesen. Sein Verhalten in der „Lenor-Episode" komme ihm heute wie eine „absolute Notwehr" vor: Wenn er die Patientin erneut einbestellt hätte, „könnte ich mich in was verstricken, wo ich nachher womöglich nicht mehr ganz Herr meiner selber bin." Er sei immer noch „wirklich überrascht, ganz von den Socken" über die Diskrepanz zwischen seinem wohlwollenden Gefühl und der Wirkung seines Verhaltens auf die Patientin. – An sexuelle Gefühle könne er sich nicht erinnern, „obwohl die wirklich attraktiv war. Ehrlich gesagt, habe ich ganz offen das Gefühl, gern geliebt werden zu wollen ... aber auf eine andere, so ein bißchen sublimierte Art." – Auch frage er sich jetzt: „Warum hast du denn überhaupt diese ganzen Einlassungen mit dem Vater und der anderen Patientin gebracht?" Er hatte ja das Prostatakarzinom des Vaters und den Blähbauch einer anderen Patientin, als Folge eines bösartigen Lymphoms, erwähnt.

Manche Voten der Kolleginnen und Kollegen seien „wirklich für mich schwer" gewesen. Jetzt würden ihm diese Hinweise jedoch einleuchtend und schlüssig erscheinen. Aber: „Ich weiß nicht, was ich daraus machen soll?" Er fragte sich, ob bei ihm „was aus einem ganz anderen dunklen Raum kommt, den ich gar nicht kenne, über den ich auch keinen Einfluß habe, weil ich das einfach ausblende. Wenn Sie jetzt fragen: ‚Das ist irgendwo eine Identifikation mit dem Vater ..., der elternde, alternde Wolf' ..." Nach diesem Versprecher sagte Herr E, er sehe da einen Zusammenhang zwischen seinem Verhalten in der „Lenor-Episode" und dem kurz zuvor erfolgten Anruf seiner Tochter in seiner Praxis: Er habe sie vorher mehr als zehn Jahre lang nicht gesehen, da seine Frau und deren Eltern den Kontakt unterbunden hätten. Als sie ihn dann begrüßt hatte: „Hallo, hier bin ich!", sei sein erster Gedanke gewesen: „Sie ist so ganz gut geworden!" Herr E begann zu erzählen, unterbrach sich jedoch und verließ kurz das Sitzungszimmer; obwohl er von Herrn M 2 beim Wiedereintreten gefragt wurde: „Müssen wir denn so weit gehen?" setzte er wie selbstverständlich seine Schilderung fort: Seine Tochter sei jetzt etwa fünf Jahre jünger als die Patientin. Er habe sich seiner Tochter gegenüber so stark wie „noch nie in meinem ganzen Leben ... innerlich versteinert, so sprachlos und so elend gefühlt." – Die Teilnehmer und ich griffen diese biographischen und aktuellen Aspekte nicht auf. Herr M 2 sagte: „Du wolltest wohl einen Schulterschlag von der Patientin. Daß die zu Dir sagt: ‚Mann, Du bist ein Klassearzt, und ein Klassetyp, daß Du mir das so schnell verklickert hast, woran ich hier leide!'" Und Frau F 1 erwog: „Vielleicht hat die Patientin Sie auch nicht so sehr als Arzt gesehen, sondern als Mann." Während die Patientin möglicherweise signalisiert habe: „Mach' alles mit mir, aber schwängere mich nicht!" könnte in Herrn E der nicht bewußte Gedanke gewesen sein: „Vielleicht bin ich der einzige Mann, der es fertig bringen würde, daß es ihr nichts ausmacht, ein Kind zu haben." Sie erinnere sich an einen Frauenarzt, der eine verheiratete sehr attraktive Virgo intacta hypnotisiert hat, und der sich so „als der Erste sehen wollte, dem das irgendwo gelungen ist." Herr M 2 fügte hinzu: Herr E habe in einem symbolischen Akt zum Ausdruck gebracht: „Hier ist eine ganz neue, noch unangetastete Lenorflasche. Ich gebe Dir hier ein Kind auf den Arm, ein Kind von mir; jetzt bist Du geheilt!"

Mehrere Teilnehmer sagten, beim Lesen der Transkription von der zweiten Sitzung sei ihnen aufgefallen, daß sie sich offenbar über Herrn E auch amüsiert und ihn mit seinen Problemen nicht richtig ernstgenommen hätten. Sie hätten sich „wie die Geier dadrauf gestürzt", was ihnen jetzt leid tue. Und Frau F 1 sagte: „Ich hatte die ganze Zeit den Eindruck, daß er (Herr E) was ganz anderes erzählen will. Und wir sind ja alle so furchtbar überlegen und wissen auch, wie die Situation zu meistern ist, und daß man seine Gefühle von außen betrachten muß. Man lacht hier soviel, und ich finde das eigentlich schlimm, daß wir lachen."

In meinen Interventionen als Leiter wies ich, die Voten von Teilnehmern zusammenfassend, auf die verschiedenen Kontexte hin, in denen Herr E sich als verkrampft, erstarrt und spastisch erlebt hatte: bei der ersten Wiederbegegnung mit seiner 18jährigen Tochter; beim Tasten der neoplastisch vergrößerten Milz der Patientin, die einen seelisch bedingten funktionellen Blähbauch zu haben schien; vielleicht auch beim Palpieren des Prostatakarzinoms des Vaters der Patientin; weiterhin in der „Lenor-Episode" gegenüber der Patientin, beim Erzählen dieser Arzt-Patientin-Beziehung in der zweiten Sitzung und beim Lesen der Transkription. Die für Herrn E wohl auch erotisch-sexuelle Versuchungssituation habe er möglicherweise auch auf unterschiedliche Art von sich fernzuhalten versucht: Mittels einer nichtbewußten Erinnerung an seine Tochter, mit der ja so etwas für ihn nicht in Frage käme; durch eine nichtbewußte Befürchtung, daß im Leib auch dieser Patientin etwas Bösartiges sein könnte wie bei der Blähbauchkranken, und daß er sich dabei quasi infizieren könnte, so wie in bezug auf den Vater der Patientin erwogen worden war, ob die Entstehung seines Prostatakarzinoms mit den sexuellen Ansprüchen seiner so viel jüngeren zweiten Ehefrau etwas zu tun haben könnte. Und ein Teilnehmer meinte, die Lenorflasche als ein gleichgewichtiger Ersatz für einen Säugling hätte die Funktion haben können, bei Herrn E männlich-sexuelle Wünsche gegenüber der Patientin auszuschalten, ähnlich wie manche Frauen, bedroht von marodierenden Soldaten, ihre Kleinkinder zum Stillen an die Brust nähmen.

Am Ende der Rückschaubesprechung sagte Herr E: „Für mich hat es sich wirklich gelohnt, und ich würde (die Balint-Gruppe) gern auch ein Jahr weitermachen und noch länger. Auf mich stürzten da Probleme ein, an die ich vorher nicht gedacht hätte."

Stellungnahme zu den Kommentaren von
Frau Heigl-Evers/Herrn Heigl und Frau Sies sowie von
Herrn Geyer, Herrn Knoepfel und Herrn Wesiack

Die Kolleginnen und Kollegen, die die Schriftleitung um einen Kommentar zu der Transkription gebeten hatte, wußten nicht, wer der Leiter dieser Balint-Gruppe gewesen ist.

Frau *Heigl-Evers* und Herr *Heigl* waren bei ihren Überlegungen zum Konflikt von Herrn E, zwischen einer tradierten medizinischen Arztrolle einerseits und einer Gestaltung der Arzt-Patienten-Beziehung gemäß den Vorstellungen aus der Balint-Gruppenarbeit andererseits, davon ausgegangen, daß die „Lenor-Episode" zwischen erster und zweiter Balint-Gruppensitzung stattgefunden hat; diese Situation lag jedoch bereits mehrere Monate zurück.

Ich hielt meine erste Intervention („Sie haben die Episode wirklich sehr schön geschildert") zur „Unterstützung" von Herrn E, wie Frau Heigl-Evers und Herr Heigl annehmen, für unbedingt erforderlich; er war durch die amüsierten Reaktionen einiger Teilnehmer recht verwirrt und schien den Eindruck zu haben, die „Lenor-Episode" mißverständlich dargestellt zu haben; auch in seiner späteren Bemerkung, er habe diese Situation „wie ein Hirnorganiker" geschildert, kommt zum Ausdruck, daß er vermutete, das tatsächliche Geschehen in seiner Praxis mangelhaft verdeutlicht zu haben.

Die Intervention von Frau Heigl-Evers und Herrn Heigl, als Alternative zu meiner Formulierung („Sie haben die Episode ja wirklich gut erzählt. Doch jetzt scheinen Sie mir etwas betroffen zu sein, vielleicht weil die Kollegen anders reagieren, als Herr E es erwartet hatte") gefällt mir gut, da sie das Hier und Jetzt der Interaktionen in der Balint-Gruppensitzung thematisieren und die Teilnehmer in ihrer Pluralität angesprochen werden.

In meiner zweiten Intervention (Anregung der Teilnehmer, sich in die Erlebnisperspektive von Herrn E hineinzuversetzen und seine Beziehung zu der Patientin, z.B. seinen Ärger, näher zu klären) hatte ich an die Aussage von Herrn E angeknüpft: „Ich war auch so ein bißchen aggressiv." Es war mir wichtig, daß die Teilnehmer auch noch andere Gefühle thematisieren, die sie dieser Patientin vielleicht gegenüber gehabt hätten. Frau Heigl-Evers und Herr Heigl vermuten, daß der Erzähler auf mich als Leiter ärgerlich gewesen ist; vielleicht war Herr E etwas enttäuscht, daß ich nach seiner Darstellung der „Lenor-Episode" zuerst im Vorgespräch und dann auch in der Balint-Gruppensitzung keinen persönlich-inhaltlichen Kommentar gegeben habe.

Zur dritten Leiter-Intervention: Ich hatte die Teilnehmer dazu angeregt, die von Herrn E selbst gestellte Frage zu beantworten:

Aus welchen Gründen er sich, fast gegen die eigene und bessere Einsicht, zu der „Lenorflaschen-Probe" veranlaßt gefühlt habe? Es ging mir darum, daß auch solche Motive, die Herr E bisher nicht erwähnt hatte, erwogen werden. Die Teilnehmer vermuteten: Herr E sei wohl „vom Teufel geritten" gewesen; er habe ein zu enges Verhältnis zum Vater der Patientin gehabt und sei so zu einem Quasi-Mitglied der Familie geworden; ihm sei die Einstellung der Patientin, keine Kinder haben zu wollen, „wider den Strich" gegangen; er habe Angst gehabt, die Patientin nehme ihm seine Kompetenz.

Frau Heigl-Evers und Herr Heigl kommentieren die 12. Intervention, mit der ich mich an die Teilnehmer der Balint-Gruppe gewendet hatte: „Wir sollten jetzt aufpassen, daß wir nicht mit ihm (Herr E) so umgehen, wie er mit der Patientin umgegangen ist"; sie sollten Herrn E nicht ihre Handlungsanleitungen aufdrängen, also nicht so aggressiv zu ihm sein, wie er mit der Lenorflasche gegenüber der Patientin gewesen ist. Frau Heigl-Evers und Herr Heigl meinen, diese Intervention habe auch eine gewisse Hau-Ruck-Note; Lernbarrieren und Widerstände würden, da der Leiter Sofort-Erfolge erzielen wolle, nicht genügend beachtet. – Ich hatte die Absicht, die Teilnehmer auf eine Ähnlichkeit zwischen dem Verhalten von Herr E in der Beziehung zu seiner Patientin in der Praxis einerseits und den Interaktionen zwischen den Kollegen und Herrn E in der Balint-Gruppensitzung andererseits aufmerksam zu machen, damit sie sich dem Erzähler verständnisvoller zuwenden. Zugleich wollte ich auf ein sog. Widerspiegelungsphänomen hinweisen. Die Teilnehmer sind jedoch auf diese Intervention nicht eingegangen. Erst in der Rückschaubesprechung haben sie thematisiert, daß sie Herrn E zeitweise wenig empathisch und kaum akzeptierend behandelt haben.

Die Hauptlinie des Kommentars von Frau Heigl-Evers und Herrn Heigl ist: Überaktives und phallisch-propulsives Verhalten bei Erzähler, Teilnehmern und Leiter vernachlässige ein Eingehen auf Lernbarrieren und Widerstände sowie auf die Affekte Scham und Angst. – Ich meine, daß ich insgesamt doch recht behutsam mit dem Erzähler und den anderen Teilnehmern umgegangen bin.

Frau *Sies* schreibt in ihrem Kommentar, daß ich als Leiter mit apostolischem Eifer zu früh, zu tief, zu stark und zu nachdrücklich die gefühlsmäßige Beteiligung bei Herrn E und auch bei den anderen Mitgliedern der Balint-Gruppe hätte ermitteln wollen. Die noch nicht hinreichend entwickelte Fähigkeit der Kollegen, in dieser „tiefen Schicht" von antwortenden Gefühlen und von Gegenübertragungen zu arbeiten, sei zu wenig beachtet worden. Frau Sies vertritt somit, z. T. unter Verwendung identischer Begriffe (Lernbarrieren und Widerstände) eine ähnliche Auffassung wie Frau Heigl-Evers und Herr Heigl: Der Leiter habe mitagiert, indem auch er etwas „hauruckig" Einsichten herbeiführen wollte. Es wäre wohl günstiger gewesen, geduldiger zu sein und nicht zu sehr einzudringen.

Herr *Geyer* überlegt, ob Patienten geschädigt werden, wenn die sie behandelnden Ärzte als Teilnehmer einer Balint-Gruppe in ihrer Praxis versuchen, Vorstellungen des Leiters über die Gestaltung von Arzt-Patient-Beziehungen (oder was sie dafür halten) zu verwirklichen. – Ich bin sicherlich als „der Gruppenleiter zum Bestandteil einer Problemkonstellation" geworden, wie Herr Geyer vermutet; denn Herr E hatte mir die „Lenor-Episode" bereits im Vorgespräch erzählt. Insofern mag Herr E sich von mir veranlaßt gefühlt haben, in der Balint-Gruppe „einer impliziten, vom Gruppenleiter ausgehenden Anforderung zu entsprechen". – Weiterhin meint Herr Geyer: „Schließlich überläßt der Leiter so unbestimmt, indirekt fordernd und Normen setzend dem Protagonisten das Feld." Vielleicht ist hier die zehnte Intervention gemeint: Ich bezog mich dabei auf ein Votum von Frau F 1, die vermutete, Herr E habe seine Patientin verletzen und ihr wehtun wollen; er habe, so die Anmerkung anderer Teilnehmer, diese Frau „bloßstellen" und „mit dem Hammer reinschlagen" wollen. Da einerseits Herr E hier offenbar nicht mehr zuhören und das Gemeinte nicht verstehen konnte, die Teilnehmer andererseits immer heftiger sprachen und die von ihnen benutzten Bilder zunehmend gröber wurden, wollte ich eine weitere Eskalation vermeiden; deshalb habe ich versucht, einen Zusammenhang zwischen dem mir brisant erscheinenden Hier und Jetzt in der Sitzung und der Arzt-Patient-Beziehung in der Praxis herauszustellen, etwas für beide Situationen Gemeinsames zu verdeutlichen: „Den Mechanismus eines rationalen Überzeugens setzen Sie (sowohl Herr E bei der Patientin als auch die Teilnehmer in unserer Gruppe bei den Diskussionen mit ihm) relativ intensiv ein und erreichen nicht, was Sie sich eigentlich gewünscht haben." Mir war wichtig, hier Herrn E – wie Herr Geyer es formuliert – „das Feld zu überlassen"; dies allerdings in dem Sinne, ihm Raum zu gewähren für die Darstellung seiner Perspektive. Herr E vermochte daraufhin tatsächlich seine bisherigen Aussagen zu relativieren und räumte ein, „daß da irgend etwas anderes dahintersteckt, für mich natürlich". Weiterhin konnte er meiner Aufforderung nachkommen, sich „die Empfindungsseite dieser Frau" vorzustellen: „Wenn ich die Frau wäre, und ... dann könnte ich ... dann würde ich ..." Aus meiner Sicht habe ich hier, entlastend und fokussierend zugleich, deutlich eingegriffen und bin nicht, wie Herr Geyer schreibt, „beobachtend im Hintergrund geblieben, wenn es darauf ankommt." Auch meine 11. Intervention ist recht direkt, um nämlich dem von Herrn E angekündigten Aus-dem-Felde-Gehen (er hatte gesagt: „Vielleicht hätte man sich auch so langsam zurückziehen sollen") vorzubeugen. Herr Geyer vermißt beim Leiter „ein durchgängig tragfähiges Konzept"; deshalb sei kein „angemessenes Verständnis des Geschehens" erfolgt, und dies habe zur Unfähigkeit geführt, „die Perspektive zu wechseln und das Problem umfassender wahrzunehmen." Somit erfolge einerseits lediglich eine „Beschreibung der Interaktion", andererseits ein „Mitagieren des Konfliktes", so daß der Leiter eine positiv-progressive Entwicklung der Gruppenarbeit behindere. – Zum Konzept meiner Leitungstechnik gehört, insbesondere zu Beginn der Balint-Gruppenarbeit, es handelte sich hier um die zweite Sitzung, die Entwicklung der von Balint empfohlenen spezifischen Atmosphäre zu fördern: Ich meine, die Betonung sollte zunächst mehr auf das Erleben als auf Einsichten gelegt werden. So könnte den Ärzten ermöglicht werden, einerseits „arglos" und mit „Mut zur Dummheit" über ihre problematischen Beziehungen in der Praxis zu sprechen und andererseits „frech zu denken" und diese Überlegungen und Gefühle auch offen auszusprechen. Ich halte es für förderlich, zum Erzählen gerade auch der persönlichen Anteile der Ärzte an den Problemen mit ihren Patienten anzuregen; Balint wurde einmal als „Meister des Entlockens" bezeichnet. Andererseits bemühe ich mich darum, (über-) scharfe Kritik am Erzähler nicht zu verbieten oder vorwurfsvoll zu kommentieren, sondern gegebenenfalls selbst zu relativieren und andere Akzente zu setzen. Aus dieser Sicht vermag ich Herrn Geyer nicht zuzustimmen, wenn er meint, es wäre „notwendig gewesen, das Agieren in der Gruppe energischer zu beenden." – Dies würde nicht zum eher behutsamen Stil meines Vorgehens passen, wenn ich Herrn Geyers Vorschlägen folgen würde, „insbesondere die typischen Strategien der Abwehr ... zu objektivieren, um schließlich zu den Ursachen der Behinderung des Erzählers vorzustoßen". Die empfohlene „relativ umfassende Interpretation des gesamten Geschehens" käme mir zu total und somit quasi gewalttätig vor. Eine Thematisierung meines eigenen Anteils als Leiter am Verlauf der Diskussion wäre mir zu diesem frühen Zeitpunkt der Balint-Gruppenarbeit zu aufdringlich; ich finde, dies entspräche nicht Balints Empfehlung, als Leiter eher „unterzutauchen".

Herr *Knoepfel* weist mit seiner Bemerkung, „daß man Balint-Gruppen auf viele Weisen leiten kann, aber nicht gegen die eigene Person", auf die bereits von Frau Sies thematisierte apostolische Funktion des Leiters hin. Herr Knoepfel habe befürchtet, daß zum „Wunder"-Mann (dem Vater der Patientin), zur „Wunder"-Frau (der Patientin), zum „Wunder"-Arzt (dem Erzähler) und schließlich zur „Wunder"-Gruppe auch noch ein „Wunder"-Leiter agierend hinzukommt. Ich kann mich nicht erinnern, in der transkripierten Balint-Gruppensitzung Gefühle eigener Unfähigkeit oder Vorstellungen von Großartigkeit erlebt zu haben. Hingegen hatte ich durchaus angenehme Eindrücke, wie sie Herr Knoepfel in seinem Kommentar erwähnt: „Was der Leiter hätte sagen können, haben Erzähler und M 3 selbst erarbeitet." Herr Knoepfel interpretiert die zeitweise besonders große Aktivität der Teilnehmer als einen Versuch, ihre eigene Unsicherheit (die sie selbst wahrscheinlich auch in der Beziehung zu dieser Patientin erlebt hätten) nicht zuzulassen, um quasi im Hau-Ruck-Verfahren selber Großartigkeit zu erreichen. Weiterhin schreibt Herr Knoepfel: „Die Arbeit der Gruppe geht weiter, ohne große Aktivität des Leiters." Ich habe beim Abhören des Bandes und beim Lesen der Transkription mehrfach den Eindruck gehabt, daß ich einige Interventionen besser nicht gemacht hätte; so erscheinen mir z. B. die Interventionen vier (als ich auf den „Schmackes" bei Herrn E hinweise) sowie sechs (Frage nach der grundsätzlichen Einstellung zu Symptomen) und ein Teil der dritten Intervention überflüssig. Andererseits bedauere ich, in der Sitzung nicht aufgezeigt zu haben, daß die Teilnehmerinnen sich sehr lange nicht an der Diskussion beteiligt hatten; so war dann auch leider die Polarisierung zwischen Männern und Frauen nicht thematisiert worden. – Herr Knoepfel bringt mehr Verständnis für das Verhalten von Herrn E zum Ausdruck als die anderen Kommentatoren, und er sieht bei ihm auch eine Entwicklung während der transkripierten Sitzung. Meine Sympathie für diesen engagierten, als Persönlichkeit sicherlich nicht einfachen Erzähler, meine Achtung vor seiner „ehrlichen Schilderung" finde ich bei Herrn Knoepfel bestätigt. Weiterhin kommt bei diesem Kommentator deutlich eine freundlich-fördernde Einstellung zu vielen an sich problematischen Verhaltensweisen der anderen Gruppenteilnehmer zum Ausdruck: „Immerhin geht es doch vorwärts" schreibt er, sogar „beachtlich vorwärts"; die Teilnehmer liefern „ein gutes Modell", denn „sie können sich wehren und streiten sich freundschaftlich zusammen". – Herr Knoepfel schlägt folgende Leiterintervention vor: Als Arzt, und so würde es wohl einigen Teilnehmern der Balint-Gruppe, den Leiter eingeschlossen, auch gehen, könne man leicht und unbemerkt auf die Rollenangebote der Patientin eingehen, einerseits eine tolle Vaterfigur und andererseits ein gedemütigter Mann zu sein. Hier werden mehrere Beziehungsebenen angesprochen, dabei den Entwicklungsstand dieser Gruppe berücksichtigend.

Herr *Wesiack* vermutet, daß eine Problematik in der Beziehung zwischen der Patientin und ihrem Vater sich z. T. in der Patientin-Arzt-Episode, in der Diskussion zwischen Erzähler und Teilnehmern der Balint-Gruppe sowie in den Interaktionen zwischen der Gruppe und dem Leiter widergespiegelt haben. Dies bleibe jedoch „verbal völlig ausgeklammert", werde vom Leiter nicht thematisiert. – Ich hatte mich in dieser Balint-Gruppensitzung daran erinnert, daß Herr E mir im Vorgespräch von schweren Konflikten mit seinem Vater erzählt hatte, so daß es schon in seiner Schulzeit zu einem Beziehungsabbruch mit Auszug aus dem elterlichen Haus gekommen war. Während der Diskussion in der Balint-Gruppe spürte ich bei mir widersprüchliche Tendenzen gegenüber Herrn E: einerseits väterlich-gütig, andererseits autoritär-zurechtweisend zu reagieren;

so, als sollte ich ihm Anlaß zu Opposition und Protest geben. – Herr Wesiack schlägt vor, die Fehlleistung von Herrn E, nämlich sein Vergessen des Namens der Patientin und ihres Vaters, aufzugreifen, um auf mögliche Verdrängungsprozesse hinzuweisen. Grundsätzlich meine ich auch, ein solches Vorgehen könnte in der Anfangsphase einer Balint-Gruppe hilfreich sein. Bei Herrn E jedoch, der mir im Vorgespräch seine deutlichen Vorbehalte gegenüber psychoanalytischem Denken und Handeln gesagt hatte, würde ich befürchten, daß er eine grundsätzliche Argumentation, z.B. über das „Unbewußte", begonnen hätte; wahrscheinlich hätten sich einige andere Teilnehmer einer solchen „sachlichen Diskussion" angeschlossen, und es wäre nicht zu der erwünschten Klärung der vorgestellten Arzt-Patientin-Beziehung gekommen.

Zum Abschluß danke ich nochmals Herrn E und den anderen Teilnehmern dieser Balint-Gruppe für ihre Zustimmung, diese Darstellungen zu veröffentlichen; und ich freue mich, daß so viele Kolleginnen und Kollegen ihre anregenden Voten an die Schriftleitung geschickt haben.

Literatur

Althoff JO, Domann M, Foertsch U, Gebover J, Grüner M, Jagel E, Rosin U, Rullmann U, Salk E, Schepker R, Wallenfang HJ, Zastrow D v., Zieschang U (1984) Eine Balint-Gruppe erforscht gemeinsam ihre Veränderungen im Laufe der Zusammenarbeit. – Möglichkeiten der Fortführung des „Training-cum-Research"-Ansatzes bei Balint. Psychosomatische Medizin 5: 243–251

Balint M, Balint E, Gosling R, Hildebrand P (1966) A study of doctors. Mutual selection and the evaluations of results in a training programme for family doctors. Tavistock, London

Theorie der Balint-Gruppenarbeit

Balint-Gruppen – ein Fortbildungs- und Forschungskonzept

Hermann Argelander

1949 begann der Londoner Psychoanalytiker M. Balint ein Forschungsseminar mit praktischen Ärzten an der Tavistock-Klinik in London, um die psychologischen Probleme innerhalb der medizinischen Praxis zu studieren (1957, S. 15). 1957 erschien sein Buch „The Doctor, his Patient and the Illness" und im gleichen Jahr die deutsche Übersetzung „Der Arzt, sein Patient und die Krankheit". Dieses Buch weckte ein weltweites Interesse für diese Form der Erforschung der ärztlichen Praxis, bis schließlich heute Balint-Gruppen zu einem geflügelten Begriff geworden sind, der alles an Fortbildungs- und Weiterbildungsveranstaltungen decken muß, was neuere Trends an Errungenschaften anzubieten haben.

Es ist an der Zeit, über diese Begriffsinflation nachzudenken. Ich gehe davon aus, daß Balints Ideen auf einen fruchtbaren Boden gefallen sind. Offenbar besteht ein großer Bedarf an Fortbildungskonzepten für bildungsvermittelnde, helfende und soziale Berufe, die als sog. „soziale Dienste" eine Gegenströmung gegen die Dienstleistungen der Technik darstellen. Balints Vorstellungen gingen in die gleiche Richtung. Sein Studium der „Droge Arzt" mündete in eine Kritik der einseitigen somatischen Krankheitsauffassungen und die daraus abgeleitete Tendenz, Krankheit wie einen Gegenstand medizinisch-technisch zu verwalten. Balint wollte deshalb die ärztliche Praxis verändern, um die Medizin zu psychologisieren, er wollte, daß die Ärzte mehr Sensitivität gegenüber ihren eigenen emotionellen Reaktionen auf die Patienten entwickeln, diese Reaktionen erkennen und mit ihnen therapeutisch umgehen (1968 a, S. 134–135). Im Mittelpunkt seiner Bemühungen stand die Arzt-Patient-Beziehung.

Die Ärzte gewannen durch die gemeinsam mit einem Psychoanalytiker vorgenommenen Untersuchungen ihrer eigenen ärztlichen

Praxis viele neue und interessante Einsichten, die eine systematische Fortbildungskonzeption über das ursprüngliche Forschungsgebiet hinaus nahelegten. In seiner plastischen Art beschrieb Balint die Lernschritte als „Lernen, Verlernen und Wiedererlernen" (1968a). Zu diesem Zeitpunkt nannte Balint seine Gruppen „Training-Cum-Research-Gruppen", um die beiden Pfeiler seiner Gruppenarbeit „Fortbildung und Forschung" zum Ausdruck zu bringen.

1966 veröffentlichte Balint mit seinen Mitarbeitern eine Überprüfung der Wirksamkeit seines Fortbildungssystems und traf dabei eine Reihe ernüchternder Feststellungen. Sie beziehen sich in erster Linie auf Eignungsfragen der Balint-Gruppenteilnehmer und auf das definitive Resultat der allgemeinen Fortbildungs- und Forschungsbemühungen, bezogen auf die Veränderung der Allgemeinpraxis (1966). Balint machte einen Unterschied zwischen der allgemeinen Zielvorstellung und dem begrenzten Personenkreis, mit dem sich diese Ziele verwirklichen lassen sollten. Dieser Unterschied wurde in der Folge viel zu wenig beachtet. Meine heutige Aufgabe sehe ich deshalb darin, in einem Rückblick die Balint-Gruppenarbeit klarer zu definieren und sie von anderen Verfahren mit ähnlichen Zielen abzugrenzen. Offensichtlich hat die anschauliche Sprache der Balint-Gruppen-Veröffentlichungen viele Leser dazu verführt, ihrem eigenen Verständnis folgend, mit der Balint-Gruppenarbeit zu beginnen und sie dabei unbeabsichtigt ihres methodischen Hintergrundes zu entfremden.

Ich beginne deshalb mit der ersten Definition: Balint-Gruppenarbeit ist eine Anwendungsform der psychoanalytischen Methode. Aus dieser Feststellung folgt, daß i. allg. für diese Anwendungsform nur Gruppenleiter in Frage kommen, die die psychoanalytische Methode erlernt haben. Balint-Gruppenleiter sind ausgebildete Psychoanalytiker.

Balint war ein Psychoanalytiker der ungarischen Schule und ein Schüler Ferenczis, der in analytischen Kreisen dafür bekannt war, daß er in origineller Weise mit der psychoanalytischen Methode experimentierte. Balint selbst hatte schon 1930 in Budapest mit Ärztegruppen gearbeitet und 1949 diese alten Erfahrungen mit englischen Ärzten fortgesetzt. Offensichtlich hatte er in der Zwischenzeit im Rahmen der psychoanalytischen Weiterbildung seine analytischen Fähigkeiten so weit verfeinert, daß er sie in einem primär nichtpsychoanalytischen Arbeitskreis absolut überzeugend und mühelos einsetzen konnte, denn alle Teilnehmer waren von dieser neuen Perspektive ihrer Alltagstätigkeit fasziniert und konnten sich offenbar mit seiner Sicht identifizieren, einschließlich der psychoanalytischen Kollegen, die Balint bei seiner Arbeit beobachten konnten. Diese Annahme, daß Erfahrungen in Fallseminaren eine wichtige Voraussetzung für die Leitung von Balint-Gruppen sein könnten, führt zu meiner zweiten Definition: Balint-Gruppenarbeit ist ein für spezifische Zwecke langfristig angelegtes Fallseminar.

Seit ein systematisches Ausbildungsprogramm für Psychoanalytiker existiert, spielen Fallseminare in der Ausbildung eine große Rolle. Sie sind das öffentliche Forum für Ausbildungskandidaten, in dem die Praxis der psychoanalytischen Methode einem begrenzten Teilnehmerkreis am konkreten Fall anschaulich vorgeführt wird. Gruppensupervision ist also ein fest etablierter Teil der psychoanalytischen Weiterbildung geworden, bevor sie hinsichtlich ihrer didaktischen Möglichkeiten genauer untersucht und bevor ein klares Konzept hinsichtlich ihrer Anwendung entwickelt wurde (vgl. Argelander 1980). Die Problematik des Fallseminars liegt in der Vielzahl seiner Aufgaben, die bis heute mehr oder weniger pragmatisch gelöst werden. Das Fallseminar soll eine Kontrolle über die Vorgehensweise des Behandlers, der seinen Fall im Seminar vorträgt, mit dem Ziel ausüben, dem Behandler die Verantwortung für seinen Patienten zu erleichtern, indem es seine Vorgehensweise bestätigt oder Fehler aufdeckt und begründet. Gleichzeitig ist das Fallseminar aber auch der Ort, an dem der erfahrene Psychoanalytiker seinen Zugang zum Verständnis der thematisierten Konflikte und ihrer Abwehr demonstriert. Diese beiden Aufgaben lassen sich methodisch nur sehr schwer miteinander in Einklang bringen. Darüber hinaus erfüllt das Fallseminar noch die sehr wichtige Aufgabe, die Identifizierung des Ausbildungskandidaten mit der Vorgehensweise seines Lehranalytikers so weit zu lockern, daß alternative Vorgehensweisen in Erwägung gezogen werden können, die u. U. der eigenen Persönlichkeit mehr gerecht werden; denn i. allg. werden Fallseminare im Laufe der Weiterbildung bei verschiedenen Analytikern besucht. Diese Suchbewegung der Ausbildungskandidaten, in der sich verschiedene Persönlichkeitsunterschiede abzeichnen, gerät in den psychodynamischen Prozeß einer präformierten Gruppe – der Kandidatengruppe –, die ihre eigene Dynamik an diesen Unterschieden entfaltet und deshalb vom Fallseminarleiter entsprechend der vorgegebenen Ausbildungsziele gehandhabt werden muß; eine schwere Aufgabe, für die der Seminarleiter nicht systematisch vorbereitet wird. Diese anspruchsvolle Aufgabe muß Psychoanalytikerpersönlichkeiten wie M. Balint herausgefordert haben, und deshalb besteht für mich kein Zweifel, daß dieser Erfahrungshintergrund in die Balint-Gruppenarbeit eingegangen ist und auch systematisch in ihr zum Ausdruck kommen sollte.

Im Unterschied zu den Fallseminaren im Rahmen einer Weiterbildung ist die Balint-Gruppenarbeit das einzige und ausschließliche Instrument einer Fortbildung, die nur von einer Person, dem Balint-Gruppenleiter, getragen wird, sich nur an einen bestimmten Personenkreis wendet, der nicht eine präformierte Gruppe darstellt, andere Zeiträume für sich beansprucht und auf die Veränderung einer bereits als Beruf ausgeübten Praxis abzielt.

Diese Unterschiede sind von besonderer Bedeutung, weil sie die Balint-Gruppenarbeit als reines Fortbildungskonzept qualifizieren. Daraus folgt meine dritte Definition: Das Trainingsprogramm der Balint-Gruppen ist ein Fortbildungskonzept.

Da die Balint-Gruppensitzungen die einzige Fortbildungsveranstaltung darstellen, müssen in ihnen die Fortbildungsleistungen erbracht werden, die im Rahmen einer Weiterbildung durch ein Bündel verschiedener Veranstaltungen gewährleistet werden. Diese Beschränkung ist nur deshalb zu rechtfertigen, weil das Ziel der Ausbildung sich auf die Anwendung einer Methode unter den Bedingungen und für die Belange einer bereits ausgeübten Berufspraxis bezieht. Wie dieses Ziel zu definieren ist, ist ein wichtiges Ergebnis der Balint-Gruppenarbeit. Deshalb lautet die vierte Definition: Balint-Gruppenarbeit ist die Erforschung einer Berufspraxis in Zusammenarbeit von Vertretern dieser Berufspraxis mit einem Psychoanalytiker, um ein psychotherapeutisches Verfahren für die Praxis zu entwickeln, das den Belangen dieser Praxis gerecht wird.

Die Technik eines solchen Verfahrens, seine Beschreibung und Begründung ist das Resultat einer Zusammenarbeit, in der die Teilnehmer die Bedingungen und Belange ihrer Berufspraxis und der Psychoanalytiker die Grundlagen seiner Methode vertreten. „Vielleicht die wichtigste all dieser Entdeckungen ist die Erkenntnis, daß jeder Zweig der Medizin sein eigenes therapeutisches, oder korrekter ausgedrückt, patientenorientiertes therapeutisches Potential hat. Man kann diese Potentiale nicht von außen her studieren, insbesondere dann nicht, wenn man mit vorgefaßten Meinungen an sie herangeht, die auf den jeweiligen Zweig der Medizin nicht anwendbar sind, weil sie von Erfahrungen in anderen Gebieten der Medizin abgeleitet worden waren" (Balint 1968a, S.144).

Nach diesen Feststellungen erfolgt die Fortbildung in einer Methode, die während der Zusammenarbeit in einer geeigneten Form entwickelt wird. Deshalb könnte man die berechtigte Frage stellen, ob diese Methode nicht in einer reinen Fortbildung von den Vertretern der Berufspraxis gelehrt werden könnte, wenn sie sich in einer oder mehreren Balint-Gruppen herausgebildet hat. Man könnte diese Frage unter zwei Bedingungen bejahen. Der Fortbildungsleiter müßte beide Funktionen der Gruppenteilnehmr in sich vereinigen: die Vertretung der Belange der Berufspraxis und die Wahrung der Grundlagen der psychoanalytischen Methode. Eine solche Entwicklung, die bestimmte Voraussetzungen notwendig macht, zeichnet sich an einigen Orten ab. Die zweite Bedingung ergibt sich aus den Definitionen. Diese Fortbildung kann nicht mehr „Balint-Gruppe" genannt werden, wenn sie nur ein aus der Balint-Gruppenarbeit abgeleitetes Fortbildungskonzept benützt, das die Ziele der eigentlichen Balint-Gruppenarbeit verändert. Aus diesem Grunde kann man die Balint-Gruppenarbeit als eine Pionierleistung ansehen, die sich möglicherweise eines Tages erübrigt. Letztlich wäre die Bedingung der Pioniertätigkeit eine Frage des Zeitpunktes, an dem die Balint-Gruppenarbeit als erfolgreich beendet angesehen werden könnte. Von diesem Zeitpunkt sind wir allerdings noch weit entfernt. Die Berechtigung zur Fortsetzung der Balint-Gruppenarbeit erwächst aus der Erkenntnis, daß die Veränderung einer Berufspraxis als Prozeß verstanden werden muß, wobei die Änderungsrichtung vom Verständnis der in ihr tätigen Personen abhängig ist und deshalb mit dem wechselnden Verständnis der Personen immer wieder neu definiert werden muß.

Es ist also durchaus denkbar, daß die Ergebnisse der Balint-Gruppenarbeit zu neuen Konzeptionen reiner Fortbildung führen, die eine eigene Organisationsform erhalten. Demgegenüber zeichnet sich aber deutlich erkennbar eine andere Entwicklung ab, in der Elemente der Balint-Gruppenarbeit zu einem eigenen Verfahren herausgehoben werden. So hat z. B. Dress den Verlauf einer Balint-Gruppensitzung nach fünf Phasen unterschieden und eine als Imaginationstraining beschriebene Technik in den Mittelpunkt der Gruppenarbeit gestellt (1981). Unabhängig von solchen Variationen ist es schon allein eindrucksvoll zu beobachten, welchen persönlichen Gewinn Vertreter einer Berufspraxis für sich verbuchen können, wenn sie sich nur mit Kollegen zusammensetzen und ihre Erfahrungen und persönlichen Ansichten untereinander austauschen und gemeinsam versuchen, ihre Erkenntnisse für die Belange ihrer Berufspraxis zu verallgemeinern und daraus Schlüsse für ein berufsgerechtes Verhalten zu ziehen. Solche „Ableger" der Balint-Gruppenarbeit sind legitim und sinnvoll, nur dürfen sie nicht mit dem falschen Etikett der „Balint-Gruppe" versehen werden und damit Ansprüche wecken, die sie nicht erfüllen können.

Ich fasse meine Definitionen noch einmal zusammen, um aus ihnen das Setting abzuleiten, das für Balint-Gruppen charakteristisch ist. Balint-Gruppenarbeit ist eine Anwendungsform der psychoanalytischen Methode im Sinne eines für spezifische Zwecke langfristig angelegten Fallseminars. Das darin enthaltene Trainingsprogramm entspricht einem Fortbildungskonzept. Die zu trainierende spezielle Methode wird durch die Erforschung der Berufspraxis gemeinsam in der Gruppe entwickelt, und zwar durch die Zusammenarbeit der Vertreter dieser Berufspraxis mit einem Psychoanalytiker. Diese Methode muß den Belangen der Berufspraxis entsprechen und jeweils nach dem Verständnis der Berufspraxis variiert werden.

Nach dieser Definition müssen für das Setting einer Balint-Gruppe bestimmte Voraussetzungen erfüllt sein. Die beteiligten Personen sind ein Psychoanlaytiker und die Vertreter einer Berufspraxis, die sich i. allg. nicht persönlich kennen, also keine präformierte Gruppe darstellen, aber homogen in dem einen Punkt sind, daß sie alle über ausreichende Erfahrung in der gleichen Berufspraxis verfügen, in der der Psychoanalytiker wiederum nicht praktisch tätig ist. Beide Teile der Gruppe sind Lehrende und Lernende zugleich. Diese Komplementarität sichert die gleichmäßige Beteiligung an der Forschungsarbeit und die Entwicklung einer neuen praxisbezogenen psychoanalytisch orientierten Methode. Es handelt sich um eine Karikatur der Ergebnisse einer Balint-Gruppenarbeit, wenn die Angehörigen einer Berufspraxis neben ihrer gewohnten Praxis eine zweite Praxis etablieren, in der sie ihre Patienten oder Klienten nach Stunden einbestellen, um an ihnen die mehr oder weniger klassische analytische Methode kopierend anzuwenden, unter Bedingungen, für die sie nicht ausgebildet sind. In diesem Fall verfolgt die Balint-Gruppenarbeit eine Weiterbildung mit unzulänglichen Voraussetzungen. Diese mißverstandene Verzerrung der Balint-Gruppenarbeit kann sich so weit fortsetzen, daß Balint-Gruppen als fester Bestandteil in der Weiterbildung deklariert werden.

Beide Partner müssen also darauf achten, daß nicht eine Identifizierung mit der Berufspraxis des anderen Partners vollzogen wird, sondern die in Frage stehende Berufspraxis in gemeinsamer Arbeit so transparent wird, daß das in ihr enthaltene psychotherapeutische Potential erkennbar wird und eine methodische Aufarbeitung erfahren kann, die den Möglichkeiten und Belangen dieser Berufspraxis entspricht. Um dieser Aufgabe mit allen ihren Variationen durch die Persönlichkeiten der Teilnehmer gerecht werden zu können, bedarf es langer Zeiträume. Balint-Gruppen treffen sich regelmäßig einmal wöchentlich für 1½ Stunden über Jahre hinaus.

In diesem Setting werden durch die Kontinuität der Zusammensetzung der Teilnehmer und die Zeitdauer des Zusammenseins Fortbildungselemente wirksam, die in einer Weiterbildung gezielte Ausbildungsveranstaltungen erforderlich machen. Diese Feststellung bezieht sich in erster Linie auf die sog. Selbsterfahrung. Die indirekte Selbsterfahrung im Rahmen der Balint-Gruppenarbeit wird auch als „patientenzentrierte Selbsterfahrung" bezeichnet. Mit dieser Bezeichnung soll zum Ausdruck gebracht werden, daß die Selbsterfahrung nicht in einem für sie angemessenen Setting erfolgt, sondern als Nebenprodukt einer Arbeit erscheint, deren Ziel auf die Aufdeckung der unbewußten Bedeutung, z.B. der Arzt-Patienten-Beziehung und ihre Konsequenzen für die Berufspraxis ausgerichtet ist. Der Arzt ist in dieser Beziehung beteiligt und reagiert in ihr mit. In der Balint-Gruppenarbeit wird aber betont darauf verzichtet, den persönlichen Hintergrund des beteiligten Arztes zum Verständnis seiner Beziehungsbeteiligung mit einzubeziehen. In diesem Fall würde das Ziel der Balint-Gruppenarbeit tatsächlich zugunsten einer direkten Selbsterfahrung des Teilnehmers verändert werden. Es handelt sich also um ein methodisches Problem der Balint-Gruppenarbeit, das einen Leiter voraussetzt, der diesem methodischen Problem gewachsen ist. Der Balint-Gruppenleiter sollte das Verständnis für die unbewußte Bedeutung der Arzt-Patienten-Beziehung auf die Person des Patienten zentrieren und dabei der unbewußten Beteiligung des Gruppenteilnehmers so viel Eigenspielraum lassen, daß sich aus ihm der Prozeß einer Selbsterfahrung entwickeln kann. Je mehr der Persönlichkeitshintergrund des Patienten in der Gruppenarbeit entfaltet werden kann, um so mehr lernt der Gruppenteilnehmer seinen eigenen spezifischen Lebenshintergrund zu berücksichtigen und sich von seinem Patienten abzugrenzen.

Ohne mich an dieser Stelle näher auf dieses schwierige und interessante methodische Problem der Balint-Gruppenleitung einzulassen, möchte ich zwei Aspekte aufgreifen. Als Freud sich entschlossen hatte, den Sinn psychischer Phänomene nicht aus seiner gegenwärtigen Kenntnis zu ergründen, sondern an der Suche nach dem Sinn, den „Urheber" in einem Gespräch zu beteiligen, stieß er auf zwei Schwierigkeiten, die zu Grundelementen der psychoanalytischen Methode geworden sind, den Widerstand und die Übertragung. Während der Widerstand eine Weigerung darstellt, sich an der gemeinsamen Verfolgung der gesetzten Ziele (Deutung des Sinnes der psychischen Phänomene) zu beteiligen, ist die Übertragung ein Vorgang, der inhaltlich der Beziehung eine unbewußte Bedeutung verleiht, die durch die Aktualisierung primärer Beziehungserlebnisse zustande kommt. Die zentrale Bedeutung dieser beiden Faktoren ist an die Erkenntnis gebunden, daß die Sinnfindung nur mit Hilfe der Einbeziehung dieser regelmäßig auftretenden Faktoren in den richtigen Zusammenhang gerückt werden und nur mit ihrer Überwindung in der konkreten aktuellen Beziehung eine bleibende Einsicht erreicht werden kann. Diese Feststellung markiert die Besonderheit der psychoanalytischen Methode und ihren methodologischen Standort, den der Psychoanalytiker in der Anwendungsform der Balint-Gruppe angemessen zu vertreten hat, auch wenn in einer solchen Gruppenarbeit mehrere Beziehungsdimensionen zu berücksichtigen sind. Zunächst muß er gemeinsam mit der Gruppe Besonderheiten der Ausgangslage der beruflich geprägten Praxis kennenlernen, weil in ihr die Bedingungen zu suchen sind, die die primären Beziehungen des Patienten aktualisieren. Diese Beziehungsdimension Arzt – Patient ist das eigentliche Forschungsfeld der Balint-Gruppenarbeit. Der Inhalt und die Form der aktualisierten unbewußten Beziehung sind individualspezifisch, d. h. sie sind in einer Subjektivierungsgeschichte des Individuums angelegt und erfordern zu ihrem Verständnis die methodische Festlegung auf eine individuelle Person und die systematische Aufarbeitung ihrer persönlichen Inhalte. Manche Psychotherapeuten glauben, diese individuellen Inhalte aus den Phänomenen der Arzt-Patienten-Beziehung direkt übersetzend erschließen zu können und sind dann auch großzügig darin, diese Inhalte für weitere beteiligte Personen gelten zu lassen. Mit diesem Mißverständnis kehrt die psychoanalytische Methode wieder auf einen Stand zurück, den sie durch Freud überwunden hatte, indem sie Deutungen der Phänomene ohne Rücksicht auf verschiedene Personen verallgemeinert und sich nicht an die gemeinsame Aufarbeitung der individuellen Bedeutung im Gespräch mit dem „Urheber" hält. Diese methodisch unzulässige Verallgemeinerung ist zu trennen von Verallgemeinerungen, die zu einer Theoriebildung führen. Wie die Erfahrung zeigt, tauchen in jeder Supervisionsgruppenarbeit Phänomene auf, die von einem Beziehungserlebnis zu einem anderen fortgeleitet werden (vgl. Argelander 1980). Oft lassen sich diese Phänomene allgemein qualifizieren als depressive oder ähnliche Stimmungsumschwünge, die nicht den Bedingungen der jeweiligen Situation entsprechen. Die individuelle unbewußte Bedeutung kann aber nur in einem Gespräch mit dem „Urheber" durch Deutungen erschlossen werden. Dieser Punkt verdient eine besondere Beachtung, weil jede Supervision eine Beziehung darstellt, in der die Probleme einer anderen Beziehung, an der nur der eine Supervisionspartner beteiligt ist, verhandelt werden. Beide Beziehungsebenen Supervisor – Behandler und Behandler – Patient unterscheiden sich hinsichtlich der Personen und Aufgaben erheblich voneinander. Deshalb geben die Bedingungen der Situation als auch der persönliche Lebenshintergrund dem gleichen Phänomen eine verschiedene Bedeutung. Hinzu kommt, daß sich innerhalb der langfristigen Arbeit eine unbewußte Beziehungsstruktur innerhalb der Gruppe entwickelt, die sich thematisch durch die einzelnen Beiträge schnell aktualisieren läßt. Grundsätzlich besteht deshalb die Möglichkeit, Beziehungsphänomene hinsichtlich ihrer unbewußten Bedeutung nach verschiedenen Beteiligungsrichtungen zu analysieren. Dabei handelt es sich um eine methodische Entscheidung, die allerdings zur Folge hat, daß der Gruppenleiter sich tatsächlich in ein persönliches Gespräch mit der Person oder den Personen einlassen muß, für die er die unbewußte Bedeutung des Phänomens deutend erarbeitet. Mit einer solchen Entscheidung definiert er seine Aufgabe und sein Rollenverständnis, ob er als Balint-Gruppenleiter, als Therapeut eines Teilnehmers oder als Gruppentherapeut arbeitet. Ferner definiert er mit dieser Entscheidung, was als Widerstand und Übertragung zu verstehen ist, deren Überwindung durch Deutungen die Einsichten freigeben, die zu einer Veränderung führen. Das Ziel der Balint-Gruppenarbeit ist eine Veränderung der Berufspraxis, die sich nur vollziehen kann, wenn die Erarbeitung einer für diese Praxis angemessenen psychotherapeutischen Methode an der Klientel der Praxis auch tatsächlich die gewünschten Veränderungen bewirkt. Dieses Ziel darf der Leiter der Balint-Gruppe nicht aus dem Auge verlieren.

Auf zwei weitere Schwierigkeiten möchte ich in diesem Zusammenhang abschließend hinweisen. Die erste Schwierigkeit beruht auf der unterschiedlichen Vorstellung, was eine psychoanalytische Deutung ist. Ich möchte versuchen, den Unterschied begrifflich festzumachen. Man könnte es als Interpretation bezeichnen, wenn es gelingt, durch eine zutreffende Deutung den Sinn eines Phänomens, eines Sachverhaltes oder einer Situation zu erfassen. Die psychoanalytische Deutung unterscheidet sich von der Interpretation dadurch, daß sie gezielt die persönliche unbewußte Einflußnahme einer bestimmten Person oder einer Gruppe von Personen, d.h. die persönliche Motivation zur Sprache bringt und diese ganz persönliche Motivation aus der individuellen Geschichte dieser Person ableitet (vgl. Argelander 1981). Die psychoanalytische Deutung kann also nur als Deutungsprozeß verstanden werden, der nur in einem Dialog mit der betreffenden Person vollzogen werden kann und auf diese Weise systematisch Widerstand und Übertragung einschließt. Man kann diese erste Schwierigkeit auf die Formel bringen: Balint-Gruppenteilnehmer müssen lernen, psychoanalytische Deutungen unter den Bedingungen ihrer eigenen Berufspraxis zu geben. Voraussetzung dazu ist eine dialogische Sequenz, in welcher Ausdehnung auch immer, unter den Bedingungen einer persönlichen Beziehung.

Die zweite Schwierigkeit wird mit dem scheinbar plausiblen Moment begründet, daß Widerstände in der Gruppe selbst durch Gruppendeutungen überwunden werden sollten. In diesem Argument wird der Begriff Widerstand nicht methodenspezifisch verstanden, sondern allgemein als eine Behinderung der Gruppenarbeit. Deutungen dieser Art sind nach der obigen Definition Interpretationen, können das Arbeitsziel verändern und sehr konkrete ungünstige Settingbedingungen überspielen, wie z. B. eine mangelnde Selektion der Teilnehmer oder hartnäckige nicht deutlich ausgesprochene Bedürfnisse der Teilnehmer, die im Widerspruch zu den eigentlichen Arbeitsaufgaben stehen. Trotz der grundsätzlichen Parität in der Forschungsaufgabe sind die Ansprüche an den Balint-Gruppenleiter, die psychoanalytische Methode zu vertreten, wahrscheinlich der schwierigere Part. Gruppenleiter, die diese Ansprüche für ihre Person relativieren und mit ihrer Gruppenarbeit andere, durchaus legitime Ziele verfolgen, sollten diese Einstellung auch in der Gruppenbezeichnung zum Ausdruck bringen. Mir scheint diese Forderung in der Sache gerecht, um der Inflation der Balint-Gruppen Einhalt zu gebieten und anderen Formen der aus der Erfahrung mit Balint-Gruppen abgeleiteten sinnvollen Gruppenarbeit, eine eigene Chance zu geben.

Zusammenfassung

Ausführungen über die Erforschung der ärztlichen Praxis durch Balint-Gruppenarbeit. Definitionen zu unterschiedlichen Zielen und heterogenen Methoden. Wichtige Elemente in der Balint-Gruppenarbeit und die Unterschiede zu anderen Konzepten. Das Setting und die Beziehungsbeteiligung. Aussagen über die individuelle Bedeutung in der Beziehungsdimension und die psychoanalytische Deutung.

Literatur

Argelander H (1979) Balintgruppen. In: Die Psychologie des 20. Jahrhunderts, Bd 8, S 822–829

Argelander H (1980) Die Struktur der „Beratung unter Supervision" Psyche 34: 54–77

Argelander H (1981) Was erklärt eine Deutung? Vortrag auf der Tagung in Düsseldorf „Anwendungen der Psychoanalyse – Theorie und Praxis"

Balint M (1957) The Doctor, his patient und the illness. Pitman, London. Deutsch: Der Arzt, sein Patient und die Krankheit. Klett, Stuttgart

Balint M (1968a) Die Struktur der „Training-Cum-Research"-Gruppen und deren Auswirkungen auf die Medizin. Jb Psychoanal 5: 125–146

Balint M (1968b) Erfahrungen mit Ausbildungs- und Forschungsseminaren. Psyche 22: 679–688

Balint M, Balint E, Gosling R, Hildebrand P (1966) A study of doctors. Tavistock, London

Drees A (1981) Balint-Gruppen in der Haematologie. Material Psychoanal Analyt Orientiert Psychother 7: 34–51

Einsicht in der Balint-Gruppenarbeit

Jürgen Körner und Ulrich Rosin

Was soll der Balint-Gruppenteilnehmer einsehen?

Die Balint-Gruppe bietet Ärzten, Psychologen, Pädagogen und Angehörigen anderer sozialer Berufe Gelegenheit, Einsicht in problematisch erlebte Beziehungen mit Patienten oder Klienten zu gewinnen. Balint-Gruppenteilnehmer erzählen über solche beruflichen Beziehungen, die ihnen unverständlich geblieben sind, die sie als „unerledigt" oder „unabgeschlossen" erleben. Selten nur sind es Mängel in der beruflichen Kompetenz, die ihnen die Beziehung so unverständlich werden lassen. Viel häufiger haben sich nichtbewußte, wechselseitige Übertragungen und Gegenübertragungen in die Beziehungen zum Patienten oder Klienten eingemischt, so daß sie kompliziert, undurchschaubar und manchmal auch nicht auflösbar erscheinen.

Der Balint-Gruppenteilnehmer erzählt über seine problematische Beziehung zu einem Patienten oder Klienten in seiner persönlichen, subjekthaften Sichtweise. Die anderen Gruppenmitglieder können beobachten und miterleben; in dem dann folgenden Gruppengespräch äußern sie ihre Eindrücke, ihre Assoziationen und Phantasien zu der vorgestellten Beziehung. Ihre Beiträge sind subjekthaft, oft spontan und „präsentativ"; in psychoanalytischer Terminologie: passager von einer milden, kognitiven („formalen") Regression gekennzeichnet.

Da sich die Balint-Gruppenteilnehmer, je nach eigener Persönlichkeit, mit dem darstellenden Kollegen oder seinem Patienten oder vielleicht mit anderen, in der Erzählung am Rande erwähnten Personen identifizieren, repräsentieren sie in ihren Beiträgen verschiedene Anteile der vorgestellten Beziehung. Sie stellen auch jene Aspekte dar, die dem erzählenden Gruppenmitglied bislang verborgen geblieben waren. In den Äußerungen der Balint-Gruppenteilnehmer und in ihren Beziehungen untereinander werden auf diese Weise Neuauflagen der problematischen sozialberuflichen Beziehungen sichtbar: das ist die Widerspiegelung in der Balint-Gruppe. Die Aufgabe des Leiters ist es, die Aufmerksamkeit der Gruppe auf die verschiedenen sichtbar gewordenen Beziehungsaspekte zu lenken und damit die Widerspiegelung zu verdeutlichen. Oft erkennt die Gruppe in einem blitzartigen „Aha-Erlebnis" die Neuauflage und gewinnt damit spontan Einsicht in die nichtbewußten Anteile der vorgestellten Beziehung.

Die Teilnehmer einer Balint-Gruppe sollen also zunächst einsehen, wie sich wesentliche Aspekte der vorgestellten Beziehung im aktuellen Gruppengeschehen wiederholen; sie ermöglichen damit dem Erzähler die Einsicht in bislang verborgene Anteile seiner problematischen Beziehung. Diese Form der Einsicht in der Balint-Gruppe ist ein Erkennen bislang unerkannter Beziehungszusammenhänge. Sie eröffnet dem einzelnen die Möglichkeit zu alternativem Erleben und Handeln. Spontan wirken solche Erkenntnisse oft entlastend und erleichternd, doch reichen sie allein nicht aus, um das weitergesteckte Ziel der Balint-Gruppenarbeit, die „begrenzte, aber wesentliche" Umstellung in der Persönlichkeit (Balint) herbeizuführen. Neben der objektivierenden Einsicht, mit der eine Balint-Gruppe aus der Widerspiegelung die verborgenen Übertragungs- und Gegenübertragungsaspekte der vorgestellten Beziehung rekonstruiert, benötigt sie noch einen zweiten Typ von Einsicht, den wir im Gegensatz zu der objektivierenden Einsicht – und im Vorgriff auf das Folgende – „subjekthaft" nennen wollen.

Zwei Arten von Einsicht in der analytischen Psychotherapie und in der Balint-Gruppenarbeit

Die technischen Regeln der psychoanalytischen Behandlungsmethode, die Regeln der freien Assoziation, der gleichschwebenden Aufmerksamkeit, der Abstinenz, des Umgangs mit der Übertragung und Gegenübertragung und die Definition von „Einsicht" sind weit gefaßt, und sie wurden und werden von den psychoanalytischen Autoren in unterschiedlicher Weise gehandhabt. Mit einer gewissen Distanz betrachtet (Cremerius 1979; Thomä 1983; Körner u. Rosin 1985) lassen sich diese unterschiedlichen Vorschläge und Definitionen in zwei große Gruppen unterteilen. Cremerius (1979) z. B. beschreibt eine – nach seiner Meinung unglückliche – Polarisierung in eine klassische Einsichtstherapie einerseits und eine Technik der emotionalen Erfahrung andererseits. Mit der Technik der emotionalen Erfahrung versucht der Analytiker seinem Patienten eine positive, warmherzige, liebevolle Beziehung anzubieten, die geeignet sein soll, die Mängel und Defizienzen in der frühesten Kindheitsentwicklung des Patienten auszugleichen oder wiedergutzumachen. Der Patient darf tiefe Ich-Regressionen erleben und den Analytiker als eine „ausreichend gute", vielleicht bessere Mutter in Anspruch nehmen. Der Therapeut soll sich persönlich als liebevolles, fürsorgliches und beruhigendes Objekt zur Verfügung stellen, den Patienten – wie Ferenczi (1928) meinte – ebenso behandeln wie eine Mutter ihr Kleinstkind umsorgt. Eine Zurückhaltung, wie in einer strengen Auffassung von der Abstinenzregel, sei nicht am Platze. Die klassische Einsichtstechnik hingegen ist konfrontativ, sie verlangt von den Patienten die Fähigkeit der therapeutischen Ich-Spaltung, die Fähigkeit, zwischen dem Erleben der Übertragung einerseits und dem Erkennen der Übertragungstendenz andererseits hin und her zu pendeln. Der zurückhaltende Analytiker vermeidet es, die Wünsche des Patienten zu erfüllen, unterbindet intensive, auch angenehm getönte Ich-Regressionen und ausgedehntes Hineinversetzen in die Kindheit des Patienten; dieser soll sich im „Hier und Jetzt" mit dem Analytiker auseinandersetzen, seine verbliebenen kindlichen Wünsche an ihn erkennen und den wohl schwersten Konflikt in der Entwicklungsgeschichte des Menschen, die ödipale Krise, bewältigen.

Daß es in der Entwicklung der psychoanalytischen Behandlungsmethode zu einer Polarisierung in zwei so unterschiedliche Konzeptionen kam, hat nach unserer Ansicht verschiedene Gründe. Zum einen lag es an der Persönlichkeit des Analytikers, ob er sich der einen oder der anderen Konzeption zuwandte. Zum zweiten wirkte sich die Erfahrung aus, daß Patienten mit bestimmten Erkrankungen sehr gut mit der klassischen Einsichtstechnik zu behandeln waren, während andere eher eine emotionale Neuerfahrung benötigten. Und zum dritten spiegeln sich nach unserer Auffassung in den beiden Konzeptionen psychoanalytischer Behandlungstechnik auch wissenschaftstheoretisch unterscheidbare Modelle:

1. Die Handhabung der Gegenübertragung und der Umgang mit der eigenen Übertragung des Analytikers hängt davon ab, welche Methoden der Abstinenz und der Übertragungsdeutung der Analytiker für richtig hält. Schon die Einführung der Abstinenzregel in der Geschichte der Psychoanalyse folgte weniger technischen oder methodischen Überlegungen, sie war zu Anfang eine überwiegend defensive Maßnahme, die den Analytiker vor störenden und oftmals sehr drängenden Gegenübertragungen sowie eigenen Übertragungen schützen sollte. Erst ein halbes Jahrhundert später, als zunächst einige wenige Analytiker – z.B. Heimann (1960) – auch die Gegenübertragung als wertvolle Erkenntnisquelle verstehen konnte, war es möglich, die Abstinenzregel subjekthaft methodisch zu begründen. Die ältere, defensiv-objektivierende Konzeption der Abstinenz konnte in eine elastische, auf die jeweilige therapeutische Beziehung und auf die unterschiedlichen Zielsetzungen der Analyse abgestimmte Regel umgewandelt werden. Daneben blieb es einer eher kleinen Gruppe von „neoklassizistischen" Analytikern (Stone 1961) vorbehalten, die starre Abstinenzregel im Sinne der Spiegelmetapher Freuds und den dazu passenden Umgang mit der Übertragung und Gegenübertragung weiterhin zu praktizieren, vielleicht, um sich bis heute vor der Gegenübertragung zu schützen.

2. Neben dieser persönlichen Bevorzugung der einen oder anderen therapeutischen Konzeption war es von Anfang an auch eine patientenorientierte Überlegung, die dem Analytiker die Anwendung des Konzeptes von der klassischen Einsicht bzw. der emotionalen Erfahrung nahelegte. Ferenczi (1928), M. Balint (1935, 1966) und später Alexander (1948) und Winnicott (1954) vertraten eine elastische Handhabung der Abstinenzregel, um präödipal gestörten Patienten emotionale Neuerfahrungen anbieten zu können. Diesen Patienten fehle es, so die Autoren, an hinrei-

chend positiven frühkindlichen Erlebnissen. Ihre Ich-Funktionen seien so defizitär entwickelt, daß es ihnen nicht möglich sei, die Entbehrungen der „klassischen" Einsichtstechnik auf sich zu nehmen (vgl. auch Heigl-Evers u. Heigl 1982). Tatsächlich ist die klassische Einsichtstechnik gegenüber dem Patienten anspruchsvoller; der Patient muß die Versagungen und Enttäuschungen einer vom Analytiker abstinent gestalteten Beziehung hinnehmen und einsehen können – das sind Fähigkeiten, die bei Patienten mit nicht nur funktionellen, sondern strukturellen Ich-Störungen (Fürstenau 1977) in einer Therapie der Neuerfahrung oder des „Holding" erst erworben werden müssen. Die klassische Einsichtstechnik soll dementsprechend nur im Fall ödipaler Neurosen angezeigt sein, während im Falle der sog. Frühstörung (die „Grundstörung" nach Balint) die Methode der emotionalen Erfahrung angezeigt sei.

3. Die beiden Techniken der klassischen Einsicht bzw. der emotionalen Erfahrung können schließlich noch in einer methodologischen Perspektive unterschieden werden. Sie gehören nach unserer Ansicht zwei unterschiedlichen, globalen Paradigmen an: die eine, der wir die Einsichtstechnik zuordnen, ist ein naturwissenschaftliches Paradigma; die andere, die das Modell der emotionalen Erfahrung aufnimmt, steht in der Nähe einer wissenschaftlich-hermeneutischen Tradition.

Dem naturwissenschaftlichen Paradigma ordnen wir folgende Konzepte zu: Die Übertragung ist Ausdruck einer Disposition, einer Eigenschaft, die im Erleben und Handeln eines Menschen sichtbar wird. Sie ist daher nicht nur Teil der aktuell erlebten sozialen Situation, sondern auch eine Widerspiegelung früher erlebter Beziehungsszenen. Daher wirkt dieses Handeln oft inadäquat, unangemessen, wie „ein Irrtum in der Zeit" (Freud). Innerhalb dieses Konzeptes ist es sinnvoll, dem Patienten zur Äußerung seiner Übertragungstendenz zu verhelfen, indem sich der Therapeut mit eigenen Einflüssen möglichst zurückhält, um nicht störend zu wirken. Dies ist ein Abstinenzprinzip im Sinne von „Objektiv-sein".

Es soll erreichen, daß sich das Falsche, Unangemessene, das Sich-Wiederholende im übertragungsreichen Erleben und Verhalten des Patienten zeigen kann. Im Hier und Jetzt, in der Beziehung, die der Patient zu seinem Analytiker gestaltet, soll sich die Übertragung abzeichnen, wie „der Fußabdruck eines Bären" (Menninger u. Holzmann 1977), der, da der Bär am Fuß verunstaltet ist, auf allen seinen Wegen wiederzuerkennen ist. Der Analytiker erkennt die „Deformation" in der Fährte, er erkennt das „Falsche" im übertragungsgetönten Handeln des Patienten, und er weist ihn mit seinen Interventionen darauf hin. Er ist, wie Rangell es ausdrückt, ein Trainer beim Tennisspiel, der, selber nicht mitspielend, den Patienten auf Spielfehler aufmerksam macht. Einsicht bezieht sich in diesem Modell also darauf, daß der Patient objektivierend erkennt, daß er sich geirrt hat, indem er in seiner übertragungsgetönten Beziehung zum Analytiker unbemerkt eine frühere soziale Beziehung wiederholte. Dem Patienten soll klar werden, *worin* das Falsche seiner Übertragungsbeziehung besteht, und *wie* es eine Spiegelung analoger Beziehungserfahrungen aus seiner Kindheit ist.

In einem dem hermeneutischen Paradigma zuzuordnenden Konzept sind die Übertragung und die Gegenübertragung, die Abstinenzregel und die „Einsicht" anders zu bestimmen: Die Übertragung kann hier nicht als Äußerung einer Disposition objektivierend erfaßt werden, sondern sie ist ein Beitrag zu einer gemeinsam gestalteten Beziehungsszene, in der sowohl bewußte, als auch vorbewußte und unbewußte Phantasien, Gedanken, Rollenzuschreibungen (Sandler) wirksam sind. Der Therapeut läßt sich und sein Unbewußtes von dem Übertragungsangebot seines Patienten anregen, folgt seinerseits seinen Phantasien, Gedanken, Erinnerungen, Körpergefühlen und Handlungstendenzen und versucht, sie zusammen mit dem, was der Patient über sich berichtet, zu einer vollständigen Szene zusammenzusetzen. Passager regressiv betritt er die Bühnen, die der Patient in seinen Phantasien aufbaut und erfährt so die innere soziale Welt seines Patienten. Er „verkostet" subjekthaft (Loch) die Übertragung, läßt sich von seinem Patienten zu „antwortenden" Phantasien und Handlungstendenzen „verführen", handelt jedoch nicht in dem vom Patienten gewünschten Sinne. Die Abstinenzregel kann innerhalb dieses Paradigmas nicht objektivierend aufgefaßt werden, sondern ist eine Aufforderung an den Analytiker, zwischen der subjekthaften, regressiven Teilnahme an der bewußt/unbewußten sozialen Szene und der objektivierenden Auswertung der Situation hin und her zu pendeln.

Was heißt „Einsicht" in diesem Zusammenhang? Der Patient soll einsehen im Sinne von „In-Sich-Hineinsehen", sich selbst als Wünschenden und Handelnden erkennen und dabei auch diejenigen Anteile seiner Persönlichkeit akzeptieren, die er aus Angst vor Scham- und Schuldgefühlen oder wegen anderer unangenehmer Affekte bisher vor sich verbarg. Diese Einsicht ist schmerzhaft, weil sie den Patienten mit verpönten Anteilen seines Selbst konfrontiert. Gelingt es ihm, solche bisher unbewußte Aspekte als zu ihm gehörig anzuerkennen, hat er einen „wesentlichen Wandel in seiner Person" (Balint) vorgenommen.

Die zwei Konzepte der Einsicht, das objektivierende und das subjekthafte Konzept, die wir methodologisch unterschiedlichen Modellen („Paradigmen") zuordneten, finden eine Parallele zwischen kognitiver oder rationaler Einsicht einerseits und emotionaler Einsicht andererseits, wie sie in der Kognitionspsychologie häufig getroffen wird. Ohne daß die intrapsychischen Vorgänge bei kognitiver bzw. bei emotionaler Einsicht bekannt wären, sind sich eine Reihe von Autoren (Hohage u. Kübler 1987; Krause 1985; Moser 1962; Reid u. Finesinger 1952; Richfield 1954) darin einig, daß eine dauerhaft wirksame Einsicht „nicht als bloße Veränderung kognitiver Vorgänge verstanden werden" (Krause 1985, S. 271), sondern nur als eine Verknüpfung affektiver und kognitiver Prozesse gedacht werden kann. Schon die Autoren der Gestaltpsychologie (Wertheimer 1925; Duncker 1935; Koffka 1935; Köhler 1971) haben diesen Sachverhalt in ihren empirischen Untersuchungen bestätigt gefunden. Sie prägten den Begriff des „Aha-Erlebnisses" (Bühler), der die emotionale Erleichterung und Entspannung angesichts des plötzlichen Findens einer kognitiven Lösung so treffend bezeichnet.

In der Balint-Gruppenarbeit können wir sowohl objektivierende (kognitive) Einsicht, die wir dem naturwissenschaftlichen Paradigma zuordneten, als auch subjekthafte (emotionale) Einsicht, die eher dem hermeneutischen Paradigma zugehört, beobachten. Entsprechend den von uns getroffenen Unterscheidungen richtet sich die objektivierende Einsicht auf das Übertragungs-/Gegenübertragungsgeschehen und die Widerspiegelungen in der Balint-Gruppe, soweit es sich an den Stereotypien, den Wiederholungen, dem Immergleichen, dem „Falschen" zeigt. „Einsicht" in diesem Sinne bedeutet, daß die Balint-Gruppe und insbesondere der erzählende Kollege erkennt, daß er in der Beziehung zu seinem Patienten/Klienten und in der Beziehung zur Balint-Gruppe bzw. zu einzelnen Gruppenteilnehmern eine von Übertragungen getönte Wiederholung inszenierte. Dabei erkennt er eigene Wahrnehmungs-, Konflikt- und Handlungsbereitschaften (Balint spricht von „Standardreaktionen") und ist in der Lage, in ähnlich gelagerten Fällen zukünftig anders zu handeln.

Ein Beispiel: Ein Arzt erzählte zum wiederholten Male in seiner Balint-Gruppe, daß sich eine Patientin offenkundig in ihn verliebt habe, ihm recht eindeutige Angebote gemacht habe, so daß er sie gegen ihren Willen auf eine andere Station habe verlegen müssen. Die anderen Teilnehmer reagierten zunächst auf den stereotypen Wiederholungsaspekt dieses Handelns. Mit Formulierungen wie: „Sowas hast Du uns doch mindestens schon zweimal erzählt" betonten sie das Verhaltensklischee, das sich in dem Bericht des Balint-Gruppenmitgliedes zeigte. Diese Reaktion gilt zwar nur dem äußeren Aspekt des Verhaltens. Sie ist aber dennoch interessant, weil der Erzähler auf eine Stereotypie in seinem Erleben und Verhalten hingewiesen wird. In jenem Falle weigerte sich der erzählende Gruppenteilnehmer zunächst, diese Übertragungstendenz bei sich zu erkennen: er kam aber bei einer der nächsten Sitzungen darauf zurück und räumte ein, daß er offenkundig, und bislang von ihm selbst nicht bemerkt, dazu neigte, bei bestimmten Patientinnen Wünsche zu wecken, die er dann aber nicht erfüllte, so daß es mehrfach zu Enttäuschungen und auch zu einem Suizidversuch gekommen war.

Diese Einsicht gilt nur dem äußerlich ablesbaren Verhalten. Sie mag unter tiefenpsychologischen Gesichtspunkten unbefriedigend sein, weil der Beteiligte noch wenig über seine inneren Konflikte, seine Motive zu solcher Übertragungsdisposition verstanden hat. Immerhin erlaubte ihm diese objektivierende Einsicht aber, sich in Zukunft anders zu verhalten. Er zog es nämlich vor, bei bestimmten

Patientinnen, denen gegenüber er seine eigene Übertragungstendenz fürchtete, einen Kollegen zu bitten, die Therapie zu übernehmen.

In diesem Beispiel kam es einige Wochen später auch noch zu einer emotionalen (subjekthaften) Einsicht. Der Gruppenteilnehmer berichtete nämlich kurz vor seinem umzugsbedingten Ausscheiden aus der Gruppe, daß er eingesehen habe, daß er zuweilen auch in seinem Beruf von eigenen erotischen Wünschen bedrängt werde, die er selbst als eine „Bürde" erlebe.[1] Es hatte bislang nicht zu seinem Selbstbild gepaßt, daß er solchen Bedürfnissen auch in seinem Beruf Raum gab, daher hatte er diese Wünsche vor sich selbst sorgfältig verborgen. Sie nun wahrzunehmen, war für ihn schmerzlich und ein Abschied von einer bislang sorgfältig behüteten Idealvorstellung von sich selbst. Subjekthafte Einsichten sind immer schmerzlich, weil sie das Akzeptieren bislang uneingestandener Persönlichkeitsanteile einschließen. Die Trauerarbeit ist es aber, die einen Neuanfang ermöglicht. Die Korrektur an unrealistischen Selbst-Repräsentanzen ist eine jener bedeutenden Persönlichkeitsveränderungen, die Balint im Auge hatte. In unserem konkreten Beispiel ist sie mit einem Zuwachs an Handlungsmöglichkeiten verbunden; insbesondere entfiel die Notwendigkeit, einen verpönten Wunsch unbemerkt, gewissermaßen hinter dem eigenen Rücken, im Handeln auszudrücken.

In Balint-Gruppen wechseln objektivierende und subjekthafte Einsichten einander ab. Dafür möchten wir zum Ende unseres Beitrages ein ausführliches Beispiel anführen.

Beispiel

In einer Balint-Gruppe, die sich aus 10 Ärzten verschiedener beruflicher Schwerpunkte zusammensetzt und die seit 3 Jahren regelmäßig 14tägig arbeitet, berichtete eine niedergelassene Ärztin für Allgemeinmedizin (Frau F.) über ihre Beziehung zu einer Patientin, Mitte 40, verheiratet mit 2 Kindern. Die Teil-

---

[1] Solche quasi spontanen Entdeckungen haben, wie Balint (1961/1962, S. 168) schreibt, einen subjektiv unmittelbaren Wahrheitswert, der „unvergleichlich viel größer (ist) als bei einer Einsicht, die einer korrekten Deutung folgt."

nehmerin kennt diese Frau seit über 10 Jahren; sie war in letzter Zeit häufiger wegen akuter herzphobischer Symptomatik „notfallmäßig" zu ihr in die Praxis gebracht worden. Der Ehemann der Patientin habe wenig Verständnis für seine Frau („die spinnt"), verhindere aber mit seiner „bullerigen Art" noch häufigere Anrufe oder Besuche.

Die Ärztin begann mit den Worten: „Ich weiß nicht, ob das ein Flash ist." Vor wenigen Wochen, am Pfingstsamstag, kurz vor Ende der Sprechstunde um halb zwölf, habe es an der Türe geklingelt und sie habe die Patientin auf der untersten Stufe der Haustreppe sitzend vorgefunden. Der Mann habe in der Nähe gestanden und gesagt: „Meine Frau spielt mal wieder verrückt." Die Patientin sagte: „Bitte helfen Sie mir, Frau Doktor." Die Ärztin habe die beiden „reingeholt", den Ehemann ins Wartezimmer gesetzt und Frau T. mit ins Sprechzimmer genommen. Der Blutdruck sei 160/130 gewesen, der Puls 130. Sie habe mit ihrer Patientin gesprochen und erfahren, daß „akut nichts vorgefallen" sei. Während des Gespräches habe die Kollegin „immer wieder den Blutdruck gemessen" und „erst einmal kein Kalzium gegeben", was sie sonst zu tun pflegte. Innerhalb von 10 Minuten hätten Blutdruck und Puls sich normalisiert. Die Patientin habe dann über Ihre Angst, Brustkrebs zu haben, gesprochen; Frau F. habe die Patientin untersucht, obgleich die letzte gynäkologische Vorsorgeuntersuchung nur wenige Tage zurückgelegen hätte. Sie habe auch „nichts gefunden", aber der Patientin sei es zunehmend besser gegangen und sie habe plötzlich gesagt: „So, und jetzt geht es mir wieder besser", und: „Dann brauche ich heute kein Kalzium."

Sie habe die Patientin für den darauffolgenden Dienstag bestellt, habe sie auch im Wartezimmer vorgefunden und hörte von ihr im Sprechzimmer: „Es geht mir gut, nur eben im Wartezimmer hatte ich das Gefühl, es ginge wieder los ..., jetzt ist es aber wieder weg." In dem nachfolgenden kurzen Gespräch berichtete die Patientin, daß ihr Familienurlaub in Ungarn unmittelbar bevorstünde. Sie habe gesagt: „Das Schlimme ist, daß ich mich da nicht verständigen kann. Nein, eigentlich stimmt das nicht, es ist ja ein Herzbad, und die Ärzte könnten mir eigentlich helfen, wenn es mir schlecht geht."

Frau F., die Ärztin, berichtete in der Balint-Gruppe weiter, daß sie an dieser Stelle des Gespräches mit der Patientin begonnen habe, über ihre gemeinsame Beziehung zu sprechen. Sie habe ihr gesagt, daß sie mehrfach versucht habe, mit ihr auch über persönliche Probleme zu sprechen, hätte aber den Eindruck gewonnen, daß „ich damit manchmal nicht weiterkomme". Ärzte seien aber auch „nicht der liebe Gott", sie, die Patienten, müßten da auch mal helfen. Die Patientin habe angefangen zu weinen und etwas erzählt, „was ich in 20 Jahren noch nicht einmal gebeichtet habe". Sie sei als junge Frau mit einem Holländer verlobt gewesen, der während eines Urlaubes, den er allein in Holland verbrachte, eine andere Frau kennenlernte und nach der Rückkehr die Verlobung auflöste. Zwischenzeitlich habe sie bemerkt, daß ihre Regel ausgeblieben sei; sie sei aber zu stolz gewesen, das zu sagen, weil sie ihren Verlobten nicht auf diese Weise an sich binden wollte. Die mutmaßliche Schwangerschaft habe sie in schwere Konflikte gestürzt. Sie habe gebetet, daß sie in ihrem Leben jede Krankheit auf sich nehmen würde, wenn ihr nur das Leid der unehelichen Schwangerschaft genommen würde. Das erste Kind, das sie dann in der Ehe mit ihrem jetzigen Mann zur Welt brachte, war eine Totgeburt. „Da hatte sie", schloß die Ärztin ihren Bericht unvermittelt ab, „natürlich starke Schuldgefühle. Das war das Gespräch."

In der Balint-Gruppe entstand eine längere Schweigepause, denn die Zuhörer hatten wahrgenommen, wie sehr die vortragende Ärztin selbst emotional bewegt war; sie schien den Tränen nahe und schwieg während der ersten Diskussionsbeiträge, mit denen die anwesenden Kollegen die bedrückende Atmosphäre auch durch scherzhafte Bemerkungen aufzuheben suchten. In der weiteren Diskussion wurde dann sehr deutlich, daß die Ärztin schon seit längerem über ihre Beziehung zu der Patientin nachgedacht hatte, weil ihr vieles Wichtige unklar geblieben war. Sie hatte dieses Beziehungsproblem in der Balint-Gruppe vorgetragen, um sich zu erklären, „was ich erst nicht begreifen konnte". Schon mit Hilfe weniger Hinweise von seiten der Gruppenteilnehmer fand sie eine erste – wie wir meinen rationale – Erklärung: Sie erinnerte sich selbst an jenen Augenblick, als die Patientin über den bevorstehenden Urlaub in Ungarn sprach und sich zunächst beklagte, daß ihr dort keiner helfen könne, weil sie die Sprache nicht verstünde. Tatsächlich sei es wohl so gewesen, daß auch sie, die Ärztin, die Sprache der Patientin nicht verstanden habe, und ihr fiel ein, daß sie, die Ärztin, „immer viel geredet" habe, so, als habe die Patientin „nichts zu sagen". Ein ähnlicher Gedanke sei ihr bereits während des Gespräches Pfingstsamstag durch den Kopf gegangen, und sie habe vermutlich deswegen – ohne darüber lange nachzudenken – mit der Patientin gesprochen, dabei immer wieder den Puls gefühlt und vor allem darauf verzichtet, Kalzium zu spritzen.

An dieser Stelle hatte die Ärztin gemeinsam mit den Gruppenmitgliedern bereits eine sehr wichtige Erklärung gefunden. Sie hatte bemerkt, daß sie „die ganze Zeit mit der Patientin geredet und (diese) nichts sagen konnte". Erst als sie sich zurückhielt und der Patientin Raum in dem Gespräch gab, konnte diese über ihre Befürchtungen (Angst vor dem Brustkrebs) und ihre tiefen inneren Konflikte (Angst vor der ungewollten Schwangerschaft) mit ihr sprechen. In beiden Situationen führte das Gespräch dann auch zu einer wesentlichen Symptombesserung. Dieser Zusammenhang wurde also in der Balint-Gruppe erklärt. Die Erklärung richtete sich auf den Zusammenhang verschiedener, scheinbar unverbundener Ereignisse und suchte eine erklärende Verknüpfung zwischen diesen Ereignissen. Es ist eine rationale Erklärung, die sich auf das Verhalten der Beteiligten richtet und einen bislang unklaren Zusammenhang (wieso verschwinden die Symptome?) klar macht.

Die Gruppe hätte an dieser Stelle aufhören können zu arbeiten, immerhin war erreicht worden, daß den Teilnehmern, insbesondere der vortragenden Frau F., einige Charakteristika der vorgestellten Arzt-Patienten-Beziehung erkennbar geworden wären. Denn Frau F. hat ja verstanden, daß die Patientin jemanden suchte, dem sie sich mitteilen konnte, und daß sie, die Ärztin, diese Zuhörerin bis zu jenem Pfingstsamstag nicht gewesen war. Zwar hatte sie sich selbst als anteilnehmend erlebt, mußte nun aber einsehen, daß sie – nicht bewußt – doch geglaubt hatte, die Patientin habe „nichts zu sagen". Frau F. war auch auf eines ihrer Verhaltensmuster aufmerksam gemacht worden: Die Hinweise der anderen Teilnehmer hatten ihr verdeutlicht, daß sie schon mehrfach in der Balint-Gruppe von Patientinnen mit funktionell-körperlichen oder psychosomatischen Beschwerden erzählt hatte, bei denen gemeinsam war: diese Patientinnen waren mit Naturwissenschaftlern verheiratet, die wenig Verständnis für das Unbehagen und die Wünsche von Frauen haben. Frau F. hatte die Symptome ihrer Patientinnen innerlich als irgendwie übertrieben abgelehnt; sie fühlte sich zugleich von den Ehemännern als Frau abschätzig behandelt, so daß sie in Reaktion darauf ihnen die physiologisch-biochemischen Prozesse detailliert erklärt und sich damit als (quasi männlich) wissenschaftlich-kompetent dargestellt hatte. Sie wußte nun, daß sie die Realität ihrer Beziehung zu dieser Patientin mißverstanden hatte, und sie war gewiß nun in der Lage, sich anders als bisher zu verhalten. Dennoch waren die Teilnehmer mit den bisher gewonnenen Einsichten nicht zufrieden. Unverstanden war ja noch, wieso Frau F. nach so vielen Jahren nun plötzlich doch, an jenem Pfingstsamstag, ihre Beziehung zu ihrer Patientin änderte, so daß diese am darauffolgenden Dienstag über ihre schweren inneren Konflikte berichten konnte.

Nach einer kurzen Schweigepause sagte Frau F. folgendes: „Es gibt da so ein altes Bild, das heißt ‚die Büßerin', und ich weiß noch, das haben wir mal in der Schule durchgenommen, daß sich daran eine Diskussion anschloß, ob diese verhüllte Gestalt die Kirchentreppe noch raufkommen kann, um die Türe aufzumachen, oder ob sie die Kraft nicht mehr hat und die Türe von oben aufgemacht wird. Daran kann ich mich noch erinnern. Als die da unten auf der Treppe saß, mußte ich so an das Bild denken, das war da so –." Der Gruppenleiter fragte: „Was haben Sie für einen Eindruck, was da geschehen ist am Pfingstsamstag, als Frau F. da um 12 Uhr . . .?"

Einige Gruppenteilnehmer äußerten sich: Herr B.: „Ich denke, daß Sie ihr eine Tür aufgemacht haben, als sie gesagt haben, ‚ich bin bereit dazu, wenn Sie was zu sagen haben, ich hab' die Tür aufgemacht, Sie können jetzt reinkommen'."

Herr C.: „Die Verknüpfung mit einer Frau, die büßt . . . In dem Moment wa ja auch von Ihnen möglicherweise die innere Bereitschaft so stark, da war vor. Ihnen über das Verbale hinaus . . . ein gefühlsmäßiger Aspekt . . . Sie haben ja nicht gespritzt . . ."

Herr B.: „Da ist noch etwas anderes gewesen: Sie haben der Frau gesagt, ‚ich bin nicht der liebe Gott', damit haben Sie der Frau die Möglichkeit gegeben, auch über ihre Situation zu reden; denn ihre Krankheiten, die waren ja von Gott geschickt."

Der Gruppenleiter: „Welche Vorstellungen verknüpfen Sie denn mit de Büßerin? Was hat die denn da gemacht, auf dem Bild?"

Die Teilnehmer trugen Phantasien zusammen, in denen die Büßerin als eine Ehebrecherin erscheint, als eine Frau, die sich gegen die Moral ihrer Umwelt und gegen die eigenen moralischen Ansprüche versündigt hat. Einzelne stellten sich vor, daß die Patientin unter starken Schuldgefühlen leiden könnte, weil sie das erste Kind tot zur Welt brachte und glaubt, das sei ein Opfer für ihren damaligen Fehltritt gewesen. Dann überlegte sich die Gruppe, welche Bedeutung der Pfingstsamstag haben könnte und beschäftigte sich mit der Frage, ob die Patientin ein „Pfingstwunder", eine Befreiung von ihrer Sünde, herbeigesehnt haben könnte.

Hier schaltete sich Frau F. ein: „Ich habe immer mit ihr geredet, und im Ausland will *sie* reden, also hat sie mir doch was zu sagen! ... Ich habe die Frau schon immer recht ernst genommen."

Der Gruppenleiter: „Vielleicht sind bei beiden bestimmte innere Konstellationen ausgelöst worden. Es geht um die Frage, wie gnädig ist Gott wirklich; ist es ein strafender Gott oder ist es ein gnädiger Gott, der auch gegebenenfalls die Türe der Kirche öffnet und die Stufen hinabkommt."

Frau F.: „Ich weiß noch, daß ich damals in der Schule der ersten Version angehangen hatte und gesagt habe, die Türe öffnet sich nicht: deswegen hab' ich hinterher auch gedacht: ‚Es ist doch komisch, wie die Zeiten sich ändern können.' Damals hab' ich gedacht: ‚Da macht keiner die Türe auf, die schafft das nicht, und da macht keiner die Türe auf, die bleibt da unten sitzen', als das Bild diskutiert wurde. Andere haben gesagt: ‚Nein, es kommt jemand und hilft ihr, Stufe für Stufe.' Deswegen hab' ich Pfingstsamstag gedacht, die Zeiten ändern sich."

Frau D., zu Frau F. gewandt: „Sie ändern sich."

„Sie ändern sich" war der Schlußsatz dieser Balint-Gruppensitzung, in der Frau F. zu wesentlichen emotionalen Einsichten kam. Sie hatte sich gefragt, wieso die Patientin so viele Jahre lang nicht mit ihr sprechen konnte, und wieso es dann, an jenem Pfingstsamstag und dem darauffolgenden Dienstag, möglich gewesen war, etwas zu hören, was sie so lange nicht hören konnte (durfte). Sie hatte verstanden, daß sie nicht hören durfte, daß es für eine schwere Schuld, vielleicht für die Schuld einer unehelichen Schwangerschaft oder die Schuld eines totgeborenen, „geopferten" Kindes, ein Vergeben geben könne. Seit ihrer Zeit als junge Erwachsene, als Schülerin, hatte sie daran festgehalten, daß es ür „eine Sünderin" keine Buße und keine Schuldentlastung geben dürfe; darum konnte sie das Anliegen der Patientin nicht verstehen. In der Balint-Gruppensitzung vollzog sie einsichtsvoll nach, was wir mit Balint einen „Wandel in der Person" nennen können: Sie hat annehmen können, daß sie schuldig ist; daß aber diese Schuld vor einer inneren Richterinstanz ausgesprochen, gebüßt und verziehen werden kann. In einem gewiß schmerzhaften Prozeß verzieh Frau F. sich ihre eigene Schuldhaftigkeit, indem sie die Buße und die Ver¿ebung zuließ. Danach konnte sie hören, was die Patientin ihr zu sagen hatte.

In der Balint-Gruppensitzung wurde dieser wesentliche Prozeß der inneren Veränderung in Form einer emotionalen Einsicht nachvollzogen. Hierbei halfen sowohl die Beiträge der anderen Teilnehmer, die hier nur sehr verkürzt wiedergegeben werden konnten, als auch die Intervention des Gruppenleiters, der die Parallele im Erleben bei Patientin und Ärztin verdeutlichte. Typisch für emotionale Einsichten ist, daß sie zunächst nicht erleichternd wirken, sondern schmerzhaft sind. Die Wahrnehmung eines Defizits tut weh; erst später stellt sich ein Gefühl von Erleichterung und wohl auch Freude über die neueröffneten Möglichkeiten ein. Als strukturelle Veränderungen zwischen den Instanzen des Ichs, Über-Ichs und Ich-Ideals wirken diese Einsichten, nach einigen Wiederholungen im Sinne des Durcharbeitens (Rosin u. Körner 1985), langdauernd und stehen bei ähnlichen Situationen zukünftig zur Verfügung.

An diesem Beispiel sind uns noch einige weitere Aspekte der Einsichtsprozesse in Balint-Gruppen deutlich geworden, auf die wir abschließend kurz hinweisen möchten:

- Die sog. „patientenzentrierte Selbsterfahrung" in der Balint-Gruppe ist doch (immer?) eine Selbsterfahrung des Arztes: Frau F. thematisierte, daß ihr Partner im Privatleben sich manchmal so ähnlich verhalte wie der Ehemann ihrer Patientin. Und ihre Erinnerung an die Bildbesprechung „die Büßerin" thematisiert ihre eigene Problematik in Biographie und aktueller Lebenssituation.
- Übertragungsprozesse der Teilnehmer auf den Leiter sind für die Einsichtsgewinnung und die Persönlichkeitsveränderung des Arztes sehr bedeutsam: Frau F. hatte in der Kindheit eine Tante bei Hausbesuchen als Landärztin begleitet und bewundert, die ihr wie ein barmherziger Samariter erschienen war. Sie hatte aber gemeint, wegen „unreiner Gedanken" könne sie nicht Medizin studieren. Im Vorgespräch zur Teilnahme an der Balint-Gruppe äußerte sie, daß sie ja wohl zu sehr selbst psychisch gestört sei, um zur psychotherapeutischen Weiterbildung zugelassen zu werden. Sie erlebte jedoch den Leiter als einen Psychoanalytiker, der nicht auf dem hohen Thron saß, sondern ihr entgegenkam und die Tür zu ihrem innersten und „heiligsten" Wunsch, allgemein-ärztlich-psychotherapeutisch zu arbeiten, öffnete.
- Übertragungen des Erzählers einer problematischen Arzt-Patient-Beziehung auf die anderen Teilnehmer oder auf die Gesamtheit der Balint-Gruppe scheinen sehr wichtig zu sein: Frau F., die nicht nur von Anfang an in der Balint-Gruppe gewesen, sondern später hinzugekommen war, hatte sich von einigen Teilnehmern verurteilt gefühlt, insbesondere von einer Kollegin, die

mal über Frau F. bissig sagte: „Die ist kalt wie 'ne Hundeschnauze": Frau F. hatte später erwähnt, ihr sei den anderen in der Gruppe gegenüber unwohl (also eine Art Schuldgefühl), da sie dieser Patientin Ratschläge gegeben hatte, von denen Frau F. hätte wissen können, daß die Patientin sie nicht würde einhalten können; somit hatte Frau F. sich wie eine Sünderin wider Balints Warnungen, Patienten mit Ratschlägen abzuspeisen, verhalten. In dieser Sitzung hatte Frau F. die Gruppe wie einen lieben und gnädigen Gott, als vergebenden und gebenden Richter, erlebt. Wir sehen darin ein Beispiel für Argelanders (1974, S. 1067) Ansicht, daß es in der Balint-Gruppe darum gehe, „unbewußte psychische Strukturen *in der Situation* zu erarbeiten". Die Teilnehmer sagten bei einem späteren Gespräch über diese Sitzung, sie hätten Frau F. damals am liebsten in den Arm genommen, sie seien alle den Tränen sehr nahe gewesen.

Zusammenfassung

Analog der Unterscheidung in eine kognitive oder rationale Einsicht einerseits und eine emotionale Einsicht andererseits unterscheiden die Autoren im Hinblick auf die Balint-Gruppenarbeit zwischen einer objektivierenden und einer subjekthaften Einsicht. In beiden Fällen gilt die Einsicht den Widerspiegelungen in der Balint-Gruppe, die als Übertragungs- und Gegenübertragungsprozesse aufgefaßt werden können. In der objektivierenden Einsicht erkennt der Balint-Gruppenteilnehmer das Inadäquate, Stereotype im übertragungsgetönten Verhalten bei sich und anderen. Mit der subjekthaften Einsicht sieht der Balint-Gruppenteilnehmer in sich hinein und erkennt eigene, bisher teilweise unbewußte Anteile seiner Persönlichkeit, mit denen er die gemeinsame Szene mit einem Patienten gestaltete. Objektivierende Einsicht ordnet die Wirklichkeit, klärt und vereinfacht und wirkt erleichternd. Subjekthafte Einsicht hingegen ist oft schmerzhaft, gilt häufig unangenehmen Aspekten der eigenen Persönlichkeit, ist aber eine wesentliche Voraussetzung für die erfolgreiche Arbeit in der Balint-Gruppe.

Literatur

Alexander F (1948) Fundamentals of psychoanalysis. Norton, New York
Argelander H (1974) Über psychoanalytische Kompetenz. Psyche 28: 1063-1076
Balint M (1935) Das Endziel der psychoanalytischen Behandlung. Int Z Psychoanal 21: 36-45
Balint M (1961/62) Ein Zwischenfall. Bericht über eine nichtverbale analytische Intervention. In: Dräger K et al. (Hrsg) Jahrbuch der Psychoanalyse, Bd II, S 161-173
Balint M (1966) Die Urformen der Liebe und die Technik der Psychoanalyse. Huber/Klett, Bern/Stuttgart
Cremerius J (1979) Gibt es zwei psychoanalytische Techniken? Psyche 33: 577-599
Duncker K (1935) Zur Psychologie des produktiven Denkens. Springer, Berlin
Ferenczi S (1928) Die Elastizität der psychoanalytischen Technik. In: Balint M (Hrsg) Schriften zur Psychoanalyse, Bd II. Fischer, Frankfurt (1972)
Fürstenau P (1977) Die beiden Dimensionen des psychoanalytischen Umganges mit strukturell ich-gestörten Patienten. Psyche 31: 197-206
Heigl-Evers A, Heigl F (1982) Tiefenpsychologisch fundierte Psychotherapie - Eigenarten und Interventionsstil. Z Psychosom Med Psychoanal 28: 160-175
Heimann P (1960) Bemerkungen zur Gegenübertragung. Psyche 18: 483-493
Hohage R, Kübler JC (1987) Die Veränderung von emotionaler Einsicht im Verlauf einer Psychoanalyse. Eine Einzelfallstudie. Z Psychosom Med Psychoanal 33: 145-154
Köhler W (1971) Die Aufgabe der Gestaltpsychologie. DeGruyter, Berlin
Koffka (1935) Principles of gestalt psychology. Routledge & Kegan Paul, London
Körner J, Rosin U (1985) Das Problem der Abstinenz in der Psychoanalyse. Forum Psychoanal 1: 25-47
Krause R (1985) Über die psychoanalytische Affektlehre am Beispiel der Einsicht. In: Eckensberger LH, Lantermann ED (Hrsg) Emotion und Reflexivität. Urban & Schwarzenberg, München, S 267-288
Menniger KA, Holzman PS (1977) Theorie der psychoanalytischen Technik. Fromann Holzboog, Stuttgart
Moser U (1962) Der Prozeß der Einsicht im psychoanalytischen Heilverfahren. Schweiz Z Psychol Anwend 21: 196-221
Reid JR, Finesinger JE (1952) The role of insight in psychotherapy. Am J Psychiatry 108: 726-734
Richfield (1954) An analysis of the concept of insight. Psychoanal Quart 23: 390-408
Rosin U, Körner J (1985) Psychoanalytische Technik bei Balint-Gruppen. In: Hau TF, Wyatt F (Hrsg) Therapeutische Anwendungen der Psychoanalyse. Vandenhoeck & Ruprecht, Göttingen, S 180-195

Stone L (1961) Die psychoanalytische Situation. Fischer, Frankfurt (1973)
Thomä H (1983) Erleben und Einsicht im Stammbaum psychoanalytischer Techniken und der „Neubeginn" als Synthese im „Hier und Jetzt". In: Hoffmann SO (Hrsg) Deutung und Beziehung. Kritische Beiträge zur Behandlungskonzeption und Technik der Psychoanalyse. Fischer, Frankfurt, S 17–43
Wertheimer M (1925) Drei Abhandlungen zur Gestalttheorie. Wissenschaftliche Buchgesellschaft, Darmstadt (1967)
Winnicott DW (1954) Metapsychological and clinical aspects of regression within the psychoanalytical set-up. Int J Psychoanal 36: 16–26

Variationen der Balint-Gruppenarbeit

Die Balint-Großgruppe

Werner Stucke

Entstehung

Bei Fort- und Weiterbildungsveranstaltungen findet man häufig unter dem Angebot von Balint-Gruppen den zusätzlichen Hinweis, daß es sich um Großgruppen handelt. In der Literatur finden sich nur sehr wenige Hinweise auf diese besondere Art der Balint-Arbeit. Im Programm der Deutschen Balint-Gesellschaft zur 8. Süddeutschen Balint-Studientagung in Würzburg 1987 findet sich der erklärende Hinweis zum Fallseminar in der Großgruppe: „Die Kerngruppe dieses Seminars besteht aus 10-12 Teilnehmern, die Problemfälle des eigenen Arztalltages bearbeiten. Dazu gehört vorwiegend die Arzt-Patienten-Beziehung bei körperlich Kranken. Die Großgruppe kann zur Mitarbeit aufgefordert werden."
 Welchen Stellenwert hat die Balint-Großgruppe im Vergleich zur allgemeinen Balint-Gruppe? Stellt sie eine Weiterentwicklung der Balint-Gruppe dar und welche Vor- oder Nachteile bringt diese Organisationsform mit sich? Wie ist diese Gruppenarbeit entstanden?
 1957 erschien in deutscher Übersetzung im Ernst-Klett-Verlag der Bericht von Balint mit dem Buchtitel: „Der Arzt, sein Patient und die Krankheit", und im deutschsprachigen Raum stellte Balint bald danach seine Seminartechnik bei den Studienwochen in Sils im Oberengadin (Schweiz) vor. Die Teilnehmer der ersten Jahre waren nicht nur fasziniert von dieser neuen Fortbildungsmethode für praktische Ärzte bzw. Allgemeinärzte, sondern auch von der Persönlichkeit Michael Balints und der Art und Weise, wie er diese Gruppen leitete. Hieraus resultierte fast automatisch der Wunsch der Teilnehmer, in der Gruppe mitzuarbeiten, die von ihm persönlich geleitet wurde. Da die übliche Gruppengröße nur 8-12 Teilnehmer erfassen kann, ergaben sich bei zunehmender Teilnehmerzahl Schwierigkei-

ten, diese Wünsche zu erfüllen. Man stellte Überlegungen an, wie die Bedürfnisse zu befriedigen wären, ohne die Qualität der Fortbildung wesentlich zu beeinträchtigen. So entstand der Versuch einer Großgruppe. Hier war die Möglichkeit gegeben, Michael Balint als Gruppenleiter einem größeren Zuhörerkreis vorzustellen. Der Versuch glückte, und bei den Studienwochen der Schweizerischen Gesellschaft für Psychosomatische Medizin in Sils wurde neben den traditionellen Kleingruppen die Großgruppe ein fester Bestandteil des Programms. Über Sils fand die Methode der Großgruppe auch Eingang bei den Studientagen der Deutschen Balint-Gesellschaft und davon ausgehend wiederum auch bei anderen Fort- und Weiterbildungsveranstaltungen.

Wie arbeitet die Großgruppe?

Es formiert sich die übliche Kleingruppe mit 8–12 Teilnehmern. Hinzu kommt der Gruppenleiter und zweckmäßigerweise auch ein Co-Leiter. Diese Gruppe bildet einen Kreis (inneren Kreis), und die übrigen Teilnehmer gruppieren sich mit ihren Stühlen um diesen inneren Kreis herum (Außenkreis). Der Gruppenleiter spricht den inneren Kreis an, wonach ein Teilnehmer gebeten wird, einen Problemfall vorzustellen. Die Besprechung des Falls unter besonderer Berücksichtigung der Arzt-Patienten-Beziehung vollzieht sich zunächst im inneren Kreis in der Form, wie wir sie von Balint-Gruppen gewöhnt sind. So kann die gesamte Gruppenzeit ausgefüllt werden, und der äußere Kreis bleibt lediglich Zuhörer. Zumeist wird aber anders verfahren, weil im äußeren Kreis die Teilnehmer zunehmend unter den inneren Zwang geraten, selbst etwas zur Besprechung beitragen zu müssen. Dann unterbricht der Gruppenleiter die Diskussion im inneren Kreis in einem ihm zweckmäßig erscheinenden Augenblick unter Berücksichtigung der Gruppendynamik und läßt Voten von außen zu. Der innere Kreis hört sich die Anmerkungen und Fragen an, und der Gruppenleiter wird nach einiger Zeit die Diskussion in den inneren Kreis zurückführen. Er wird möglicherweise auch noch ein zweites Mal innerhalb der Gruppensitzung eine Öffnung zum Außenkreis vollziehen.

Der Gruppenleiter wird sehr zu beachten haben, daß die Hineinnahme des äußeren Kreises zu einem angemessenen Zeitpunkt erfolgt. Es sollten die „Spielregeln" beachtet werden, daß z. B. Teilnehmer des äußeren Kreises nicht durch Zurufe den inneren Kreis stören und die Teilnehmer irritieren. Dies geschieht nicht selten dann, wenn der innere Kreis schweigt, ein Phänomen, das stets zur Gruppendynamik gehört. Der Gruppenprozeß wird dann durch Zurufe oder spontane Äußerungen sehr gestört bzw. unterbrochen. Insofern tut etwas Ordnung dem Gruppengeschehen in der Großgruppe gut. Nicht selten sitzen im äußeren Kreis Experten, und es ist besonders mißlich, wenn diese sich bemüßigt fühlen, „Lehrmeinungen" in die Diskussion einzugeben, die mit dem Fall und der Arzt-Patient-Beziehung häufig wenig zu tun haben. Auf dieses Geschehen werden Gruppenleiter und Co-Leiter besonders achten müssen. Welche Aufgaben hat der Co-Leiter in der Großgruppe?

Aufgaben des Co-Leiters

Die Leitung einer Balint-Gruppe ist wiederholt definiert worden. Über die Aufgaben des Co-Leiters gibt es bisher wenige Äußerungen in der Literatur. Das gesamte Gruppenbild macht es verständlich, daß der dem Gruppenleiter zumeist gegenübersitzende Co-Leiter die Möglichkeit hat, den äußeren Kreis in den Teilen zu übersehen, der sich im Rücken des Leiters befindet. Bei der Hineinnahme des äußeren Kreises und der Behandlung der Wortmeldungen hat dies Bedeutung. Erinnert sei daran, daß in jeder Gruppe der Leiter die neben ihm sitzenden Teilnehmer am schlechtesten beobachten kann und dies übernimmt ebenfalls der Co-Leiter. Über dies mehr organisatorische hinaus sehen viele erfahrene Gruppenleiter die Aufgabe des Co-Leiters darin, daß er gedanklich versucht, die Leitung mit zu vollziehen und mit eigenen Anmerkungen eingreift, wenn er das Gefühl hat, daß der Gruppenleiter wesentliche Geschehnisse übersieht. Für den Gruppenleiter ist es eine Beruhigung zu wissen, daß ein zweiter weitergebildeter Leiter mit in der Gruppe ist und ihn unterstützt, wenn er Schwierigkeiten in der Ausdeutung der Arzt-Patienten-Beziehung bzw. des Gruppengeschehens hat. Dem Co-Leiter ist darüber hinaus anzuraten, im besonderen Maße immer die Arzt-Patienten-Beziehung im Auge zu behalten und sie in die Diskussion wieder einzubringen, wenn die Gruppe – vielleicht vom Gruppenleiter nicht ausreichend bemerkt – sich mit völlig anderen Gedanken, insbesondere mit Theoriebildung befaßt. Insofern hat der Co-Leiter in der Großgruppe eine wichtige Aufgabe, und man kann nur raten, Großgruppen stets mit einem Co-Leiter durchzuführen. Über die besonderen Möglichkeiten der Weiterbildung zum Gruppenleiter in der Großgruppe wird noch zu sprechen sein.

Die Vorteile der Balint-Großgruppe

Wie schon aus der Entstehung der Balint-Großgruppe hervorgeht, besteht hier die Möglichkeit, einen Gruppenleiter zu erleben, ohne selbst im inneren Kreis Gruppenmitglied zu sein. Man erlebt die Balint-Gruppe und seinen Leiter als Zuschauer und Zuhörer. Für denjenigen, der Erwartungsängste vor der Mitarbeit hat, besteht hier die Möglichkeit, eine Balint-Gruppe in ihrer Arbeit zu sehen. Er kann so bei Fort- und Weiterbildungsseminaren sozusagen unverbindlich einmal teilnehmen und sich im Verlaufe des Geschehens noch überlegen, ob er sich im Außenkreis zu Wort meldet bzw. auch den Mut faßt, sich in den inneren Kreis zu setzen. Er kann die Balint-Arbeit sozusagen einmal für sich ausprobieren, bevor er sich entschließt, einer Balint-Gruppe kontinuierlich oder in Blockform beizutreten. Dabei hat der Teilnehmer die Möglichkeit, verschiedene Gruppenleiter zu vergleichen.

Es darf auch nicht unerwähnt bleiben, daß es für den Veranstalter von Fort- und Weiterbildungstagen nützlich sein kann, wenn er sich zahlenmäßig auf die Teilnehmer nicht absolut festlegen muß. Ein paar Teilnehmer mehr oder weniger beeinflussen die Organisation nicht, denn Ausweitungen von der kleinen Gruppe zur Großgruppe bei mehr Teilnehmern oder aber Reduzierungen auf die Kleingruppe bei weniger Teilnehmern sind problemlos. Dazu entsteht bei Tagungen auch ein besseres Zusammengehörigkeitsgefühl, weil durch die Grußgruppe sich einmal alle Teilnehmer versammeln.

Als besonders günstig aber hat sich die Balint-Großgruppe für die Weiterbildung der Gruppenleiter erwiesen. Eine Supervision von Gruppenleitern mittels Einwegscheibe oder Bandaufnahmen ist nicht so effektiv, wie wenn nach einer Großgruppensitzung anschließend die erfahrenen Gruppenleiter, die im Außenkreis saßen, mit dem Gruppenleiter sich über die abgelaufene Gruppensitzung unterhalten können. Insofern gehören Besprechungen der Gruppenleiter seit Jahren zum festen Bestandteil der Tagung in Sils und auch zum Programm der Seminartagungen der Deutschen Balint-Gesellschaft. Wie auch in der Kleingruppe kann der Weg zum Gruppenleiter über den Co-Leiter gehen. Entsprechend hat man also die Möglichkeit, die Supervision von zukünftigen Gruppenleitern mit Hilfe der Großgruppe effektiv durchzuführen. Wer eine Großgruppe mit einem äußeren Kreis leitet, in dem viele Erfahrene mitwirken, stellt sich der Kritik in hohem Maße. So ist verständlich, daß der Weg vom Leiter einer normalen Gruppe bis zur Großgruppe oft weit ist. Die Anforderungen an den Leiter der Großgruppe sind besonders hoch. Er steht nicht nur unter dem Druck, bei vielen Erstteilnehmern oder Zuhörern vermitteln zu müssen, was Balint-Arbeit wirklich ist, sondern auch die Übersicht bei dieser Methode ist erheblich schwieriger, als in der Kleingruppe.

Das Positive für das Gruppengeschehen liegt darin, daß die Einfälle und Anmerkungen aus dem Außenkreis die Gruppenarbeit bereichern können. Gerade der Außenkreis verhält sich nicht selten ähnlich wie Außenstehende zur Arzt-Patienten-Beziehung. Die Spiegelung der Arzt-Patienten-Beziehung, die in der Kleingruppe erfolgt, wird hier gelegentlich erheblich durch die zusätzliche Spiegelung im Außenkreis verstärkt. Diese muß man als Gruppenleiter wahrnehmen und für die Arzt-Patienten-Beziehung deuten. Auch wenn der Außenkreis nicht eingreift oder zu Zeiten, in denen er schweigen soll, wird der erfahrene Gruppenleiter den Außenkreis und sein Verhalten beobachten. Aggressive Stimmung, Langeweile, Desinteresse oder Unmut wird er registrieren und in seine Gedanken über den Gruppenverlauf einbauen.

Nachteile der Balint-Großgruppe

Wer eingehende Erfahrungen mit der kleinen Gruppe und der Großgruppe hat, weiß, daß der Lerneffekt für den Gruppenteilnehmer in der Kleingruppe wesentlich größer ist als in der Großgruppe. Die Kleingruppe arbeitet von außen ungestört. Sie hat die Gruppengröße, die im Hinblick auf die Effektivität auch von anderen psychotherapeutischen Gruppen her bekannt ist. Man fühlt sich nicht beobachtet und nicht einer späteren Kritik von Teilnehmern des Außenkreises ausgesetzt. Die Kleingruppe ist intimer und damit auch intensiver. Ein kleiner Kreis kann intensiver diskutieren. Der genannte Vorteil, daß Äußerungen des Außenkreises belebend sein können und zu neuen Anregungen verhelfen, gleichen die Nachteile, die die Großgruppe hat, kaum aus.

Es macht Schwierigkeiten für so manchen Teilnehmer in der Großgruppe, einen besonders brisanten Fall vorzutragen. Der Kritik eines kleinen Kreises setzt man sich noch eher aus als der Kritik eines großen Kreises. In der kleinen Gruppe kann auch alles angesprochen werden, während im äußeren Kreis manches weniger verarbeitet bleibt, was dann zu Vorurteilen etc. führen kann. Man wird zugestehen müssen, daß es sehr viel auf den Gruppenleiter ankommt. Je toleranter ein Gruppenleiter ist und je mehr sich dieser in den Referenten einfühlen und ihn vor Aggressionen des äußeren Kreises schützen kann, um so mehr ist das Gruppenmitglied auch bereit, sehr persönliche Fälle vorzutragen. Hier handelt es sich um eine Erfahrung, die in vielen Jahren gewonnen werden konnte. Die Unterbrechung im inneren Kreis, wenn der äußere Kreis hinzugenommen wird, führt leider oft zu einer erheblichen Beeinträchtigung der Gruppendynamik. Dies ist um so mehr der Fall, wenn Gruppenleiter glauben, der äußere Kreis müßte in jedem Falle angesprochen werden und dies dann mehr aus Zeitgründen veranlassen als aus dem Gruppenerleben selbst.

Wer im Außenkreis sitzt, arbeitet nur selten so intensiv mit, wie es im Innenkreis unter Berücksichtigung der Gruppendiskussion möglich ist. Insofern bleibt man „Außenseiter", auch wenn man Einfälle hat oder in der Distanz zum Innenkreis glaubt „alles besser zu wissen". Oft bewegt den Teilnehmer des Außenkreises ein

Gedanke, der ihn dann nicht wieder losläßt, weil er unbedingt glaubt, ihn einbringen zu müssen, während im inneren Kreis die Diskussion schon weitergegangen ist, was er selbst nicht mehr voll wahrnimmt.

Ein nicht zu unterschätzendes Problem ist das „Hören-können". Die Teilnehmer der kleinen Gruppe, wie auch der Innenkreis der Großgruppe, sitzen sich gegenüber, und die Lautstärke der Diskussion wird sich oft nach der Problematik oder Tragik des jeweils Diskutierten richten. Man wird sich verstehen, und nur in Ausnahmefällen gibt es Verständnisschwierigkeiten. In der Großgruppe sind diese häufig. Die oft notwendigen leisen Passagen einer Gruppendiskussion werden nicht verstanden. Das ständige Einwirken auf „mehr Lautstärke" stört die Gruppendiskussion und Passagen, die man nicht hat hören können, führen zu Verständnisschwierigkeiten. Dies mag sehr formal klingen, hat aber doch eine hohe Bedeutung für die Güte einer Großgruppe. Mit technischen Mitteln läßt sich das Problem nicht lösen. Am ehesten gelingt dies mit Mikrophonen noch dann, wenn von vornherein feststeht, daß der äußere Kreis nicht miteinbezogen wird. Beim Kongreß der Internationalen Balint-Gesellschaft in Montreux war bei der Demonstration der deutschen Gruppe dies gegeben. Es stand fest, daß der äußere Kreis lediglich Zuhörer bleiben sollte. Hier gelang es mit einer sehr guten Technik, das Gruppengeschehen im inneren Kreis in den Außenkreis mit Simultanübersetzung zu übertragen.

Eine Balint-Großgruppe ist immer ein vorübergehendes Geschehen. Die normale Balint-Gruppe, die kontinuierlich oder in Blockform arbeitet, hat immer die gleiche Zusammensetzung, es sei denn, daß durch Krankheit oder Urlaub einmal ein Teilnehmer fehlt bzw. ein ausscheidendes Gruppenmitglied ersetzt wird. Die patientenzentrierte Selbsterfahrung kann sich im fortlaufenden Gruppenprozeß entwickeln. Die Balint-Großgruppe ist und bleibt eine Demonstrationsgruppe. In der gleichen Zusammensetzung kann sie lediglich während einer Fort- und Weiterbildungsveranstaltung zusammen arbeiten. Da man dort aber auch gern den Vorteil ausnutzt, mit wechselnden Gruppenleitern zu arbeiten, um diese vorzustellen, und die Teilnehmer des inneren Kreises oft wechseln, um auch hier anderen die Gelegenheit der Mitarbeit zu geben, fehlt weitgehend die Kontinuität. Insofern bleibt die patientenzentrierte Selbsterfahrung für den einzelnen Teilnehmer häufig gering, insbesondere dann, wenn er im inneren Kreis nicht mitgearbeitet hat. Aus diesem Grund muß man die Balint-Großgruppe zu den Demonstrations- oder Informationsgruppen zählen. In ihnen kann eine intensive Weiterbildung nicht erfolgen.

Alternative Organisationsformen der Balint-Großgruppe

In Frankreich haben sich Balint-Gruppen zunehmend auch routinemäßig von der Kleingruppe zur Großgruppe entwickelt. Diese arbeiten dann teilweise auch ohne inneren Kreis, d.h. die Großgruppe arbeitet nach unserer Terminologie im Sinne eines Balint-Seminars.

Befürworter dieser Methode weisen oft auf die besondere Dynamik bei diesem Verfahren hin. Das ist sicher nicht verwunderlich. Eine Massendiskussion hat häufig mehr Brisanz und Dynamik. Die Feinheiten einer kleinen Gruppendiskussion mit der hier erfolgten Vertiefung der Arzt-Patienten-Beziehung gehen aber weitgehend verloren. Das erwähnte Schweigen in der Kleingruppe, das vertiefte Anrühren der Gefühle und die Spiegelung der Arzt-Patienten-Beziehung auf die Gruppe in all ihren Feinheiten finden nicht statt. Es gehört auch schon ein besonderes Temperament oder mehr Überwindung dazu, in einem derartig großen Forum, in dem der Gruppenleiten die Diskussion kaum differenziert steuern kann, Fälle vorzutragen, bzw. Problemsituationen darzustellen, die sehr subtil sind. Dazu besteht die Gefahr, daß es zu einer allgemeinen Show kommt, und all das, was wir an Vorteilen bei einer Kleingruppensituation sehen, geht verloren zu Gunsten einer allgemeinen, wenn auch sicher oft dynamischen Rundumdiskussion. Auf die wechselnde Präsenz bei größeren Versammlungen wurde schon hingewiesen.

Schlußfolgerung

Die Balint-Großgruppe – wie beschrieben mit innerem und äußerem Kreis – ist von Michael Balint eingeführt worden, und sie hat auch heute weiter ihre Bedeutung. Wie zu seiner Zeit gibt die Großgruppe die Möglichkeit, verschiedene Gruppenleiter zu erleben. Dies wird dadurch gefördert, daß die Veranstalter bei mehrtägigen Fort- und Weiterbildungsveranstaltungen verschiedene Gruppenleiter einsetzen. Verbunden ist damit die Möglichkeit der Supervision von Gruppenleitern und Co-Leitern. Teilnehmer haben die Möglichkeit, eine Balint-Gruppe zu erleben, ohne selbst teilnehmen zu müssen. Dies ist ein Vorteil, aber auch ein Nachteil. Balint-Gruppenarbeit muß man erfahren, denn es handelt sich ja um eine patientenzentrierte Selbsterfahrung. Ein Zuhören kann Eindrücke vermitteln und kann vielleicht Mut machen, sich einer Gruppe anzuschließen, aber echte Erfahrungen sammelt man erst in der persönlichen Mitarbeit. Die Großgruppe kann auch dazu führen, daß jemand einen Gruppenleiter erst einmal erlebt, ehe er sich ihm in einer Gruppe vor Ort anschließt.

Entsprechend ist es angemessen, wenn insbesondere bei mehrtägigen Balint-Seminaren Großgruppen im Wechsel mit Kleingruppen angeboten werden. Man muß wissen, daß es sich um sogenannte Demonstrations- oder Informationsgruppen handelt, die den eigentlichen patientenzentrierten Selbsterfahrungsprozeß nur ungenügend bewirken. Erstteilnehmer bei derartigen Veranstaltungen bekunden fast immer, daß sie die Balint-Großgruppe als eine gute Eingangsmöglichkeit gesehen haben, daß aber im Vergleich zur Großgruppe die Kleingruppe wesentlich wirkungsvoller ist. Obwohl sie also zur Einführung und zur allgemeinen Fortbildung geeignet ist, für eine Weiterbildung im eigentlichen Sinne ist die Großgruppe ungeeignet. Entsprechend werden die Großgruppen dort, wo die Balint-Arbeit in der Weiterbildung gefordert wird, als Weiterbildungsteil nicht anerkannt.

Zusammenfassung

Die Entstehung der Balint-Groß-Gruppen wird aufgezeichnet. Im einzelnen wird die Methodik erläutert und dabei die Vorzüge und Nachteile dieser Balint-Gruppenarbeit aufgezeigt. Letztlich wird festgestellt, daß auch unter Berücksichtigung der Nachteile die Balint-Großgruppe eine Form der Balint-Arbeit ist, die zur Information und zur Weiterbildung der Balint-Gruppenleiter ihren festen Platz bei den Seminarveranstaltungen der Deutschen Balint-Gesellschaft und der Tagung der Schweizer Psychosomatischen Gesellschaft in Sils hat.

Literatur

Balint M (1957) Der Arzt, sein Patient und die Krankheit. Klett, Stuttgart
Luban-Plozza B, Dickhaut HH (1984) Praxis der Balint-Gruppen. Springer, Berlin Heidelberg New York Tokyo
Stucke W (1982) Die Balint-Gruppe. Deutscher Ärzte-Verlag, Köln

Balint-Gruppen mit Psychologie-Studenten. Erfahrungen an der Universität

Peter Kutter

Kurze Vorbemerkungen zur Methode

Die Methode der Balint-Gruppe ist, so wie ich sie verstehe, stringent psychoanalytisch. Das heißt: Ich wende eine Methode an, die das Ziel verfolgt, die unbewußte Dimension zwischenmenschlicher Beziehungen bewußt zu machen. Darauf einigen sich Mitglieder und Leiter[1] einer Balint-Gruppe. Dabei sind sich alle Beteiligten darüber im klaren, daß ein derartiges Ziel nur mit Schwierigkeiten zu erreichen sein wird (Widerstand). Die Schwierigkeiten bei der Verfolgung des Ziels sind der eigentliche Gegenstand der Arbeit in Balint-Gruppen. Sie zeigen sich in Störungen in der Beziehung (Übertragung und Gegenübertragung). Der Grund der Störung wird mit Hilfe der psychoanalytischen Methode aufgedeckt und interpretiert (Deutung).

In der psychoanalytischen Situation der Zweierbeziehung wird das Ziel über freie Assoziationen des Patienten und über die gleichschwebende Aufmerksamkeit des Therapeuten erreicht. In der Balint-Gruppe assoziieren zuerst der Berichterstatter, dann alle Mitglieder der Gruppe, während der Leiter das interaktionelle Geschehen, im Prinzip genauso wie in der psychoanalytischen Situation, in gleichschwebender Aufmerksamkeit verfolgt.

Er tut dabei gut daran, folgende drei Dimensionen zu unterscheiden:

1. Die unbewußte Dimension der Beziehung zwischen Berichterstatter und Klient im „Dort und Dann" der realen Begegnung der bei-

---

[1] Wenn im folgenden Text die männliche Form der Sprache gewählt wurde, so geschah dies aus Gründen der Praktikabilität der Sprache und stellt keine Diskriminierung der Frau dar.

den beteiligten Personen. Sie ist durch wechselseitige Übertragungen und Gegenübertragungen verzerrt.
2. *Die unbewußte Dimension der Beziehung im „Hier und Jetzt" der Balint-Gruppe.* Dabei gibt es folgende vier Möglichkeiten für die sich entwickelnden Übertragungen:
   - die Beziehung zwischen Berichterstatter und Leiter,
   - die Beziehung zwischen Berichterstatter und Gruppe,
   - die Beziehung zwischen Gruppe und Leiter (Gruppenübertragung) sowie
   - die Beziehung zwischen den einzelnen Mitgliedern und dem Leiter.
3. *Die unbewußte Dimension der Widerspiegelung der berichteten Beziehung im „Dort und Dann" in der aktuellen Beziehung des „Hier und Jetzt" der Balint-Gruppe.* Sie entspricht ebenfalls einer Übertragung insofern, als sich die übertragenen Beziehungsmuster aus der Situation mit dem Klienten in der Balint-Gruppensituation wiederholen, widerspiegeln, reflektieren oder abbilden. Diese dritte Ebene ist die eigentliche Arbeitsebene der Balint-Gruppe. In ihr wird die zur Analyse anstehende ursprüngliche Beziehung zwischen Berichterstatter und Klient bzw. zwischen Klient und Berichterstatter analysiert.

Die in der zweiten Ebene ablaufenden Übertragungsprozesse stören das Ziel der Balint-Gruppe, nämlich die unbewußte Dimension der erstgenannten Ebene unter Nutzung des Spiegelphänomens der dritten Dimension bewußt zu machen. Dies ist im Sinne des Übertragungs-Gegenübertragungs-Konzeptes der Psychoanalyse aber nur dann möglich, wenn die Teilnehmer der Balint-Gruppe ihre Gegenübertragungs-Reaktionen als Reaktionen auf die sich entwickelnden Übertragungen auch fühlen, verstehen und deuten können. Das heißt: sie müssen in der Lage sein, ihre Gegenübertragung zu kontrollieren. Mit anderen Worten: sie müssen sie registrieren können,

a) *ohne* darauf – in der Horizontalen der Beziehung – unkontrolliert mitzuagieren und
b) *mit* der Möglichkeit, die registrierten Gefühle in sich selbst – in der Vertikalen der Person – auf ihre Inhalte, Qualität und Form zu überprüfen.

Wenn die Teilnehmer dazu in der Lage sind, ist das *Ziel* einer Balint-Gruppe erreicht. Uns interessiert aber im vorliegenden Beitrag besonders der *Weg*, der zum Ziel führt. Er ist wie alle Wege des Lebens dornenreich und mit Steinen bepflastert; ihn zu gehen, läßt sich aber erlernen, und zwar im Laufe eines Lernprozesses, den wir als „Beziehungsprozeß der Gruppe" (Argelander 1979) verstehen. Dazu ist bei praktischen Ärzten eine Ausbildung von 2-3 Jahren bei wöchentlich eineinhalb Stunden Seminar-Arbeit während 10 Monaten im Jahr erforderlich (Loch 1984), was ich in der Arbeit mit Ärzten nur bestätigen kann.

Studenten der Psychologie als Teilnehmer von Balint-Gruppen

Im Gegensatz zu fertig ausgebildeten Ärzten haben wir es an der Universität mit jungen Menschen zu tun, die noch in der Ausbildung stehen. Sie befinden sich oft noch im Stadium der sog. „Spätadoleszenz" (Blos 1973; Krejci u. Bohleber 1982) und haben ihre persönliche Identität und professionelle Kompetenz noch nicht erreicht. Sie kommen gerade mit dem Ziel, sich ausbilden zu lassen, um nach Abschluß des Studiums im angestrebten Beruf praktisch tätig sein zu können.

Bei Medizinstudenten fand Rehberger (1977) stark erlebte Rollenunsicherheit in der Begegnung mit den Kranken als Ausdruck einer rollenspezifischen Abwehr gegenüber der inneren Verunsicherung durch auftauchende Empfindungen von Aggression und Zuneigung gegenüber dem Patienten in der Student-Patient-Begegnung. Das starke Bedürfnis der Studenten nach mehr Selbsterfahrungsarbeit ist Folge der Seminararbeit selbst, der besonderen persönlichen und sozialen Lage von Studenten i. allg. und des persönlichen Leidensdrucks aufgrund wahrgenommener innerer Konflikte. Trotzdem haben sich Balint-Gruppen mit Medizinstudenten vielfach bewährt (Luban-Plozza 1977, 1979; Freyberger 1977).

Psychologiestudenten wollen zu 70% in klinisch-psychologischen oder psychotherapeutischen Institutionen tätig sein; an einer Beratungsstelle, einer psychotherapeutischen Institution oder an einer psychiatrischen Klinik. Viele haben darüber hinaus das latente

Bedürfnis, sich selbst zu helfen (Goebel-Siefert u. Scheid-Koeve 1980). Es wundert einen daher nicht, daß die Veranstaltungen des Instituts für Psychoanalyse an der Universität Frankfurt stark frequentiert sind.

In allen Lehrangeboten geht es um zwischenmenschliche Beziehung: in der Lehre über psychoanalytische Methoden ebenso wie in der psychoanalytischen Theorie, besonders aber in Selbsterfahrungs- und Supervisionsgruppen, wobei ich Supervisionsgruppe synonym mit Balint-Gruppe verstehe.

Während es in der Selbsterfahrungsgruppe vor allem darum geht, sich selbst besser kennenzulernen – durch Introspektion, mit dem Ziel, die Selbstwahrnehmung in bisher unbekannte Bereiche zu erweitern, zielt die Supervisionsgruppe, ganz im Einklang mit der eingangs gegebenen Definition der Balint-Gruppenmethode, auf die unbewußte Dimension der drei genannten unterschiedlichen Bezugsebenen, wobei gegenüber Balint-Gruppen mit praktischen Ärzten charakteristische Besonderheiten zu verzeichnen sind.

1. Auf der ersten Beziehungsebene bewegt sich ein unerfahrener Student mit seinem ersten Klienten während des psychologischen Praktikums, das 6 Wochen dauert und in einer klinisch-psychologischen Einrichtung absolviert werden kann. Manche Studenten erreichen, daß sie auch nach Abschluß des Praktikums noch einige Monate mit ihrem Klienten arbeiten können. Einige suchen und finden ihre Klienten selbst, aus der Nachbarschaft oder aus der studentischen „Szene". Sie suchen sich häufig schwer gestörte Patienten aus: Drogenabhängige, Psychotiker oder delinquente Jugendliche.

2. In der zweiten Bezugsebene bilden sich für jeden Teilnehmer die vier obengenannten Übertragungsprozesse ab: a) Übertragung der Berichterstatter auf den Leiter, b) Übertragung des Berichterstatters auf die Gruppe, c) Übertragung der Gruppe als Ganzes auf den Leiter und d) Übertragung einzelner Teilnehmer auf den Leiter.

Nach empirischen Erhebungen mit Hilfe des psychoanalytischen Interviews (Kutter 1985) finden sich bei den studentischen Teilnehmern gehäuft ängstliche und latent aggressive Anteile in

der Übertragung. Dazu kommen als Merkmale der Spätadoleszenz Selbstunsicherheit und mangelnde Abgrenzung, verbunden mit Ängsten vor Nähe, gemeinsam mit der Neigung zu intellektualisieren, zu agieren und zu projizieren (Kutter 1985, S. 207). Im Gießen-Test erweisen sich die untersuchten Psychologiestudenten jedoch normaler als die Mittelwertsprofile von Neurotikern. Die Übertragung der Gruppe und der einzelnen Teilnehmer auf den Leiter bewegte sich zwischen latenter Abhängigkeit und Auflehnung dagegen. Die Übertragung der Teilnehmer untereinander enthielten unter der manifesten Solidarität latente Rivalitäten gegeneinander. Sprachinhaltsanalytisch fanden wir an Angstthemen wiederholt überdurchschnittlich hohe Werte für Beschämung, für Ängste vor Verletzung und für Trennungsangst. Die schon genannten Ängste vor Nähe ließen sich auch mit Hilfe der sog. Aktantenanalyse objektivieren (Rost 1981).
3. Die eigentliche Beziehungsebene, nämlich die Wiederholung, Spiegelung oder Reflexion der Beziehung zwischen berichtenden Studierenden und Klient in der Beziehung der Studenten zur Gruppe kommt in einer Balint-Gruppe mit Studenten lange nicht zum Tragen; allenfalls in abgewehrter Form, wie gleich deutlich werden wird.

Besonderheiten des Gruppenprozesses bei studentischen Teilnehmern

Nach meinen Erfahrungen zeigt der Gruppenprozeß in Balint-Gruppen mit Psychologiestudenten folgende Besonderheiten:

Erstes Merkmal: Es werden auffallend schwer gestörte Fälle vorgestellt, z. B. dissoziale, psychotische oder drogenabhängige Klienten. Auf derartige Fälle einzugehen, ist in aller Regel nicht möglich, da sich bald herausstellt, daß der berichtende Student in Konfrontation mit einem so schwer gestörten Fall heillos überfordert ist. Die Interpretation, daß das Vorstellen schwerer Fälle ein Hinweis auf die eigene Überforderung sein könne, erlaubt es den Teilnehmern, den Blick darauf zu richten, *warum* sie ausgerechnet solch schwere Fälle suchen und finden.

Folgende Zusammenhänge werden dann deutlich:
a) alle Studenten sind in der Beziehung zu ihrem Klienten anfangs überfordert,
b) wenn Studenten den Klienten helfen, bedeutet dies unbewußt, man möge ihnen selbst helfen: „Wir haben es selbst nötig, Hilfe zu erhalten, können dies aber aus Stolz nicht direkt ausdrücken, sondern nur indirekt über den unbewußt gewählten Fall mitteilen."

Das Vorstellen schwerer Fälle stellt somit in der Übertragung auf den Leiter unbewußt einen *Hilferuf* dar: „Hilf uns und verstehe uns in unserer überforderten Lage, in der wir allein gelassen werden!" Es bedeutet ferner einen *Vorwurf* an alle Autoritäten: „Wie könnt ihr es zulassen, daß sich Menschen so gestört verhalten! Hättet *ihr* rechtzeitig geholfen oder solche Entwicklungen verhütet, dann müßten *wir* uns nicht mit derart schwierigen Fällen herumschlagen!"

Zweites Merkmal: Es werden häufig Fälle vorgestellt, die mit der Gruppe, in der sie leben, große Probleme haben: Da gibt es Wohngemeinschaften, in denen keiner den anderen versteht, Ärzte-Teams, die untereinander zerstritten sind, und Beratungsstellen, in denen heftige Rivalitäten unter den Mitgliedern ausgetragen werden. Wie in allen vorgetragenen Fällen ist auch hier die reale Beziehungsebene, die die tatsächlichen Verhältnisse wiedergibt, durch eine irreale Beziehungsebene i. S. von Übertragungen verzerrt. Mit ihrem Bericht über die Beziehungsprobleme ihrer Klienten zeigen die studentischen Teilnehmer unbewußt ihre Konflikte in der eigenen Gruppe an, ihre eigenen Rivalitäten und Aggressivitäten, die sie zugunsten einer nach außen demonstrierten Solidarität abwehren.

Drittes Merkmal: Da Psychologiestudenten ihr Praktikum in der Regel in Institutionen ableisten, kommt es häufig zu Spannungen zwischen Praktikant und den Repräsentanten der Institutionen. Es sind Abhängigkeits- und Loyalitätskonflikte der Praktikanten gegenüber der Leitung einer Beratungsstelle. Ähnliche Abhängigkeits- und Loyalitätskonflikte konstellieren sich auch leicht gegenüber dem Leiter der Balint-Gruppe selbst: „Soll ich als Teilnehmer mehr auf die anderen Gruppenmitglieder oder auf den Leiter hören?" Oder: „Wenn ich den Leiter idealisiere, laufe ich Gefahr, meine Kommilitonen zu verraten." Oder: „Wenn ich mich in der Gruppe verstecke, lerne ich nichts, also muß ich meine Angst vor Abhängigkeit überwinden, um etwas annehmen zu können." Die Auflehnung gegen die Autoritäten kann auch einen Abwehraspekt enthalten, dann nämlich, wenn die eigenen Wünsche nach Anleitungen, die als verpönt gelten, abgewehrt werden.

Technische Probleme der Leitung

In Balint-Gruppen mit Psycholgiestudenten ist es notwendig, die in den genannten drei Charakteristika zum Ausdruck kommenden unbewußten Problembereiche zu entdecken und analytisch anzusprechen: 1) die eigene Überforderung der Teilnehmer, 2) die besondere Beziehung der Teilnehmer zur Gruppe und 3) die institutionellen Probleme.

Balint-Gruppen mit Psychologiestudenten erfordern also eine besondere Technik der Gruppenleitung. Sie ist gegenüber der üblichen Balint-Gruppenarbeit insofern modifiziert, als der Leiter die hinter den Berichten über auffallend schwierige Fälle verborgenen Probleme der Teilnehmer wahrnehmen und ansprechen muß (Kutter et al. 1979). Der Leiter sollte auch stets an die Möglichkeit direkter Übertragungen der Teilnehmer auf den Leiter, der Gruppe auf ihn und auf andere Teilnehmer denken. Während die Teilnehmer lange Zeit völlig unbewußt in Berichten über Probleme mit ihren ersten Fällen ihre eigenen Probleme darstellen, lernen sie bei entsprechender Technik des Leiters später das, was sie während der Initialphase der Balint-Gruppe aus Abwehrgründen taten, einzusehen. Dies ist um so leichter möglich, wenn es dem Leiter gelingt, das unbewußte Anliegen der Teilnehmer zu verstehen und zu deuten. Damit ist die Abwehr über das „indirekte" Spiegelphänomen (Kutter u. Roth 1981) nicht mehr nötig.

Der Fortschritt vom ersten zum zweiten Stadium des Gruppenprozesses wird in Balint-Gruppen mit Psychologiestudenten entschieden gefördert, wenn die berechtigten Vorwürfe angesichts der realen Verhältnisse anerkannt werden. Um so schneller können dann auch störende Übertragungen der Teilnehmer auf den Leiter, der Gruppe auf den Leiter und der Teilnehmer untereinander angesprochen und überwunden werden. Dabei ist der Gefahr, daß die Balint-Gruppe zu einer Selbsterfahrungsgruppe entartet, dadurch zu begegnen, daß der Leiter die störenden Übertragungen immer im Zusammenhang mit der fallbezogenen Aufgabe der Balint-Gruppe anspricht. Damit bleibt die Gruppe stets in dem zu ihr gehörenden professionellen Rahmen (Roth 1984).

Der Leiter kann die Besonderheiten studentischer Teilnehmer auch in einer Reihe von *Vorgesprächen* vor Beginn der eigentlichen Fallarbeit klären. Er kann die besonderen Merkmale studentischer Population von vornherein beachten und ansprechen. Damit können die sonst in aller Regel vorkommenden Komplikationen studentischer Balint-Gruppen vermieden werden. Noch besser wäre es natürlich, wenn alle Teilnehmer *vor* Beginn der Balint-Gruppe genügend lange ihre eigenen Probleme in einer Selbsterfahrungsgruppe oder während einer persönlichen Analyse hinreichend kennengelernt und gelöst haben. Ist dies nicht möglich, dann empfehle ich bei Gruppen mit Studenten *vor* der eigentlichen Fallarbeit zu deren Vorbereitung eine Art „Gruppenpsychotherapie" (Kutter 1984, S. 181) durchzuführen – in Balint-Gruppen mit Studenten m. E. kein Kunstfehler, sondern eine Notwendigkeit.

Wirkungsweise und Ergebnisse

Ein derartiges Vorgehen ist mit Psychologiestudenten deswegen zu empfehlen, da bei ihnen der Selbsterfahrungsanteil phasenspezifisch hoch ist (Speidel 1977; Forche 1979; Ermann 1983). Dies trifft sicher auch für Medizinstudenten zu, die sich von Psychologiestudenten nur unmerklich unterscheiden, abgesehen davon, daß sie weniger zu Widersprüchen neigen als Psychologiestudenten (Beckmann et al. 1972, S. 18 f.). Bei jeder Population einer Balint-Gruppe müssen somit die berufsspezifischen Besonderheiten ausführlich genug berücksichtigt werden, denn ohne ein gewisses Eingehen auf die allgemeinen Berufsprobleme der Teilnehmer als entscheidendem sozialen „Kontext" durch den Leiter fehlen die Voraussetzungen für die eigentliche Arbeit am einzelnen Fall (Kutter 1973, S. 52). Das heißt im einzelnen: Jeder Leiter von Balint-Gruppen mit Studenten muß in der Medizin die krankheitsorientierte Ausbildung der Medizinstudenten mit ihrer Prävalenz von Diagnose, Nosologie und medikamentöser Therapie ebenso berücksichtigen, wie die theorielastige Ausbildung von Psychologiestudenten, die keine Möglichkeit haben, während des akademischen Unterrichts unmittelbar mit Klienten in Kontakt zu kommen, abgesehen vom Praktikum, und deren Studium hauptsächlich auf Statistik und extreme Versachlichung der Klienten als Objekt des Messens orientiert ist.

Beide Populationen bringen insofern in die Balint-Gruppe eine Art *professionelle Deformation* mit, die erst erkannt sein will und korrigiert werden muß. Bei praktischen Ärzten dürfte die professionelle Deformation nach dem langen Medizinstudium, vielfach gefolgt von Facharztweiterbildung, eher noch stärker ausgeprägt sein. Deswegen dauern Balint-Gruppen bei Ärzten auch so lang, um die gewünschte „wesentliche, wenn auch begrenzte Umstellung der Persönlichkeit" (Balint 1957, S. 399) zu erzielen.

Balint-Gruppen mit Psychologiestudenten sind nicht derart zeitaufwendig, da die Teilnehmer jünger sind und da deren Deformation durch die reguläre Ausbildung noch keine so nachhaltigen Wirkungen entfalten konnte, wie bei den fertig ausgebildeten Ärzten.

Die Wirkungsmechanismen können wir in zwei grundlegend voneinander verschiedenen Prozessen sehen, die durchaus im Einklang mit Balints Auffassung von „Lernen" (1966, S. 239) stehen, nämlich

a) im *Abbau* von Ängsten und Abwehrmechanismen, wie sie sich direkt in der Übertragung auf Leiter, Gruppe und Mitglieder abzeichnen, oder indirekt über die unbewußte Auswahl von Fällen, in die die eigenen unbewußten Probleme projiziert werden können, sowie

b) im *Aufbau* einer spezifischen „psychosozialen Kompetenz" (Ohlmeier u. Sandner 1979), von der m. E. die „empathische Kompetenz" (Kutter 1981) die wichtigste Komponente darstellt. Dazu gehört das Sich-Einfühlen in den Klienten ebenso, wie das

Sich-wieder-distanzieren-Können. Dazu kommt die Fähigkeit, gefühlsmäßig auf die Übertragungen der Klienten in der Gegenübertragung zu reagieren und dies für die Beziehungsdiagnose (Luban-Plozza 1974) und -analyse (Kutter 1978; Bauriedl 1980) nutzbar machen zu können.

Die guten Erfolge der von uns geleiteten Balint-Gruppen (Kutter 1985) bestätigen dies: sowohl in der Leitereinschätzung als auch bei der empirischen Überprüfung mit dem Gießen-Test in der Variante „Einführungsbild, verglichen mit dem Selbstbild des Klienten" besserte sich die Einfühlungsfähigkeit signifikant ($p < 0,01$), wobei erhebliche interindividuelle Unterschiede bestanden. Die Sprache der Gruppenteilnehmer erwies sich in der Aktantenanalyse durchgängig „intensiv klientenbezogen" (Kutter 1985, S. 216).

Nicht zuletzt wegen dieser günstigen Resultate empfehlen sich Balint-Gruppen mit Studierenden, seien es nun Psychologie- oder Medizinstudenten, überall dort, wo es um die Klärung zwischenmenschlicher Beziehungen geht. Dies gilt – mutatis mutandis – auch in der Ausbildung von Juristen, Lehrern, Krankenpflegern und -schwestern, Sozialpädagogen und Sozialarbeitern. Wir sollten nicht erst darauf warten, bis die übliche Ausbildung in diesen Berufen zu professionellen Deformierungen geführt hat, sondern derartigen Entwicklungen im echten Sinne vorbeugen, denn „Vorbeugen ist besser als Heilen".

Zusammenfassung

Der Autor versteht die Balint-Gruppe als einen Ort, an dem unbewußte interaktionelle Prozesse bewußt gemacht werden. Er unterscheidet dabei drei Beziehungsebenen. Deren Besonderheiten in Balint-Gruppen mit Psychologiestudenten werden erörtert. Dazu gehören das Sich-Einlassen auf schwierige Fälle und die häufigen Konflikte mit Gruppen und Institutionen. Damit bringen die Teilnehmer indirekt eigene Probleme zum Ausdruck. Das Verhalten der Teilnehmer ist also Abwehr, wobei das Abgewehrte die eigenen Ängste und Unsicherheiten der Teilnehmer sind. Deswegen empfiehlt sich eine „initiale Gruppenpsychotherapie" vor der eigentlichen Fallarbeit. Die Wirkungsweise der Gruppe verläuft über den Abbau von Ängsten und Abwehr und über den Aufbau psychosozialer Kompetenzen.

Literatur

Argelander H (1979) Balint-Gruppen. In: Heigl-Evers A (Hrsg) Die Psychologie des 20. Jahrhunderts, Bd VIII. Kindler, München, S 822–829
Balint M (1957) Der Arzt, sein Patient und die Krankheit. Klett, Stuttgart
Balint M (1966) Ich-Stärke, Ich-Pädagogik und „Lernen". In: Die Urformen der Liebe und die Technik der Psychoanalyse. Huber/Klett, Bern/Stuttgart, S 232–245
Bauriedl T (1980) Beziehungsanalyse. Das dialektisch-emanzipatorische Prinzip der Psychoanalyse und seine Konsequenzen für die psychoanalytische Familientherapie. Suhrkamp, Frankfurt
Beckmann D, Moeller ML, Richter H-E, Scheer JW (1972) Studenten. Urteile über sich selbst, über ihre Arbeit und über die Universität. Aspekte-Verlag, Frankfurt
Blos P (1973) Adoleszenz. Eine psychoanalytische Interpretation. Klett, Stuttgart
Ermann M (1983) Die Anwendung des Stuttgarter Bogens in der klinischen Psychotherapie. In: Enke H, Tschuschke V, Volk W (Hrsg) Psychotherapeutisches Handeln, Kohlhammer, Stuttgart, S 25–31
Forche RM (1979) Ergebnisse einer am Balint-Gruppen-Konzept orientierten psychoanalytischen Supervisionsgruppe mit Studenten. Institut für Psychoanalyse, Univ. Frankfurt, unveröffentl. Jahresarbeit
Freyberger H (1977) Balint-Gruppen-Arbeit mit Studenten im Rahmen der klinisch-psychosomatischen Krankenversorgung. Therapiewoche 27: 7076–7091
Goebel-Siefert I, Scheid-Koeve H (1980) Psychologie studieren, um sich oder anderen zu helfen; Eine Untersuchung zur Studienmotivation von Psychologie-Studenten. Institut für Psychoanalyse, Univ. Frankfurt, unveröffentl. Vordiplomarbeit
Krejci E, Bohleber W (1982) Spätadoleszente Konflikte, Indikation und Anwendung psychoanalytischer Verfahren bei Studenten. Vandenhoeck & Ruprecht, Göttingen
Kutter P (1973) Methoden psychoanalytischer Gruppenarbeit, Teil II: Fall-zentrierte, themen-zentrierte und sog. Selbsterfahrungs-Gruppen. Z Psychother Med Psychol 23: 51–54
Kutter P (1978/79) Ankündigungs-Text einer Balint-Gruppe mit Psychologie-Studenten, WS 1978/79, Vorlesungsverzeichnis der Universität Frankfurt
Kutter P, Laimböck A, Roth JK (1979) Balintgruppenarbeit mit Studentenberatern. Gruppenpsychother Gruppendyn 14: 248–264

Kutter P, Roth JK (1981) Psychoanalyse an der Universität: psychoanalytische Selbsterfahrungs- und Supervisionsgruppen mit Studenten. Kindler,München

Kutter P (1981) Emphatische Kompetenz – Begriff, Training, Forschung. Psychother Med Psychol 31: 33–36

Kutter P (1984) Psychoanalyse in der Bewährung. Methode, Theorie und Anwendung. Fischer, Frankfurt

Kutter P (1985) Psychoanalytische Interpretation und empirische Methoden. Ein zweidimensionaler Ansatz von Forschung in der Psychoanalyse am Beispiel von Selbsterfahrungs- und Supervisionsgruppen an der Universität. Fachbuchhandlung für Psychologie, Verlagsabteilung, Frankfurt

Loch W (1984) Balint-Seminare: Zweck, Methode, Zielsetzung und Auswirkung auf die Praxis. In: Frick-Bruder V, Platz X (Hrsg) Psychosomatische Probleme in der Gynäkologie und Geburtshilfe. Springer, Berlin Heidelberg New York Tokyo

Luban-Plozza B (1974) Praxis der Balint-Gruppen. Lehmanns, München

Luban-Plozza B (1977) Zur Entwicklung von Studenten-Balint-Gruppen (Junior-Gruppen). Therapiewoche 27: 7049–7061

Luban-Plozza B (1979) Zehn Jahre Balint-Gruppen mit Studenten. Dtsch Ärztebl 9: 585–587

Ohlmeier D, Sandner D (1979) Selbsterfahrung und Schulung psychosozialer Kompetenz in psychoanalytischen Gruppen. In: Heigl-Evers A (Hrsg) Die Psychologie des 20. Jahrhunderts, Bd VIII. Kindler, Zürich

Rehberger R (1977) Supervisionsgruppen mit Studenten. Ein vorläufiger Bericht über ein Balint-Seminar mit Doktoranden. Therapiewoche 27: 7062–7074

Rost WD (1981) Objektpsychologische Modellvorstellungen zur Theorie, Erforschung und Behandlung psychosomatischer („alexithymer") Störungen. Dissertation am Fachbereich Psychologie der Universität Frankfurt

Roth JK (1984) Hilfe für Helfer: Balint-Gruppen. Piper, München

Speidel H (1977) Die Balint-Gruppe. Voraussetzungen, Theorie und Methode. Therapiewoche 27: 6946–6961

Transkription einer informatorischen Balint-Gruppensitzung: der Fall Don José

Boris Luban-Plozza

Es handelt sich um eine sog. informatorische Balint-Gruppe, die in einem großen Konferenzraum eines alten Gebäudes in einem Universitäts-Klinikum (vor ca. 10 Jahren) stattfindet. Der für seine Balint-Gruppenarbeit mit Studenten bekannte Leiter war vom Direktor eines theoretischen Instituts dazu eingeladen worden, diese Gruppenarbeit zu demonstrieren. Mit einem hektographierten Blatt wurden über den ASTA Studenten eingeladen. – Zur Überraschung des Leiters waren auch viele Mitarbeiter der Klinik, in der die Sitzung stattfinden sollte, eingeladen worden: Chef, Oberärzte, Assistenten, technische Assistenten und Pflegepersonal. Statt der erwarteten 15–20 Teilnehmer waren etwa 60 Personen anwesend; das Mobiliar mußte umgestellt werden, und Stühle und Hocker aus anderen Räumen wurden mit z.T. viel Vergnügen herbeigeschafft, so daß ein sehr großer Kreis mit recht engem Beieinandersitzen entstand.

E Erzähler (Medizinstudent)
L Leiter
M Männliche Teilnehmer (bei der Vielzahl der Diskutanten war eine nähere Differenzierung der Stimmen nicht möglich)
W Weibliche Teilnehmerinnen
(in den Klammern sind Anmerkungen zur Erleichterung des Verständnisses sowie Zusammenfassungen angeführt)

L: Ich danke Ihnen (an Prof. X gewendet) für die Einladung.
Ich freue mich, daß unsere Gruppe so inhomogen zusammengesetzt ist: Ich glaube, hier ist ungefähr alles aus der Medizin vertreten: Studenten und Assistenten, Sozialarbeiter und Krankenpfleger, praktische Ärzte und Dozenten sowie Professoren. – Wir möchten versuchen, unsere eigene Beziehung zum Patienten etwas besser zu verstehen. Es ist ein Versuch, ein Beispiel; denn wir sind keine Balint-Gruppe, die ja mindestens 2 Jahre dau-

ern würde. Zur Methode: Wir arbeiten fallbezogen, d.h. wir beschäftigen uns heute nur mit einem Fall. Wir glauben eben, daß man diesem einem Patienten dann in seiner Beziehung zum Arzt besonders nahe kommt. Wir bemühen uns um *Beziehungsdiagnostik*, als Hilfe zur *Beziehungstherapie*. – Wir haben jetzt Zeit bis viertel vor fünf; dazu hätte ich noch eine Bitte: Diejenigen, die nicht bis viertel vor fünf bleiben können, denen möchte ich sagen, daß es besser wäre, wenn sie jetzt schon gehen würden; sonst wird die Dynamik unserer Gruppe etwas gestört. – Und jetzt die klassische Frage: Wer möchte einen Patienten vorstellen?

E: Ich denke noch manchmal über einen Patienten nach, den ich vor ungefähr 3 Monaten bei einer Famulatur in Südamerika kennengelernt habe. Ich bin Student im 10. Semester, da habe ich als Arzt praktisch gearbeitet. Der Patient kam zu mir, er machte einen alten, versteinerten, verspannten Eindruck auf mich. Er hatte weit aufgerissene, wache Augen. Das einzige, was er haben wollte, war: „Ich kann nicht schlafen! Verschreiben Sie mir Schlaftabletten, Beruhigungstabletten." Und ich wußte überhaupt nicht damit umzugehen. Er hat in einem Nachbardorf des Krankenhauses, wo ich gearbeitet habe, gelebt. Wir fuhren diese Strecke von 30 km einmal in der Woche; ich habe ihn wöchentlich gesehen. Er bat mich immer, ich sollte ein paar Schlaftabletten mitbringen. Ich habe so eine Abneigung gegen diesen künstlichen Schlaf, gegen dieses Betäuben und das Nicht-Sprechen; und das gerade in diesem nichtindustrialisierten Land. Ich fand es ganz unmöglich, da jetzt Tabletten hinzubringen und diese Bedürfnisse zu erfüllen. Der Mann erzählte mir, daß er manchmal in die Provinzhauptstadt fährt; er führt nämlich das Einwohnerregister in dieser kleinen Gemeinde, er zählt nicht zu den Durchschnittsbürgern, und insofern ist er besser gestellt. Dort hat er sich ohne Rezept, wie es dort üblich ist, schon öfters Beruhigungs- und Schlafmittel verschafft. Er klagte außerdem über irgendwelche körperlichen Beschwerden, Verdauungsstörungen, Schmerzen im Bauch und in der Gallenregion. Er zeigte mir dann schließlich Rezepte, die er von verschiedenen Ärzten mitgebracht hatte, über Schlafmittel oder Vitamine. Ich wußte gar nicht, was ich da machen sollte. Ich hatte so ein bißchen das Gefühl, daß er die Medikamente von mir verlangte und sagte: „Du bist aus Europa. Du weißt, was ich habe, ihr habt das, warum gibst Du es mir nicht?"

W: Und was hast du wirklich gemacht?

E: Ich habe versucht, mit ihm ins Gespräch zu kommen, nicht zu bohren und zu fragen, sondern mit ihm ein Stück Weges zu gehen, über den Platz zu seinem Haus. Es war mir unmöglich, mit ihm in irgendein sinnvolles Gespräch zu kommen, ihn zu führen. Ich habe bei ihm so ein bißchen Gelbfärbung gesehen. Ich hab' ihm gesagt, er würde mir ja von Schlafstörungen und Leberbeschwerden berichten; ob nicht vielleicht irgend etwas ihn unruhig machen würde. Oder wie er sich denn das so vorstellen würde. Und ich habe ihm dann einmal, weil ich einfach nicht mehr weiter wußte, starke Schlaftabletten dagelassen, aber nur 5. Und er kam dann erst 2 Wochen später wieder. Und ich habe ihm gesagt, er soll die dann nehmen, wenn er mal 3 Tage nicht geschlafen hatte. Damit habe ich mich irgendwie gerettet, dann aber kam er ja wieder.

M: Woran scheiterte das Gespräch denn?

E: Es gab keine Sprachschwierigkeiten. Der Mann sprach fließend und gut Spanisch, obwohl dort viel in einheimischen Sprachen gesprochen wird. – Der Mann wehrte schon die leisesten Denkmöglichkeiten ab, daß es irgend etwas mit seinem Beruf oder seiner Familie zu tun haben könnte, oder mit ihm selbst: „Ich bin krank, ich bin schwer krank." – Er war etwa 55 Jahre alt, sehr mager, graue Haare und machte irgendwie einen gespenstischen Eindruck. – Ich konnte einfach nicht glauben, daß er seit Jahren pro Nacht nur ein bis zwei Stunden schläft. Ich hatte das Gefühl, daß er etwas vorgibt oder verschlimmert darstellt, um damit Eindruck zu machen und zu seinem Ziel zu kommen.

M: Wie war denn seine soziale Situation insgesamt?

E: Er war einmal verheiratet gewesen, ist jetzt allein. Die Kinder waren zu Industriestädten 500 km weit entfernt ausgewandert. Aber er redete eigentlich gar nicht darüber. Er sagte nur: „Meine Kinder sind weg und arbeiten dort."

M: Hat er mal irgendwelche Erklärungsvorschläge von sich aus gemacht, weshalb er nicht schlafen könnte?

E: Hat er nicht gemacht. „Ich bin schwer krank", hat er gesagt.

W: Ist er jemals *untersucht* worden? Wie kommt er darauf, schwer krank zu sein? Ist das seine eigene Diagnose?

E: Ich habe im weiteren Verlauf, als ich einfach nicht auf ihn eingegangen bin, seine Vorgeschichte so ein bißchen aus den Rezepten ersehen, die er da angebracht hat. Da waren Valium zum Spritzen, Traubenzucker, Leberdragees und Barbiturate aufgeschrieben. Und da habe ich mir ein bißchen ausgemalt, was die anderen Ärzte dazu gedacht hatten. Es gab noch einen anderen Arzt dort. Aber ich habe versäumt, mit diesem Kollegen in dieser Region, wo wir also dauernd unterwegs waren, darüber zu reden; ich habe mich nicht erkundigt über diesen Patienten; und das war mein Problem, mit dem ich allein fertigwerden mußte.

L: Die Kollegin hat gefragt, ob der Mann einmal untersucht wurde. Ich hoffe, daß sie fragen wollte, ob Sie ihn untersucht haben ... und Sie antworten mit Rezeptpapieren ...

E: Ich habe den Mann, als er zum ersten Mal kam, zunächst untersucht. Ich habe ihn angeschaut, den Eindruck von ihm auf mich wirken lassen. Und er ließ sich eigentlich ganz gern den Bauch palpieren, in die Augen schauen und das Herz abhören. Und als ich dann fragte: „Ist das etwas schmerzhaft?" – nehmen wir an, daß ihm die Leber weh tut oder ihm der Oberbauch weh tut – da sagte er sofort: „Ich bin schwer krank, ich brauche erstens Leberdragees und zweitens entweder Valium oder Schlafmittel." – Und er war auch sichtbar nervös. Er wirkte so ein bißchen wie einer, der zu viel Schilddrüsenhormone hat; irgendwie so überaktiv, aber nicht etwa feurig und glänzend.

M: Sie sagen, daß sie im 10. klinischen Semester waren und dort zur Famulatur gingen. Ich weiß nicht, wieviel klinische Erfahrungen man im 10. Semester bei einer Famulatur hat?

L: Darf ich fragen, ob nicht die richtige Frage wäre: Wie viel klinische Erfahrung braucht man bei diesem José, wie hieß er mit Vornamen?

E: Sicherlich hieß er ungefähr José, aber … (mehrere Teilnehmer lachen) ich würde ihn schon eher als Herren bezeichnen, denn er war einer der angesehensten oder einer der wohl besser situiert war.

L: Also *Don José* … (Lachen) … Wir haben jetzt schon Wesentliches gehört: Ein Mann, der sich gern untersuchen läßt. Und ein Student im 10. klinischen Semester, der irgendwie mit dieser Untersuchung nichts anzufangen weiß. Er sagt Ihnen (E) schon die Diagnose: Ich bin schwer krank. Ich will diese und diese Tabletten. Und er sagt Ihnen noch mehr: „Sie sind da, um mir diese Tabletten zu geben, die ich brauche, die ich verlange." Was meinen Sie (an die Teilnehmer der Gruppe gewendet)? Jetzt können Sie (an E gewendet) einen Moment ausruhen. Wir versuchen, zu arbeiten.

M: Ich glaube, das Beispiel ist etwas schlecht gewählt. Denn die südamerikanischen Verhältnisse werden sich wohl nicht auf unsere Verhältnisse anwenden lassen. Und sicherlich muß man den Background, den kulturellen Hintergrund dieses Patienten, auch berücksichtigen. Mit welchem Motiv er zu einem Arzt geht, der aus Europa kommt. Das wird wohl anders geartet sein, als wenn ein Patient aus unserem Kulturkreis zu einem hiesigen Doktor geht.

M: Wenn diese jahrelange Schlafarmut bestand, dann glaub' ich, ist es verständlich, wenn dieser Mann einfach fordernd kommt: „Gib mir was, hilf mir! Die anderen haben mir ja bisher auch nicht anders helfen können, als daß sie mir etwas verschrieben haben." Und dieses Verhalten tritt doch auch bei uns in unserem Umkreis ganz genauso auf wie bei jemandem, der unter einer chronischen Schlafarmut leidet.

M: Ich weiß, daß in Südamerika bei vielen Stämmen der Indios es so ist, daß der Naturheiler das erste Wort spricht. Daß in jeder Region so ein Naturheiler eine sehr große Autoritätsstellung hat. Und von Entwicklungshelfern, die ich persönlich kenne, weiß ich auch, daß gerade in den Andenstaaten die Patienten oft ganz zuletzt mit einer Forderung an den Doktor herantreten, ihm mehr oder weniger dann das Messer auf die Brust setzen: „Jetzt gibst Du mir etwas, oder Du bist mit Deiner Medizin unfähig!" Ich glaube, man muß in diesem Fall schon berücksichtigen, daß das vielleicht auch ein solcher Patient ist, der bereits bei vielen einheimischen Medizinern gewesen ist, und der dann jetzt eben zu Dir gekommen ist, um schlicht und endlich die Pillen zu bekommen.

E: Er war kein Indio oder Bolivianer. Er war spanisch. Und: In diesen sehr armen Regionen gibt es praktisch keine Kulturreste mehr; dort hoch oben in den Bergen ist alles zersiedelt. Ich würde den Einfluß von Naturheilern gering einschätzen.

L: Sie (Ansprechen einer Teilnehmerin, die am Vortag an einer anderen Veranstaltung teilgenommen hatte) waren doch gestern so frech. Warum sind Sie heute so ruhig? Sie haben ja sicher eine Menge darüber zu sagen ...
W: Ich muß noch ein bißchen nachdenken ...
L: Das ist auch ein Alibi ...
W: Ich habe den Eindruck, wir sind alle so stumm wie der Patient ...
W: Wie hast Du (an E gewendet) Dich denn gefühlt ihm gegenüber?
E: Einerseits wie ein Erzieher, der das jetzt nicht einreißen lassen möchte, daß da die Leute, die Probleme haben, Valium essen. Andererseits wie ein Verweigerer, der aber eigentlich doch helfen möchte, der aber nicht die diagnostischen Möglichkeiten hat, die er in Deutschland gelernt hat, mit der Anwendung von Apparaten.
W: Du (an E gewendet) hast nichts festgestellt, als Du ihn untersucht hast?
E: Der Oberbauch hat ihm etwas weh getan, aber schon seit Jahren. Und die Leber war offensichtlich etwas geschädigt, er hatte eine leichte Gelbsucht. Aber das ist auch nichts Besonderes dort, weil die Ernährung da bei allen dazu führt.
M: Wie häufig sind Ihnen (an E gewendet) denn sonst noch in diesen 3 Monaten Famulatur unklare Fälle begegnet? Das heißt also Fälle, mit denen Sie nichts anfangen konnten, die Sie nicht einordnen konnten?
E: Ich habe da mit einem erfahrenen Arzt, untergeordnet, mitgearbeitet. Und das gab's relativ selten. Dieser Arzt hatte unheimliche klinische Erfahrung gehabt. Und die meisten Krankheiten sind nicht irgendwelche Seltenheiten gewesen, sondern Durchfallerkrankungen, Unterernährung als Folge von Verarmung. Aber ich glaube nicht ... das ist ein bißchen zu weitführend ...
M: Aber Sie haben den nicht diesem Arzt vorgestellt, diesen Patienten?
L: Entschuldigen Sie (an den Frager gerichtet). Was denken Sie jetzt?
M: Ich nehme an, daß er diesem Arzt nicht diesen Patienten vorgestellt hat. – Ich denke, daß ich in dieser Situation sehr viele Bedenken hätte. Gerade bei einer Diagnose, von der ich weiß, die hier nur mit technischen Hilfsmitteln zu stellen ist, die nur sehr erfahrene Kliniker ... Wenn ich so etwas im Hintergrund hätte, dann würde ich, zumindest als Student, schon weiter gefragt haben, wenn mir tatsächlich dieser ganze Fall unklar ist.
E: Das Gefühl, ich könnte helfen, war sehr beschränkt. Denn die Medikamentenzufuhr bestand aus 10jährigen alten Ärztemustern, die ich selbst erst sortieren mußte, den Rattenmist ausmisten mußte. Ich war sehr eingeengt, das hat also nicht 'ne größere Konsequenz gehabt. Wenn ich nun daran gedacht hätte, den Fall, der mich bewegt hat, zu besprechen, dann nicht wegen der Möglichkeit, eine adäquate Diagnose in irgendeiner Form, womöglich in einem Krankenhaus, zu stellen ...
M: Sie (an den Leiter gerichtet) haben ihn (an einen älteren Teilnehmer gerich-

Transkription einer informatorischen Balint-Gruppensitzung

tet) vorhin gefragt, was er sich dabei gedacht hat, bei der Frage. Ich glaub', diese Frage hat er noch nicht beantwortet. Ich möchte es vielleicht ein bißchen direkter formulieren. Kann es auch sein, daß da das Bedürfnis dahintersteckt, ihn (Herrn E) zurechtzuweisen, weil er als zehnsemestriger Student sich die Rolle eines Arztes einbildet?

M: Ja, zumindest eines klinisch erfahrenen Arztes. Ich würde schon sagen, daß er einen Patienten, der ihn sehr bewegt, den er selber behandelt, zumal dann, wenn die Gelegenheit dazu gegeben ist, jemand anderen zu fragen und zumindest bei einem klinisch sehr erfahrenen Arzt nachzufragen, wie er sich das vorstellt ...

L: Sie haben hier jetzt ein Wort gebraucht, das für unsere Arbeit ganz wichtig ist. Sie haben gesagt: „Ein Patient, der ihn sehr bewegt." Und das ist wichtig. Wir sollten jetzt versuchen zu verstehen, warum gerade dieser Don José ihn so bewegt hat? Warum er ihn nicht diesem anderen sehr erfahrenen Arzt vorgestellt hat? Warum er jetzt seit 3 Monaten daran denkt? Und dann können wir vielleicht etwas mehr auch von Don José selbst verstehen ...

Anmerkungen der Schriftleitung zu der Transkription

Jürgen Körner

Wir haben die Transkription einer spontan zusammengesetzten, außerordentlich großen Balint-Gruppensitzung unter der Leitung von Herrn Luban-Plozza deswegen in unsere Rubrik „Aus der Praxis einer Balint-Gruppe" aufgenommen, weil sie mehrere interessante Vergleiche erlaubt. Zum einen kann man das Geschehen in dieser ganz zufällig zusammengesetzten, informatorischen Balint-Gruppe mit jener Balint-Gruppe vergleichen, die Herr Rosin leitete und die im vorliegenden Band ausführlich dokumentiert und diskutiert wurde. Zum anderen kann man versuchen, einen Vergleich zu den Balint-Großgruppen herzustellen, über die sich Herr Stucke ebenfalls in diesem Band äußert. Bei diesen Vergleichen stellt sich die Besonderheit im Ablauf und in der Dynamik der Balint-Gruppe von Herrn Luban-Plozza heraus, die wir im folgenden kurz skizzieren wollen.

Die außerordentlich umfangreiche, spontan und zufällig zusammengesetzte Gruppe beginnt, konzentriert an einem schwierigen Problem zu arbeiten, und wir haben den Eindruck, daß schon in den ersten Beiträgen, also nach wenigen Minuten, wichtiges Material für das Verständnis der vorgetragenen Arzt-Patienten-Beziehung sichtbar wird. So scheint sich eine Konkurrenz zwischen einem älteren Arzt und dem erzählenden Studenten zu entwickeln; jener belehrt diesen, daß man bei einem so schwierigen Fall doch einen erfahrenen Kollegen um Rat fragen müßte. Der Patient, um den es geht, ist etwas Besonderes: „Don José". Es ist nicht der Kleinkram, den man einem Studenten überlassen könnte. Wir vermuten, daß der Erzähler diese Arzt-Patient-Beziehung vorgetragen hat, weil auch er Zweifel hat, ob er der richtige Partner für diesen (besonderen) Patienten ist. Er hat dieses Problem der Gruppe zugespielt, welche – zunächst in der Person des älteren Kollegen – diese

Rolle auch übernimmt und damit einen wesentlichen Aspekt des konflikthaften Geschehens widerspiegelt.

Es ist nun interessant zu sehen, daß der Leiter diese Widerspiegelung nicht aufgriff und auch sonst dazu neigte, eher durch steuernde Hinweise den Prozeß in produktive Bahnen zu lenken. Wir vermuten, daß der Leiter die deutlich werdenden Übertragungsprozesse und Abwehrphänomene sehr wohl wahrnahm, aber aus guten Gründen nicht ansprach. Vielleicht waren es die Größe der Gruppe, ihre Inhomogenität, die Spontaneität und Zufälligkeit ihrer Zusammensetzung, welche ihn zu einer direktiven Leitungstechnik greifen ließ. Ein weniger stark steuerndes, weniger fokussierendes Leiterverhalten hätte nämlich ein Anwachsen der Übertragungsprozesse und eine regressive Bewegung gefördert, die einen produktiven Arbeitsprozeß mit Sicherheit verhindert hätten. Das Charakteristische an dieser Gruppe – gegenüber derjenigen von Herrn Rosin etwa – ist nämlich die fast initiale Intensität der Übertragungen und die Anhäufung sehr reichhaltigen Materials, welches eine weitgehende Strukturierung und Steuerung durch den Leiter verlangt.

Insofern sind Balint-Gruppen, die sich so spontan und mit einer so großen Anzahl von Mitgliedern zusammensetzen, nur als informatorische Veranstaltungen sinnvoll. Denn sie vermitteln schon in kurzen Zeitabschnitten vieles von der typischen Arbeitsweise einer Balint-Gruppe, ohne daß es freilich zu einem wirklich produktiven und persönlichkeitsverändernden Durcharbeitungsprozeß kommen kann. Es ist die Anschauung über die lebendigen Übertragungs- und Widerspiegelungsprozesse, die den Wert einer solchen Gruppe ausmachen. Nachträglich, für den Leser und auch für den Kommentator ist es dann eine ganz andere und interessante Aufgabe, den Prozeß im einzelnen nachzuzeichnen und die Beziehungen zwischen den Gruppenteilnehmern zu analysieren. Wer dabei bedauert, daß so wenig Material von dem Gruppenleiter aufgegriffen wurde, möge bedenken, daß es sich um einen sehr kurzen Abschnitt einer Balint-Gruppe handelt und berücksichtigen, daß eine so große, zu regressiver Bewegung neigende Gruppe nicht der Aufforderung zur (formalen) Regression, sondern der Strukturierung und Führung bedarf.

Leitungstechnik der Balint-Gruppenarbeit

Die Angst des Krebskranken in der Balint-Gruppenarbeit

Herbert Neubig

Einleitung

Das Wort Krebs macht nach wie vor große Angst, hilf- und hoffnungslos. Es ruft Gedanken an schmerzvolles Leiden, Verzweiflung und qualvolles Sterben wach. In der Arzt-Patient-Beziehung wurde der Krebs in der Vergangenheit oft tabuisiert oder verleugnet, in der Annahme, dem Kranken dadurch sein Schicksal zu erleichtern und damit wohl auch eigene affektive Betroffenheit zu verhindern.

Ursächlich für die Probleme in dieser Interaktion sind hauptsächlich die bewußten und unbewußten Ängste aller Beteiligten.

Nach Kierkegaard (1960) wird Angst als unbestimmt und gegenstandslos angesehen, als ein unangenehmer emotionaler Zustand mit vegetativen Begleiterscheinungen erlebt, der aus einem Gefühl der Bedrohung hervorgeht.

Der gesunde Mensch kann diese Angst erleben, wenn er vor eine neue Situation gestellt wird, für die er keine befriedigende Entscheidung treffen kann und sein inneres Gleichgewicht nicht wiederfindet. Diese existentielle Angst gehört zur Grundbestimmung unseres Menschseins, sie wird weniger als Bedrohung von außen erfahren, sondern in erster Linie aus uns selbst heraus.

Es sei an die vier Grundformen der Angst nach Riemann (1961) erinnert:

a) die Angst vor der Selbsthingabe – als Ich-Verlust und Abhängigkeit erlebt,
b) die Angst vor der Selbstwerdung – als Ungeborgenheit und Isolierung erlebt,
c) die Angst vor der Wandlung – als Vergänglichkeit und Unsicherheit erlebt,

d) die Angst vor der Notwendigkeit – als Endgültigkeit und Unfreiheit erlebt.

Die nachfolgenden Ausführungen sollen helfen, Probleme der Offenheit und Wahrheit zu erkennen. Zur Demonstration der Schwierigkeiten bei der Angstbewältigung sei das Protokoll einer Balint-Gruppensitzung wiedergegeben. Der Bericht ist verkürzt, und der Kommentar ist aus der Sicht eines fiktiven Gruppenteilnehmers geschrieben. Er will keine Lösungen für das Problem der Angst bei der Behandlung und Betreuung Krebskranker anbieten, da es hierfür keine allgemeingültigen Richtlinien geben kann. Er soll dazu anregen, sich Gedanken über den eigenen Umgang mit diesen Patienten zu machen. Beim Lesen des Berichts aufkommende Unlustgefühle, als Ausdruck verdrängter Ängste, machen deutlich, wie unsicher jeder von uns bei der Betreuung Krebskranker ist. Im Erkennen dieses Zusammenhangs liegt die Chance, künftig bewußter mit unseren eigenen Ängsten und den Ängsten des Patienten umgehen zu können, denn nur bewußte Ängste machen auseinandersetzungsfähig.

Beispiel aus einer Balint-Gruppensitzung

Ein Arzt für Allgemeinmedizin berichtet in einer Sitzung: Ein etwa 45jähriger Mann wollte sich wegen Blut im Stuhl durchchecken lassen, war schon früher ab und zu beim Urologen wegen Urin- und Prostata-Kontrollen, wegen diesem Problem hatte er jedoch noch keinen Arzt aufgesucht. Es wurde Blut abgenommen, Ultraschall gemacht, nichts Bösartiges, Hämoccult dreimal negativ, das Ergebnis dem Patienten mitgeteilt, der hatte immer noch Blut im Stuhl. Daraufhin wollte er sich in den Darm gucken lassen, sollte sich die Überweisung abholen, dies verzögerte sich um ca. 10 Tage, dann wurde diese Spiegelung bei einem Kollegen vorgenommen, der mich auch sofort anrief, da es sich um einen verdächtigen Tumor handele. Der sieht bösartig aus, und selbst wenn die Biopsie keinen Befund ergibt, das Ding muß raus.

Ich selbst habe dann am nächsten Tag mit dem Patienten gesprochen, sagte ihm, daß der Kollege mich informiert habe, daß es sich höchstwahrscheinlich um einen Tumor, um eine Geschwulst handele. Wir könnten aber über die Gut- oder Bösartigkeit noch nichts sagen, aber selbst, wenn es sich als gutartig herausstellen sollte, müsse er mit einer Operation rechnen, weil selbst solche Geschwülste im Dickdarm, eben aus der Erfahrung heraus, sehr häufig bösartig entarten würden, und daß es also notwendig wäre, daß das Geschwulst rauskommt. Und dann wurde ich natürlich gefragt, wo er sich operieren lassen solle. Ich habe ihm verschiedene Vorschläge gemacht, dabei aber festgestellt, daß er wohl aus seiner Wißbegierigkeit heraus schon selbst Nachforschungen gemacht hat, und so war es mir eigentlich egal, wo er sich operieren läßt. Wenn er Lust habe, könne er sich auch in London operieren lassen.

Der Patient wollte das Zepter nicht aus der Hand geben und sich aktenkundig machen, wo er sich wohl am besten operieren lasse. Am nächsten Tag hat eine ganz aufgeregte hektische Frau angerufen, stellte sich als Ehefrau vor, und sagte: „Herr Doktor ich kenne Sie nicht, aber tun Sie mir um Gottes Willen einen Gefallen, reden Sie meinem Mann aus, daß er sich außerhalb von hier operieren läßt. Wir wohnen direkt neben dem Krankenhaus, man weiß bei solchen Sachen nie, wenn es bösartig ist." Ich sage, es ist bösartig, wahrscheinlich im Anfangsstadium, um ihr zu erklären, man weiß aber nie, und da leuchtet mir irgendwie ein, daß es ja nur eine Operation ist, die jeder gute Chirurg machen kann. Ich wollte ihn dann in ein Krankenhaus mit Tumornachsorge einweisen, er war aber damit nicht einverstanden, wollte das Heft nicht aus der Hand geben, und mich am Ende der Woche informieren.

Zwischendurch wurde ich viermal von der Ehefrau zuhause angerufen. Ich bekam dann Freitag den histologischen Befund, es wurde dringend eine Entfernung angeraten, ich habe ihm ein Bett besorgt. Briefbogen raus, alles perfekt gemacht, freute mich, daß er kommt und zusagt, und dann setzt er sich hin, holt einen Zettel heraus. Er habe sich aktenkundig gemacht und entschieden. Er schwanke noch zwischen diesem und jenem Professor, wollte sich vor Ort informieren. Aus versicherungstechnischen Gründen wollte er die Operation auch noch hinausschieben, das habe ich ihm aber ausgeredet. Er hat sich dann über das Wochenende entschieden, ich habe den Brief noch einmal umgeschrieben, ihm aber auch gesagt, das dritte Mal schreibe ich aber jetzt nichts mehr um. Ich war dann heilfroh, daß er im Krankenhaus lag, denke: „Gottseidank, jetzt wird er operiert, und dann kommt er wieder und es ist gut." Und jetzt geht die Geschichte also weiter, die war ja bis jetzt nur komisch, jetzt wird sie tragikomisch. Am Mittwochnachmittag wurde er operiert, am selben Tag klingelt das Telefon noch ganz eindringlich, die Ehefrau meldet sich, sei bei dem Operateur gewesen: „Aus, mein Mann muß sterben, mein Mann hat Lebermetastasen." Ich sage, das kann ich mir nicht vorstellen, wir haben doch alle Befunde gemacht. Ich werde unterbrochen, der Operateur sei ein furchtbar bärbeißiger Mensch, wolle ihren Mann schonungslos aufklären, dies müsse verhindert werden. Auch von mir sei sie fürchterlich enttäuscht, da ich mich nicht durchgesetzt habe, sie sich jetzt von einem unmenschlichen Operateur habe anschnauzen lassen müssen, der ihnen von einem Freund empfohlen worden war. Ich versuche den Kollegen in Schutz zu nehmen, was kann denn dieser dafür, schließlich kann jeder einen Fehler machen, auf alle Fälle hatten wir dann das Gespräch unterbrochen. Abends hatte dann noch die Mutter des Patienten bei meiner Frau angerufen und sehr viel freundlicher über den Operateur

Die Angst des Krebskranken in der Balint-Gruppenarbeit 123

und das Krankenhaus berichtet. In den nächsten Tagen rief erneut die Ehefrau an: „Meinem Mann geht's gut, er liegt im Bett, ist froh, daß die Operation vorbei ist, ich bitte Sie, Herr Doktor, ich kenne ihn, Sie erinnern sich doch, ich habe ein Gefühl für sowas, ich kann Leuten vorher ansehen, wenn sie was Schlimmes haben, kann die Prognose vorhersagen. Sie erinnern sich doch noch, wie ich Ihnen gesagt habe: ‚da steckt bestimmt mehr dahinter', wo Sie mir immer sagten: ‚Erst im Anfangsstadium', ich hab doch gesagt: ‚Das nimmt kein gutes Ende'. Und ich möchte Sie noch einmal bitten, mit dem Operateur zu sprechen, diesem ungeschlackten Typen, er soll meinem Mann nichts Genaues sagen, es geht doch nur darum, daß wir ihm noch 4 schöne Wochen unbeschwert verschaffen, bitte rufen Sie morgen früh bei Herrn Professor an!" Ich habe ihn dann tatsächlich angerufen, weil ich nicht mehr jeden Tag angerufen werden wollte, weder von der Mutter noch von der Frau. Die haben ein Familienkonsil gehalten, sich mit 15 Ärzten zusammengesetzt. Die Schwester und die Mutter haben gesagt: „Wir wollen jetzt, daß nichts Aggressives mehr gemacht wird, sondern er soll jetzt schön nach Hause kommen, und in Watte gepackt werden, ja und zusammen und nicht wochenweise getrennt, wie sonst. Wir sollen ihn jetzt zu Ende pflegen, und nach Hause lassen." Ich habe dann den Professor angerufen: „Was wollen Sie jetzt machen, wollen Sie ihn entlassen?" Es wird so ein Zeug reingespritzt, wurde mir erklärt, wußt' ich aber vorher nicht; also isolierte Zytostatikaperfusion. Und da dacht' ich, sage: „Es besteht an jedem Punkt der Krankheit Hoffnung, selbst wenn ... Wir können ja sagen, wir haben sie rausgenommen, alles weg, naja". Ich hab' mich dann bedankt für die Auskunft und so weiter. Er sagt: „Was haben Sie für ein Problem?" Ich sag: „Die Mutter, bei der mußte ich einen Hausbesuch machen, die war ziemlich am Boden zerstört, die Ehefrau auch." Das ist ein Österreicher: „Dös scheint mir ja e dösige Tunte zu sein, also die hat ja überhaupt keine Ahnung von Medizin." Ich sag': „Ich find' sie auch etwas schwierig, ich kenn' sie halt nicht näher, ich habe sie nie persönlich, immer am Telefon, naja." Und ich hab' dann gesagt, die Mutter hat mittlerweile einen Herzschrittmacher. Mittagessen, wollte in mein Kasseler beißen, klingelt das Telefon. Wer war dran? Die Frau, hat mich mit einem Redeschwall überfallen, das letzte Mal und so, und ob ich Erfolg hatte, den Professor zu erreichen. „Ja, ich habe ihn erreicht, habe mit ihm gesprochen." „Ja was sagte er denn, hat er jetzt gesagt, daß er ihn nicht aufklären will?" Ich sag: „Er war sich der Sache nicht ganz sicher, und er überlegt halt, ob es nicht besser wäre, ihm zu sagen: ‚Wir haben die vorhandenen Lebermetastasen entfernt.' Und dann schon einmal darauf vorzubereiten, als neuen Rettungsanker, wenn nochmals etwas auftreten sollte, daß man diese neue Therapie machen wollte." „Nein, das ist das Ende, ich muß jetzt über den Rechtsanwalt vorgehen, also so lasse ich mich da nicht abspeisen, er muß doch nichts hören, wir kennen den doch besser als er ..." Ich sag: „Das bringt zwar nichts, aber die Würfel sind jetzt gefallen, jetzt warten Sie erst mal ab." „Bis wann will er ihm das denn sagen?", sonst springt er aus dem Fenster, also übertrieben dargestellt. Naja, auf alle Fälle haben wir das Gespräch dann so beendet, ohne ein weiteres Verabredungsgespräch.

Überlegungen zur Sitzung

Während der Kollege erzählt, erlebe ich (wenn ich mich in das Erleben eines Gruppenteilnehmers hineinversetze), mit welcher Macht der Gefühle er von dem Patienten und seinen Angehörigen eingenommen wird, wie er in seiner Eloquenz und in seiner Selbstsicherheit erschüttert ins Stocken gerät, Sätze unvollendet läßt, Gedankensprünge vollführt, Familienszenen erleuchtet und wiedergibt. Dadurch fühle ich mich selbst ohnmächtig bedroht und zu unbedachtem Handeln gedrängt. Unbehagen pflanzt sich in der Gruppe fort, wird mit unechtem Lachen abgewehrt oder führt zum Schweigen, macht nervös, unruhig, verpflichtet scheinbar zu rationalisierendem Nachfragen. Mir nimmt die Angst den Atem, ich fühle mich alleingelassen, verantwortlich, überfordert. Darf die Angst, die Verzweiflung und die spürbare Aggression in die Gruppe, oder wird die emotionale Beziehung in der medizinischen Ordnungssucht geleugnet?

In der Gruppensituation wird sehr viel Mitgefühl mit dem Referenten deutlich. Es werden ähnliche Patientenschicksale geschildert bzw. nach ähnlichen Belastungen für den Referenten gefragt. Auch werden Beispiele genannt, wie andere Patienten „nerven", bestimmte Persönlichkeitsprofile bzw. Patientenprofile werden zum Besten gegeben. Deutlich wird, daß nervende Patienten ihre Unsicherheitsprobleme haben und diese in die Arzt-Patient-Beziehung einbringen, und der Kollege in der Allgemeinpraxis dadurch sehr gefordert ist. Die Gesamtstimmung in der Gruppe ist dafür auffallend heiter!

Ich erlebe, daß eine unbestimmte Angst vor der Persönlichkeit des Patienten besteht, daß er einerseits bewußt oder unbewußt abgewertet wird, andererseits ihn seine Wißbegierde als Medienexperte und die damit verbundenen Fantasien als übermächtig erscheinen lassen. Ein Gruppenmitglied hat den Einfall, daß sich der Kollege wie ein Bauer auf dem Schachbrett hin- und hergeschoben fühlt, sich dabei vom Patienten gebraucht, von Ehefrau und Mutter des Patienten aber mißbraucht fühlt. Mir fällt dazu Balints Aussage über das „sich als Helfer gebrauchen zu lassen" ein. In der Gruppe werden Stimmen laut, als Sachverwalter des Patienten aufzutreten, den Frauen gegenüber an die Schweigepflicht zu appellieren, und die Krankheit des Patienten ganz in den Vordergrund zu stellen. Es stellt sich die konkrete Frage: „Wie gehe ich mit den Angehörigen um?" Auch hier gibt es keine einheitliche Meinung. Ein gewisser Konsens besteht im Hinhalten mit dem Hinweis, daß vieles spekulativ sei. Im wesentlichen wird der Wunsch nach mehr Macht den Angehörigen gegenüber spürbar.

Interessant ist, daß in diesem Augenblick der Patient wieder in Erscheinung tritt, daß er vom Referenten noch einmal als Mann von Welt charakterisiert wird, dabei aber unverändert als sehr schwächlich, hilflos und anhänglich erlebt wird.

Ein Gruppenmitglied hat Schuldgefühle, erlebt sich als persönlicher Versager im Umgang mit dem Patienten. Ein anderer analysiert die Mutterbeziehung des Patienten, und versucht, die Schwierigkeit in der Auseinandersetzung der Ehefrau mit der Mutter zu erfassen. Auch hier wird wieder deutlich, daß es um mehr Autorität geht; daß mehr Macht des Mannes und auch des Arztes in der Beziehung zu den Frauen wünschenswert wäre. In dieser fiktiven Kampfsituation werden affektive Reaktionen auf das Auftreten dieser nervenden Frauen deutlich, sie verhielten sich wie hysterische Tunten. Im Gruppenprozeß schlägt diese Abwertung sofort in pragmatische Ratschläge an den Kollegen um.

Ich bin fasziniert, wie Angst vor Vereinnahmung und Überbeanspruchung in Aggression, Distanzierung und Rationalisierungsversuche übergeht. In diesem Moment kommt die Gruppenleiterintervention:

„Wie erleben Sie die einzelnen Beteiligten, deren Gefühle?"

In einer Phase der Besinnung kommen erneut Voten über die mögliche Identifikation mit dem Patienten.

Das Anderssein des Patienten und die Schwierigkeit des Kollegen mit dem Patienten umzugehen werden erneut formuliert: Der Patient ist zu selbstbewußt, hat aber ein ganz schwaches Ich. Der Patient wollte nicht diskutieren, sondern an die Hand genommen werden. Die Mehrzahl der Patienten wird geschickt, akzeptiert die Autorität des Arztes. Der Kollege konnte nicht Wegweiser des Patienten sein. Der Kollege fühlt, daß er falsch aufgetreten ist. In dem Moment, als Schuldgefühle des Kollegen zur Bearbeitung anstehen, schildert er freudig eine weitere Charakterisierung der Ehefrau des Patienten durch den Chefarzt.

In der dadurch eintretenden vermeintlichen Entspannung und Erhabenheit identifiziert sich ein Kollege mit der Ehefrau und macht erneut die Negativeinschätzung deutlich. Dabei wird sichtbar, daß die Schwierigkeit mit der Ehefrau die eigentliche Arzt-Patienten-Beziehung belastet, und es daher sehr schwer ist, die Betroffenheit und Verzweiflung der Ehefrau wahrzunehmen. Die Ehefrau wird gleichzeitig als alternativ, zickig, hysterisch, übertrieben ängstlich und als alleingelassen, ohne festen Halt, klein und hilflos weinend erlebt. Die Situation der Ehefrau zu erfassen wird zusätzlich dadurch erschwert, daß der Kollege eine gute Arzt-Patient-Beziehung zur Mutter seines Patienten hat, und sich die beiden Frauen noch nie mochten, weil der Patient als bis dahin fügsamer Sohn gegen den Willen der Mutter geheiratet hatte. Vielleicht wird durch die anzunehmenden jahrelangen Versuche von Mutter und Ehefrau, Einfluß auf den Patienten zu nehmen, verständlich, warum er nichts aus der Hand geben wollte und sich auch immer wieder aktenkundig machte. Da sich der Kollege vor allem durch die Anrufe der Ehefrau tyrannisiert fühlte, lautet die nächste Intervention des Gruppenleiters: „Können Sie sich die Situation vorstellen, die der Kollege beim nächsten Anruf auszuhalten hat?" In der Gruppe wird erneut der Wunsch nach mehr Autorität und mehr Struktur in den einzelnen Beziehungen deutlich, aber auch nach Hinhalten-Können und ohnmächtig sein dürfen.

Zum Schluß zeichnet sich ab: Alle wollen über den Patienten bestimmen. Die Mutter will ihn jetzt in den letzten Wochen seiner Krankheit und dem bevorstehenden Tod fürsorglich bemuttern; die Ehefrau erklärt ihn für unmündig, und weiß ebenfalls, was „das Beste" für ihn ist. Auch der Kollege wußte, was für seinen Patienten gut ist, doch diesen fragt keiner. Ich selbst verspüre ein ungutes Gefühl (ohne Vertrauen, vermisse Trauer und Betroffenheit).

Abschließende Überlegungen

Bei dem Versuch, mich mit der Situation des Patienten zu identifizieren, habe ich mich, trotz aller intensiven Bemühungen, alleingelassen gefühlt, beziehungsbedürftig, total vereinnahmt und hin- und hergerissen, so daß mir ein Eigenleben scheinbar versagt bleibt. In der Verarbeitung von einschneidenden Ereignissen fühle ich mich verwirrt, bedroht, auf dem Rückzug, alleingelassen, gebe verschlüsselte Signale an meine gebetenen oder ungebetenen Helfer. Ich erwarte Geborgenheit und Mitgefühl, Anerkennung meiner Persönlichkeit und ernstgemeinte Betreuung zur Wiederherstellung meines Selbst, auch angesichts des Todes.

In der Identifikation mit den weiteren Beteiligten erlebe ich sehr viel Machtanspruch, scheinbares Verantwortungsbewußtsein und Idealvorstellungen, wie liebevolle Zuwendung auszusehen hat.

Ich persönlich denke an helfen müssen, daß es in diesem Fall nicht heilen bedeuten kann, sondern daß ich mir das Unvermögen zur Heilung zugestehen, die Enttäuschung oder Wut des Patienten auf mich nehmen und im Gespräch mit Angst und Aggressionen behutsam umgehen kann, und mit auch der eigenen Ängste und Aggressionen bewußt sein will. In meiner weiteren Arbeit wünsche ich mir noch sehr viel Selbsterfahrung und Transparenz in der Arzt-Patient-Interaktion im Sinne Balints.

(Ich danke Herrn Rosin und den Teilnehmern einer seiner Balint-Gruppen für die Tonbandaufzeichnung, dem Referenten und den Kollegen für ihre engagierte Mitarbeit.)

Zusammenfassung

Im Umgang mit Krebspatienten wird die Angst oft verdrängt, die Diagnose nicht genannt, Hilflosigkeit durch Aktionismus ersetzt, Gefühle nicht zugelassen. Anhand eines Tonbandprotokolls und eines fiktiven Gruppenteilnehmers wird der Versuch unternommen, die Konflikte aufzudecken und zu bearbeiten.

Literatur

Balint M (1957) Der Arzt, sein Patient und die Krankheit. Klett-Cotta, Stuttgart (5. Aufl. 1980)
Balint M (1959) Angstlust und Regression. Klett, Stuttgart
Erikson EH (1966) Identität und Lebenszyklus. Suhrkamp, Frankfurt
Freud S (1926) Hemmung, Symptom und Angst. G.W., Bd 14. Fischer, Stuttgart
Jaspers K (1948) Allgemeine Psychopathologie, 1. Aufl. Springer, Berlin Göttingen Heidelberg
Kierkegaard S (1960) Der Begriff der Angst. Rowohlt, Hamburg
Kübler-Ross E (1971) Interviews mit Sterbenden. Kreuz, Stuttgart
Lorenz K (1963) Das sogenannte Böse. Zur Naturgeschichte der Aggression. Borotha Schöller, Wien
Luban-Plozza B, Poeldinger W (1980) Der psychosomatisch Kranke in der Praxis, 4. Aufl. Springer, Berlin Heidelberg New York
Pöldinger W (1971) Diagnostische und therapeutische Aspekte der Angst. Wien Klin Wochenschr 83: 445–542
Riemann F (1961) Grundformen der Angst. Reinhard, Basel
Strotzka H (1975) Psychotherapie: Grundlagen, Verfahren, Indikationen. Urban & Schwarzenberg, München
Strotzka H (1982) Psychotherapie und Tiefenpsychologie. Springer, Wien
Watzlawick P, Beavin JH, Jackson DD (1971) Menschliche Kommunikation. Huber, Bern

Die Lernziele in Balint-Gruppen

Wolfgang Wesiack

Bevor wir uns mit unserem eigentlichen Thema befassen, müssen wir erst zwei Fragenkomplexe zumindest in groben Umrissen vorgeklärt haben. Ich meine erstens die Frage nach der Aufgabe des Arztes und zweitens die nach der optimalen Vorbereitung zur Erfüllung dieser Aufgabe. Erst wenn wir uns darauf in etwa geeinigt haben, ist es sinnvoll, darüber nachzudenken, was eine bestimmte Fort- und Weiterbildungsmethode – in unserem Fall die Balint-Gruppenarbeit – leistet und was wir durch sie lernen können.

In unserer naturwissenschaftlich-medizinischen Ausbildung haben wir gelernt, daß der Arzt die Aufgabe habe, Krankheiten zu diagnostizieren, um sie dann heilen bzw. bessern zu können. Dieser Definition der ärztlichen Aufgabe liegt jedoch ein objektivistisch-ontologischer Krankheitsbegriff zugrunde, demzufolge Krankheiten objektivierbare Wesenheiten sui generis seien, die be-handelt, also manipuliert werden können – ein Krankheitsbegriff, den wir heute wegen seiner Enge und Ausklammerung der Subjektivität von Patient und Arzt nicht mehr unkritisch akzeptieren können. Ich möchte deshalb die Aufgabe des Arztes folgendermaßen umschreiben: Er soll seinen Patienten helfen „Lebensaufgaben" zu lösen, die sie selber nicht lösen können. Unter Lebensaufgaben verstehe ich die Bewältigung des Lebens in doppelter Hinsicht, sowohl in biologischer als auch in psychosozialer. Da der Mensch, was bereits Aristoteles wußte und formulierte, ein „zoon politikon" und ein „zoon logon echon" ist, also zu deutsch ein Lebewesen, das über mitmenschliche Beziehungen und über die Sprache verfügt, greifen alle Analysen menschlichen Lebens und menschlichen Krankseins, die nur die biologische Ebene betrachten, die psychosoziale und die sprachliche aber weitgehend außer acht lassen, zu kurz.

Die Hilfe beim Lösen von „Lebensaufgaben" in dem eben

beschriebenen doppelten Sinne, ist aber keineswegs identisch mit der Lösung selbst, denn oft, ja meistens, wenn wir als Ärzte von unseren Patienten in Anspruch genommen werden, sind die biologischen und die psychosozialen Probleme so verwickelt und kompliziert, daß optimale Lösungen, d. h. Heilungen gar nicht mehr möglich sind und wir uns mit Lösungen begnügen müssen, die weniger grundsätzlich und vollständig und trotzdem für den Patienten eine Lebenserleichterung, also eine Besserung seiner biologischen und psychosozialen Lebensbedingungen darstellen. Der Wunsch, den Patienten nach einem vorgefaßten Idealbild völlig „gesund" zu machen – am besten als „furror sanandi" zu bezeichnen – hat, wie wir alle wissen, in der Medizin viel Schaden angerichtet und verursacht immer noch viel Unheil.

Was, so müssen wir jetzt fragen, muß der Arzt alles wissen und können und wie muß er motiviert sein, um seinen Patienten optimal helfen zu können? Er muß, um es pauschal auszudrücken, erstens über ein Wissen verfügen, das es ihm ermöglicht, Zeichen gestörten Lebens auf der biologischen, der psychodynamischen und der psychosozialen Ebene zu erkennen – ein semiotisches Problem – und er muß zweitens Methoden beherrschen, die es ihm ermöglichen, dieses gestörte Leben so zu beeinflussen, daß ein besseres Weiterleben möglich wird. Ersteres nennen wir Diagnostik, letzteres Therapie. In der Arzt-Patient-Interaktion ist beides im „diagnostisch-therapeutischen Zirkel" eng miteinander verwoben. Das Konzept des diagnostisch-therapeutischen Zirkels, das auf dem Situationskreiskonzept Thure v. Uexkülls aufbaut, überwindet die künstliche Spaltung zwischen Diagnostik und Therapeutik und weist darauf hin, daß jeder diagnostische Akt auch therapeutische und jeder therapeutische auch diagnostische Dimensionen hat (vgl. auch Wesiack 1980 und Wesiack 1984 b).

Die vom Arzt erwarteten diagnostischen und therapeutischen Leistungen wird dieser nur dann gut erfüllen können, wenn er darauf auch optimal vorbereitet worden ist. Daß dies leider derzeit nicht der Fall ist, ist allgemein bekannt und wird auf den verschiedensten Ebenen diskutiert, um Abhilfe zu schaffen. Derzeit lernt der Medizinstudent, von zaghaften neuen Ansätzen durch die sog. „Psychofächer" einmal abgesehen, den Menschen fast nur als biologisches und nicht als psychosoziales Wesen kennen. Er erlernt eine fast ausschließlich objektivierend-naturwissenschaftliche Medizin, das heißt, um es etwas überspitzt auszudrücken, eine Medizin ohne Seele. Symptomatologie, Krankheitslehre und Behandlungsmethoden beziehen sich so gut wie ausschließlich auf den biologischen Aspekt des Menschen, und die dabei erlernte Motivation besteht vor allem darin, die defekte Maschine „Mensch" wieder zu reparieren. Bei aller Bewunderung, die wir den imponierenden Leistungen dieser naturwissenschaftlich-technischen Medizin entgegenbringen, könnte man sie doch, etwas überpointiert, eine auf den Menschen angewandte Veterinärmedizin nennen.

In Antithese zu dieser naturwissenschaftlich-technischen Organmedizin hat sich im Laufe dieses Jahrhunderts unter der Führung der Psychoanalyse eine psychologische Medizin entwickelt, die die psychosozialen Beziehungen – und den eigentlichen humanen Aspekt des Menschen – auf das Subtilste untersucht und behandelt, aber aus umgekehrten methodischen Gründen wie die naturwissenschaftliche Medizin, die biologische Dimension des Menschen weitgehend aus den Augen verloren hat, bzw. verlieren mußte.

In Anlehnung an Snow (1964) kann man daher feststellen, daß die gegenwärtige Situation der Heilkunde durch zwei medizinische Kulturen, eine naturwissenschaftlich-technische und eine psychosozial-interpretierende gekennzeichnet ist, die sich weitgehend unverbunden gegenüberstehen und alternativ nebeneinander wirken. Meist muß sich der Patient deshalb entscheiden, ob er einen „Körperarzt" oder aber einen „Seelenarzt" aufsuchen will. Diese Situation ist, wie wir alle wissen, in mehrfacher Hinsicht höchst unbefriedigend.

In dieser Situation hatte Michael Balint (1984) die, man kann schon sagen, geniale Idee, ärztlich-naturwissenschaftliche und psychoanalytische Kompetenz in den heute nach ihm benannten Gruppen zur Zusammenarbeit anzuregen. Er versammelte praktizierende Ärzte um sich, ließ sie über ihre Problempatienten und Problemsituationen berichten und half ihnen als Psychoanalytiker, den psychodynamischen und psychosozialen Aspekt des Krankheitsgeschehens herauszuarbeiten. Dabei zeigt sich ein hochinteressantes Phänomen, auf dem letztlich, wenn ich richtig sehe, die ganze

Fruchtbarkeit und Tiefe der Balint-Gruppenarbeit beruht: Es zeigt sich nämlich, daß sich die gesamte Beziehungsproblematik des Patienten in der konkreten und daher meist für den Arzt problematischen Interaktion zwischen ihm und seinem Patienten wiederfindet, wenn auch in einer durch die Persönlichkeit des Arztes mehr oder minder stark modifizierten Form. Indem nun der Arzt darüber in der Gruppe berichtet, vollzieht sich zwischen ihm und der Gruppe ähnliches. Das im Erleben und im Bericht des referierenden Arztes sich darstellende Beziehungsproblem des Patienten induziert einen Gruppenprozeß, der wiederum die Beziehungsproblematik des Patienten darstellt, jetzt allerdings gebrochen und widergespiegelt durch das Erleben der einzelnen Gruppenteilnehmer, wodurch das Problem gewissermaßen prismatisch in viele Facetten der ursprünglichen Problematik aufgelöst und dadurch einerseits verbreitert und vertieft, andererseits aber durch zusätzliche Faktoren, nämlich die individuelle Psychodynamik der einzelnen Gruppenmitglieder und durch den unabhängig vom referierten Fall ablaufenden Gruppenprozeß, kompliziert wird.

Für den Balint-Gruppenleiter stellt sich daher das Beziehungsproblem des Patienten auf mehreren Ebenen dar: Durch den referierenden Arzt bekommt er zunächst eine Schilderung der „realen" Beziehungsproblematik des Patienten. In den Schwierigkeiten, die der Arzt mit seinen Patienten hat, erscheint das Problem in neuer Verarbeitung wieder, um schließlich im Gruppenprozeß nochmals und vervielfältigt aufgegriffen zu werden. Jetzt kann der Leiter seine Erfahrungen und Kenntnisse als Gruppenanalytiker sowohl für den referierenden Arzt als auch für die anderen Gruppenmitglieder voll zur Entfaltung bringen.

Diese gewiß sehr verkürzte und vereinfachte Darstellung dessen, was sich nach meiner Erfahrung in einer Balint-Gruppe abspielt, will ich noch durch die Skizze einer Gruppensitzung zu veranschaulichen suchen, die natürlich zwangsläufig wiederum stark verkürzt und vereinfacht hier wiedergegeben wird.

Eine sehr erfahrene Ärztin für Allgemeinmedizin berichtet von der Behandlung einer Bauernfamilie, die ihr große Schwierigkeiten bereitet.
Die Familie besteht aus dem, wie sie sich ausdrückt „Jungbauern", der aber

schon Anfang fünfzig ist, der Bäuerin, die Mitte vierzig ist und der „Altbäuerin", die um die achtzig und die Mutter des Bauern ist. Der Altbauer, der eine schwache Figur gewesen sein soll, ist bereits vor mehreren Jahren gestorben. Außerdem sind in der Familie noch mehrere Kinder, die aber für die referierende Ärztin nur eine untergeordnete Bedeutung haben, weil vor allem die oben geschilderten drei Personen wechselseitig ihre Patienten sind. Die Altbäuerin hat arthrotische und kreislaufbedingte Altersbeschwerden, der Bauer leidet an chronischen Magenbeschwerden und Zwölffingerdarmgeschwüren und die Bäuerin an Depressionen, die schon wiederholt stationäre Behandlungen erforderten. Die Referentin schildert präzise und genau – und für mein Empfinden etwas langatmig und umständlich – die Krankengeschichten und Interaktionen der drei Familienmitglieder. Die Bäuerin sei die „Seele" des Betriebes. Haus- und Feldarbeit verrichte sie vorbildlich und pflege aufopferungsvoll ihre Schwiegermutter, wenn diese mit arthrotischen Beschwerden und Atemnot bettlägerig sei. Von Zeit zu Zeit gerate sie jedoch durch „Überlastung" in kaum zu beeinflussende depressive Phasen.

Befinden und Zustandsbild der Altbäuerin seien außerordentlich wechselnd. Oft habe sie, die Ärztin, um das Leben der alten Frau gebangt und zeitweilig tägliche und oft sogar mehrmals tägliche Besuche gemacht, was sie zeitlich sehr belastet habe. Einmal sei sie dringend um einen Nachtbesuch gebeten worden. Als sie eintraf, ging es der Patientin schon wieder besser. Die Frage eines Gruppenmitgliedes, ob sie sich nicht geärgert habe, verneinte sie mit der Begründung: Die alte Frau sei ja phasenweise „wirklich" lebensbedrohlich krank. An dieser Stelle meint ein Gruppenmitglied, daß es wohl eine große Erleichterung für alle Beteiligten wäre, wenn die alte Frau – er gebrauchte den Ausdruck „Drachen" – sterben würde. Die Referentin protestierte heftig gegen den Ausdruck „Drachen", gab dann aber zu, daß ihr solche Gedanken auch schon gekommen seien.

Als die Referentin vom „Jungbauern" sprach, entstand in der Gruppe Gelächter. Sie berichtete von ihm, daß er immer unzufrieden sei und nur widerwillig den Hof übernommen habe, nachdem der ältere Bruder, der den Hof hätte erben sollen, gestorben war. Durch sein Magenleiden sei er immer wieder recht schonungsbedürftig, was seine Ehefrau zusätzlich belaste.

Was die referierende Ärztin so irritiert und zur Verzweiflung bringt, ist die Tatsache, daß jedesmal, wenn sie einen der drei „wiederhergestellt und aus dem Sumpf gezogen" habe, ein anderes Familienmitglied erkrankt sei „in einem Spiel ohne Ende". Da ihr das Ziel vorschwebt, eine glückliche und zufriedene Familie vor sich zu haben, in der jeder seinen Lebensraum hat, ist sie ob ihrer vermeintlichen ärztlichen Insuffizienz verzweifelt, zumal sie sich um jedes Familienmitglied große Sorgen mache, wenn es, was meist der Fall ist, bedrohlich dekompensiert. Ich selbst verspürte während der Schilderung der Ärztin eine Mischung von Gefühlen der Niedergeschlagenheit und Hoffnungslosigkeit nach dem Motto: „da kann man halt doch nichts machen" und einer gewissen Gereiztheit und vermeintlichen „Besserwisserei". Ich fühle mich gedrängt, der Patientin Ratschläge zu erteilen, was sie anders und besser machen könnte, vermeide es jedoch, diesen Impulsen zu folgen.

Die Resonanz der Gruppenmitglieder ist unterschiedlich. Einige Gruppenmitglieder reagieren verärgert, aggressiv mit boshaften Bemerkungen und sagen der Referentin, wie sie selbst es vermeintlich besser machen würden. Hier entwickelt sich ein richtiges Streitgespräch. Andere schweigen und scheinen die Hoffnungslosigkeit der Referentin zu teilen. Eine Teilnehmerin macht darauf aufmerksam, daß die Gruppe die Referentin schlecht behandle und ihr zu ihrer hoffnungslosen Situation auch noch Vorwürfe mache.

Durch meine Gegenübertragung und die emotionale Reaktion der Gruppe wird mir klar, daß hier drei zutiefst unzufriedene und narzißtisch verunsicherte Menschen aneinandergekettet sind, die mit verteilten Rollen einerseits sich bekämpfen und miteinander rivalisieren, andererseits in depressiver Hoffnungslosigkeit versinken.

An dieser Stelle konfrontiere ich die Gruppe mit ihren Emotionen, ihren Rivalisierungstendenzen und gespaltenen Reaktionen und weise darauf hin, daß wir hier wohl die Situation der Familie widerspiegeln. Jetzt beginnt das Durcharbeiten, das die Gruppe und die Referentin zur Erkenntnis führt, daß in diesem triangulären Spannungs- und Kampffeld, das seit 20 Jahren besteht, die Ärztin ihre ursprüngliche narzißtische Größenphantasie, die große Friedensstifterin und Heilerin sein zu wollen, aufgeben und sich auf das Mögliche beschränken muß. Es besteht darin, dem System und allen Gliedern die gleichen Überlebenschancen zu sichern und den einzelnen Familienmitgliedern zu helfen, sich Lebensräume zu schaffen, in denen sie sich einigermaßen entfalten können. Dies wird jedoch nur möglich sein, wenn auch verbale Äußerungen von Aggressivität und Rivalisieren bzw. das Abgrenzen des eigenen Lebensbereiches stärker zugelassen werden als bisher. In der Familie herrschte nämlich unausgesprochen die Ideologie: „Wir wollen eine gute und friedfertige Familie sein und verabscheuen deshalb Streit und Rivalisieren." In unbewußter aber sehr folgenschwerer Weise war es zu diesem Zusammenspiel – einer Kollusion im Sinne von Willi (1984) – zwischen den Wunschvorstellungen der Ärztin und ihren Patienten gekommen, das, solange es weiterbestand, die therapeutische Potenz der Ärztin vollständig paralysierte. Anstatt verstehen, nachdenken und dann sinnvoll handeln zu können, fühlte sich die Ärztin so sehr in die Psychodynamik dieser Familie hereingezogen, daß sie nur noch ihre eigene Zerrissenheit, Unzufriedenheit, Wut, Verzweiflung und Hilflosigkeit spürte. Erst im Verlauf der Gruppensitzung wurden den Gruppenmitgliedern und der Referentin klar, daß diese Gefühle sog. „Gegenübertragungsphänomene" sind, die wir einerseits zunächst benötigen, um überhaupt die Psychodynamik unserer Patienten zu verstehen, von denen wir uns dann aber befreien und distanzieren müssen, um rational handeln zu können.

Am Beispiel dieser Balint-Gruppensitzung, von der wir allerdings hier nur eine Haupteinsicht herausarbeiten konnten, wollen wir nun, ohne Anspruch auf Vollständigkeit, die wichtigsten Lernziele und Lerninhalte der Balint-Gruppenarbeit festhalten.

Während der angehende Arzt in seiner naturwissenschaftlich-klinischen Ausbildung lernt, den Patienten gewissermaßen als Objekt zu betrachten, um klinische Diagnosen stellen zu können – bei der Altbäuerin „degenerative Gelenkveränderungen und altersbedingt Herz- und Kreislaufschäden", beim Bauern ein „Zwölffingerdarmgeschwürsleiden" und bei der Bäuerin eine „Depression" – führt ihn die Balint-Gruppenarbeit über die klinische Diagnose hinaus zu einer umfassenden Diagnose oder Gesamtdiagnose, die die Psychodynamik des Patienten und seine Beziehungspathologie miteinschließt. Jetzt wird uns nachfühlbar einsichtig, daß die Altbäuerin, der Bauer und die Bäuerin nicht nur verschiedene Erkrankungen „haben", sondern auch, wie es dazu gekommen ist, was sie für sie bedeuten, warum immer wieder abwechselnd ein Mitglied dieser Trias erkrankt, und wie sie damit umgehen.

Um diese emotionale Seite des Krankheitsgeschehens in die Gesamtdiagnose zu integrieren, genügt jedoch nicht lediglich der Gebrauch der fünf Sinne und des Verstandes. Es muß ein Nacherleben und Einfühlen in die Situation der Patienten hinzukommen, wenn wir nicht bei der objektivierenden klinischen Diagnose stehenbleiben wollen. Erst das bewußte Wahrnehmen und diagnostische Verarbeiten der emotionalen Resonanz des Gruppenleiters, der referierenden Ärztin und der Gruppenmitglieder eröffnete den Zugang zu dieser Dimension des Krankseins unserer Patienten.

Der Arzt lernt also gewissermaßen den Gebrauch eines sechsten Sinnes, seiner affektiven Resonanz – oder psychoanalytisch gesprochen – seiner Gegenübertragung, ohne die er nicht zu einer Gesamtdiagnose kommen kann.

Durch Einbeziehen seiner Emotionalität lernt er das, was Luban-Plozza (1984) treffend „Beziehungsdiagnose und Beziehungstherapie" genannt hat. Erst durch das Verstehen der Beziehungspathologie vermag er sinnvoll und gezielt in diese einzugreifen.

Er vermag jedoch die Beziehungspathologie seiner Patienten nur zu erfassen, wenn er sich – zumindest zunächst – in das Beziehungsgeflecht einbeziehen läßt. Er macht die Erfahrung, daß er zu einem wichtigen Element des Systems „Patient und seine Umwelt" geworden ist und daß ihn gerade dieses Elementsein, wenn es reflektiert wird, zu besonderer Wirkung befähigt. Dadurch wird die Tätigkeit des einzelnen Arztes ungeheuer aufgewertet. Er ist nicht mehr, wie in der objektivierend naturwissenschaftlichen Medizin, jederzeit durch einen beliebigen anderen Arzt austauschbar.

Dieses Einbeziehen der Emotionalität des Arztes und die Neubestimmung seiner Position in der Arzt-Patient-Beziehung vollzieht sich nicht ohne Selbsterfahrung. Obwohl diese in der Balint-Gruppe nicht direkt angesprochen wird und die Psychodynamik des Patienten und seine Beziehungspathologie und nicht die persönliche Sphäre des Referenten Ziel der Balint-Gruppenarbeit ist, gewinnt jeder Teilnehmer durch seine emotionale Beteiligung auch ganz erheblich an Selbsterfahrung. „Warum reagiere ich so auf diesen Patienten und auf diese Situation"? Das sind Fragen, die sich fast jedes Gruppenmitglied immer wieder selbst insgeheim stellt und die es indirekt – ich betone indirekt – auch beantwortet bekommt.

Der Referentin wurde, wie ich später durch ein Gespräch mit ihr erfahren habe, in dieser Gruppensitzung klar, wie sehr sie selber – aus persönlichen Erfahrungen heraus – am Ideal einer „heilen Familie", die ohne Streit und in Harmonie lebe, festhalte.

Durch diese allmähliche Änderung des Arbeitsstiles und des Erlebens des Arztes ändert sich auch zwangsläufig seine Theorie. Das erlernte linear-monokausale Denken, das meist mit einer apostolisch-autoritativen Haltung des Arztes einhergeht, wird allmählich durch ein relationales Denken in Beziehungssystemen ersetzt. Der Patient wird nicht nur in der Praxis, sondern auch in der Theorie zu einem Partner, mit dem gemeinsam nach den Gründen seines Krankseins und den Lösungen seiner Lebensprobleme gesucht wird. Objektiv identifizierbare Befunde müssen, so gesehen, erst in einer Gesamtdiagnose integriert werden.

Gewissermaßen nebenher erlernt der Arzt die sog. „Technik" des guten diagnostisch-therapeutischen ärztlichen Gespräches. Außerdem lernt er viele komplizierte Arzt-Patient-Situationen kennen, wodurch sich sein ärztlicher Gesichtswinkel und seine Möglichkeiten stark erweitern.

Schließlich – last but not least – erfährt der Arzt in der Balint-Gruppe auch eine emotionale Entlastung und Stützung.

Die referierende Ärztin in unserem Fallbeispiel war zunächst verzweifelt und fühlte sich recht insuffizient. Nachdem sie diese Gefühle als ihre adäquate emotionale Resonanz auf die Situation ihrer Patienten erkannte und die Zusammenhänge besser durchschauen konnte, fühlte sie sich entlastet und fähig, diesen Patienten im Rahmen des Möglichen zu helfen. Die ursprünglichen Größen- und Kleinheitsphantasien wichen einer realistischeren Beurteilung der Situation. In einer solchen emotionalen Entlastung, die fast immer in einer einigermaßen zufriedenstellend verlaufenden Balint-Gruppensitzung stattfindet, ist natürlich bereits eine ganz wesentliche emotionale Stützung enthalten, denn es wird ja deutlich, was der referierende Arzt, der sich subjektiv so insuffizient fühlt, doch bereits alles geleistet hat. Eine weitere wichtige Stützung besteht in der Erfahrung, daß die anderen Kollegen die gleichen oder zumindest sehr ähnliche Schwierigkeiten haben und daß die Gruppe einen emotionalen Rückhalt gegen die vielen Frustrationen des ärztlichen Alltags bietet, denen gerade all jene Ärzte ausgesetzt sind, die Tag für Tag – und nicht selten auch nachts – ihre schwere Pflicht tun, ohne jene Kompensation zu erhalten, die manchen Ärzten zuteil wird, die als sog. Koryphäen im Rampenlicht der Öffentlichkeit stehen.

Aus Gründen der besseren Übersichtlichkeit will ich nun die Lernziele für die Balint-Gruppenmitglieder nochmals zusammenfassen:

1. An erster Stelle wäre eine *partnerschaftlich-interaktionelle Einstellung* zum Patienten zu erwähnen. Der Patient ist nicht mehr Objekt der ärztlichen Diagnostik und Therapie, sondern Partner, mit dem gemeinsam nach den Ursachen und nach einer besseren Lösung seiner Lebensprobleme gesucht wird.

2. Um dieses angestrebte Ziel in etwa erreichen zu können, sollte der Gruppenteilnehmer die meist *unbewußte Beziehungsproblematik* seiner Patienten erkennen und damit die Grundzüge der Beziehungspathologie erlernen und erlebend erfahren.

3. Er lernt dabei seine *„emotionale Resonanz"*, seine „Gegenübertragung" auf den Patienten als *wichtigstes diagnostisches Indiz* für die Beziehungsproblematik seiner Patienten kennen.
4. Dies kann er nur, wenn er sich selbst als wichtigstes diagnostisches und therapeutisches Instrument immer besser kennenlernt. Er gewinnt gewissermaßen nebenbei an *Selbsterfahrung* und lernt so die „Droge Arzt", ihre „Pharmakologie" und auch ihre „Toxikologie" immer besser kennen und einsetzen.
5. Zwanglos erlernt er dabei die *„Technik" des* gut geführten analytisch orientierten *diagnostisch-therapeutischen ärztlichen Gespräches*.
6. Er lernt das Einfügen von Befunden und klinischen Diagnosen, z. B. „Herzinsuffizienz", „Ulcus duodeni" und „Depression" in eine umfassende *Gesamt- und Beziehungsdiagnose*. (Warum und in welchen Situationen bekommen unsere Patienten ihre Krankheiten? Warum verschlechtern sie sich, wenn sich die anderen bessern? usw.)
7. Er lernt auch viele Problemfälle anderer Kollegen kennen, „die auch nur mit Wasser kochen können", sieht jetzt besser, was er alles bereits selbst geleistet hat und fühlt sich dadurch *emotional entlastet und gestützt*.
8. Er lernt mit den *beengenden Rahmenbedingungen* der Praxis, vor allem mit dem Zeitproblem besser umzugehen, d. h. er lernt die Droge Arzt besser zu dosieren und einiges mehr.

Es ist gut möglich, ja sogar wahrscheinlich, daß ich einige Lernziele und Lerninhalte, die durch die Balint-Gruppenarbeit vermittelt werden, nicht aufgezählt habe. Allein die aufgezählten, so meine ich, rechtfertigen jedoch das Urteil, daß Balint-Gruppenarbeit für jeden, insbesondere aber für den niedergelassenen Arzt und für den Arzt für Allgemeinmedizin durch keine andere Aus-, Weiter- und Fortbildungsmethode zu ersetzen ist.

Literatur

Balint M (1957) Der Arzt, sein Patient und die Krankheit. Klett, Stuttgart (1984)
Luban-Plozza B (Hrsg) (1984) Praxis der Balint-Gruppen. Springer, Berlin Heidelberg New York Tokyo
Snow CB (1964) The two cultures and the second look
Uexküll T von (1986) Psychosomatische Medizin. Urban & Schwarzenberg, München
Wesiack W (1980) Psychoanalyse und praktische Medizin. Klett/Cotta, Stuttgart
Wesiack W (1984 a) Psychosomatische Medizin in der ärztlichen Praxis. Urban & Schwarzenberg, München
Wesiack W (1984 b) Grundzüge der psychosomatischen Medizin. Springer, Berlin Heidelberg New York Tokyo
Willi J (1975) Die Zweierbeziehung. Spannungsursachen, Störungsmethoden, Klärungsprozesse. Rowohlt, Reinbek (1984)

Forschung zur Balint-Gruppenarbeit

Empirisches Erforschen von Balint-Gruppen: Methoden und Ergebnisse

Ulrich Rosin und Annelise Heigl-Evers

Zum Verständnis von empirisch-erfahrungswissenschaftlicher Forschung

Forschung zur Balint-Gruppenarbeit ist ein Sektor wissenschaftlicher Aktivität im Bereich der theoretisch und methodisch an der Psychoanalyse orientierten Psychotherapie. So ergibt sich bei den Bemühungen um einen Zuwachs an wissenschaftlicher Erkenntnis auch hier die Frage, ob Balint-Gruppenarbeit den Geisteswissenschaften, speziell der Hermeneutik, oder den Naturwissenschaften, speziell den psychologisch-nomothetischen Methoden, zuzuordnen sei; ob es sich hier vorwiegend um ein auf Verstehen oder um ein mehr auf Erklären abzielendes wissenschaftlich-methodisches Vorgehen handele (vgl. dazu auch Körner 1985). Natur- wie Geisteswissenschaftler sind sich darin einig, daß die Erkenntnis- und Untersuchungsmethoden ihrem Gegenstand angemessen sein müssen. Probleme dieser Adäquatheitsforderung werden offensichtlich, wenn z. B. bewiesen werden soll, daß Ärzte am Ende eines Balint-Seminars das von Balint postulierte Ziel erreicht haben, „sich selbst so geschickt zu benutzen wie ein Chirurg sein Messer, der Internist sein Stethoskop und der Röntgenfacharzt seine Röhren" (Balint 1957, S.69). Ein Aspekt dieses Lernziels ist das einfühlende Verstehen, das Tuning-in bei der Psychotherapie des Allgemeinarztes in seiner Praxis. Einfühlendes Verstehen ist jedoch keine Methode, die mit Hilfe von Evidenz für sich selbst Ergebnisse zu sichern vermag; sie kann „nur ein heuristisches Prinzip sein. Ob sie im Einzelfalle das Richtige trifft oder nicht, muß durch andere wissenschaftliche Methoden ermittelt und abgesichert werden" (Patzig 1980, S.59). – Diese Forderung nach Objektivität wird von Enke (1979, S.741) auch für die Psychotherapieforschung, speziell für die Gruppenpsychotherapie vertreten. Er schreibt: 1. Sie unterliege dem Methodenkanon empirischer und auch experimenteller Forschung. 2. Sie sei bereit, Annahmen durch eine jederzeit von anderen Untersuchern in gleicher Weise anwendbare Methodik zu überprüfen und dabei auch an der Erfahrung scheitern zu lassen im Sinne der Falsifikationsbereitschaft von Popper. [In diesem Sinne meinen Thomä u. Kächele, diese Forderung der Erfahrungswissenschaftler „kann von Psychoanalytikern unterschrieben werden" (1973, S. 232).] 3. Sie strebe gesetzesförmige Aussagen an.

Die Ideale einer objektiven Forschung können jedoch sowohl grundsätzlich als auch im Einzelfall, selbst in den Naturwissenschaften, oft nicht erfüllt werden. Vormeinungen und Interpretationen gehen in die Beobachtungen unvermeidbar ein, sie beeinträchtigen das Gewinnen von Tatsachenbefunden; und für die Bewertung von Hypothesen mangelt es an klaren Kriterien (Patzig 1980, S. 78). – Diese und auch weitere Probleme bei der Forschung müssen wir akzeptieren und bei den Studien zur Balint-Gruppenarbeit berücksichtigen: Daß sowohl die um Erklären als auch die um Verstehen bemühten Zugangsweisen „verschiedene Funktionen innerhalb der Einheit des Erkenntnisprozesses (haben), die nicht durch ein Verfahren zugleich erledigt werden können" (Zepf 1981, S. 18). Die Forderung Balints, daß der Arzt sich selbst, z. B. seine antwortenden Gefühle und Gegenübertragungsreaktionen, neben sonstigen diagnostischen (Stethoskop und Röntgen) und therapeutischen (Skalpell) Instrumenten in der Medizin, benutzen sollte, beinhaltet auch die Notwendigkeit einer Kontrolle, wenn er seine Subjekthaftigkeit und Subjektivität in die Beziehung zu seinem Patienten einbringt (Körner u. Rosin 1985, S. 33 ff.). Die Spannung zwischen mehr um Verstehen und mehr um Erklären bemühten Vorgehensweisen führt jedoch oft zu Konflikten, die manchmal Überbewertungen des eigenen und Minderbeachtung der anderen Vorgehensweisen, auch mit entwertenden Attributionen der anderen, zur Folge hat.

Wissenschaft – Therapie – Ausbildung

Balint (1961, S. 11 ff.) hat betont, daß die Psychotherapie echte und kritische Forschung (z. B. Überprüfung exakter Vorhersagen mittels langfristiger Prognosen) nachweisen müsse, um ihre Berechtigung, ein medizinisches Fachgebiet zu sein, nachzuweisen. Sein, wie er es nannte, ständiger Kehrreim „weitere Forschungsarbeit" (Balint 1957, S. 9, S. 376) und die Bezeichnung „Training-cum-Research-Seminar" (Balint 1967, Überschrift eines Artikels, 1970 und 1972) stehen in der Tradition S. Freuds: Er plädierte für das Beibehalten des „Junktim von Heilen und Forschen" (Freud 1927, S. 293), für die Fortführung des „kostbaren Zusammentreffens von Therapie und Wissenschaft in der Psychoanalyse"; er warnte davor, „daß die Therapie die Wissenschaft erschlägt" (Freud 1927, S. 291) und daß Theorie und Praxis der Psychoanalyse sich voneinander entfernen. – Diese Problematik, das Spannungsfeld von Praxis und Forschung, wird für das klassisch-psychoanalytische Behandlungsverfahren von Ferenczi u. Rank (1924), von Fürstenau (1979) sowie von Thomä u. Kächele (1985) beschrieben; für die Gruppenpsychotherapie von Czogalik u. Enke (1983), Heigl-Evers (1987) und Lindner (1987); für die Balint-Gruppenarbeit von Rosin (1983, 1985a).

Die Bedeutung der Forschung für die Weiterbildung von Psychoanalytikern sowie für die Fortbildung praktischer Ärzte in patientenzentrierter Medizin hat Balint mehrfach betont: Er sprach sich für eine Revision der psychoanalytischen Weiterbildung aus, z. B. für eine Umstellung der Lehranalyse von einer vielstündigen „Supertherapie" in einen auf Forschung ausgerichteten Prozeß; das Erfahren der eigenen Grenzen sollte sich mit Interesse am Gewinnen neuer Erkenntnisse verknüpfen: zur Unzufriedenheit mit bisherigen Forschungsergebnissen sowie zu einer gewissen Unabhängigkeit von den Anschauungen psychoanalytischer Autoritätsfiguren, auch zu etwas Respektlosigkeit (Balint 1948, 1954). – Diesen Aspekt, daß nämlich mit dem forschend Tätigwerden eine gewisse Respektlosigkeit (gegenüber dem eigenen therapeutischen Tun, den bisherigen wissenschaftlichen Methoden und Ergebnissen sowie gegenüber den herrschenden Lehrmeinungen und Fachautoritäten) einhergeht, möchten wir im folgenden verdeutlichen; wir wollen zeigen, wie Widerstreben, Lernbarrieren und Widerstände (Heigl-Evers 1975, 1976, 1977, S. 133; Heigl-Evers u. Dzick 1977; Rosin 1981, 1985; Heigl-Evers u. Rosin 1984) zu Schwierigkeiten führen, Forschung zu realisieren:

Mangelndes In-Frage- und Zur-Diskussion-Stellen des eigenen psychotherapeutischen Tuns

Die Diskrepanz zwischen einem an Theorie orientierten deklarierten Tun und tatsächlichem Handeln in der Praxis wird – trotz verschiedener von Freud selbst durchgeführter Revisionen – an der Geschichte der Psychoanalyse deutlich. Einerseits hat Freud (1923, S. 229) geschrieben, die Psychoanalyse „ist immer unfertig, immer bereit, ihre Lehren zurechtzurücken oder abzuändern"; andererseits hat er mit dogmatischen Festlegungen zu Spaltungen Anlaß gegeben, Dissidenten in Außenseiterpositionen manövriert und institutionelle Absicherungen initiiert (Cremerius 1982, 1986).

Auch den heutigen Psychoanalytikern, die um Wahrheitsfindung bemüht sind und dabei ihre eigenen unbewußten Vorgänge berücksichtigen wollen, haben Mühe, nicht zu vergessen, daß „die eigene Ansicht des Analytikers von seinem Tun unzuverlässig (ist) und leicht in irgendeiner idealisierenden Weise verzerrt" wird (Greenson 1967, S. 18). So wird verständlich, daß viele Therapeuten z. B. keine Tonbandaufzeichnungen machen und Verbatimprotokolle nicht zur Diskussion stellen möchten; sie vermeiden, daß ihnen „in die Karten geguckt" wird, weil dann unangenehme Gefühle wie Angst, Scham, Kränkung und Rivalität auftauchen könnten. Die von Balint zum Ziel seiner Seminararbeit erklärte „wesentliche, wenn auch begrenzte Wandlung der Persönlichkeit" des Arztes, war häufig nicht erreichbar, weil, wie er selbst (Balint 1957, S. 9) schrieb, Kritik der Kollegen zu heftigem Ärger führte, so daß manche brisante Forschungsfrage, mit Rücksicht auf die emotionale Überforderung der Ärzte, „auf sich beruhen" mußte (Balint 1957, S. 355). – Es läßt sich immer wieder beobachten, daß bei Psychoanalytikern die für sie in ihrer therapeutischen Praxis entstehende eindrückliche Evidenz ein forschendes Hinterfragen dieser Prozesse verhindert und stattdessen apodiktische Sicherheit entsteht. – Dieses als ein Beispiel für mangelnde Respektlosigkeit gegenüber sich selbst und für die Vernachlässigung des Salvo errore, der ständig gegebenen Möglichkeiten des Irrtums (Ferenczi 1927/28, S. 298).

Mangel an kritischer Bewertung bisher verwandter Untersuchungsmethoden und der mit ihrer Hilfe erzielten Ergebnisse

In der Wissenschaft gibt es Trends und Moden (Enke 1982) bei der Wahl methodischer Zugangswege. Ehrgeiz und diesem verwandte Motive können dazu führen, daß Forscher, wie heute häufig zu beobachten ist, überwiegend auf die Bestätigungen ihrer Hypothesen und weniger auf deren Falsifikationen ausgerichtet sind; und daß dementsprechend methodische Irrwege mit Sackgassen-Erfahrungen wenig publiziert werden.

Ein auf Balint (1957, S. 19) zurückgehender, bis heute wenig revidierter Irrweg sei hier erwähnt. Er verneinte, daß die Erforschung der Arzt-Patient-Beziehung von einem „noch so taktvollen und objektiven Dritten" durchgeführt werden könne, sie müsse vielmehr vom niedergelassenen Arzt selbst in seiner eigenen Praxis geleistet werden, da sonst „niemals die Sache selbst" erfaßt werde (Balint 1957, S. 17). Diese Ausführungen wurden von ihm später nicht wiederholt, aber auch nicht widerrufen; dabei war er selbst oft vorbildlich beim Einsatz von Tonbanddokumentationen und im Bemühen um Kategoriensysteme mit Schätzskalen (E. Balint u. Novell 1973) sowie um die Verwendung statistischer Auswertungsmethoden (Balint et al. 1970). – Auch hier fehlt einerseits mehr Respektlosigkeit gegenüber Balints Verdikt, andererseits aber auch Respekt gegenüber seiner Bereitschaft, Spezialisten in Methodenfragen hinzuzuziehen.

Mangelnde Relativierung herrschender Lehrmeinungen und der Ansichten von Fachautoritäten

Balint hat den Mangel an Respektlosigkeit bei den meisten angehenden Psychoanalytikern während ihrer Weiterbildung („Über-Ich-Intropression") sowie das Konservativ-werden früher tendenziell revoltierender Psychoanalytiker („retrograder Gehorsam") beklagt;

ein Mangel, der zur Indoktrination von Lehrmeinungen und zur Überloyalität gegenüber eigenen Lehrern führen kann. Das häufige Zitieren Freuds in nicht einleuchtenden Zusammenhängen, oft zur Legitimation eigener Ansichten aus dem Kontext gerissen, zeigt eine Tendenz, die Vergänglichkeit auch der Gedanken von Freud nicht zu berücksichtigen (Thomä u. Kächele 1985).

Eine Durchsicht der Literatur über Balint und die Balint-Gruppenarbeit zeigt, daß auch und gerade hier ein Mangel an Unbehagen besteht – einmal über seine oft unklaren Konzepte (z. B. „wesentliche, wenn auch begrenzte Wandlung in der Person des Arztes") und über die von ihm geprägten diffus-widersprüchlichen Begriffe (z. B. apostolische Funktion), ferner über fehlende Anregungen zur Leitungstechnik (mit der Vernachlässigung gruppendynamischer Aspekte, die damals an der Tavistock-Klinik durchaus bekannt waren) und schließlich über das von ihm nicht eingestandene Scheitern mancher seiner Forschungsansätze. Dazu gehört z. B. die wissenschaftlich nicht bestätigte These Balints, daß der in seinen Gruppen geschulte Arzt statt Placebos und Psychopharmaka sich selbst als „Droge" einsetze und somit weniger Medikamente rezeptiere. Diese Ergebnisse sowie die oft enttäuschenden Fehlschläge bei der Fortbildung der Ärzte werden von den meisten Nachfolgern Balints nicht thematisiert, nicht diskutiert; notwendige Veränderungen in den Balint-Gruppen und deren Erforschung unterbleiben: So ist „A Study of Doctors" (Balint 1966), die eine eher geringe Veränderung der Person des Teilnehmers von Balint-Gruppen ergab, nicht ins Deutsche übersetzt worden; so wird die in diesem Zusammenhang wichtige Untersuchung von Zabarenko et al. (1968), an der Balint persönlich beteiligt war, in der deutschsprachigen Literatur (Argelander 1979) lediglich erwähnt, nicht problematisiert.

Wir meinen, das Thema Respektlosigkeit, das wir in Balints Postulat „semper reformari debet" fortgeführt sehen, sollte uns Orientierungspunkt für jegliche Forschung sein, „die ja aus der Skepsis ihre Motivation bezieht. In meinem Verständnis ist Wissenschaft das Bemühen darum, einen alten Irrtum durch einen Erkenntniszuwachs zu ersetzen, der sich bei weiterem Beforschen jedoch auch wieder als ein Irrtum herausstellen könnte" (Heigl-Evers 1987, S. 12).

Im folgenden Abschnitt möchten wir Ergebnisse empirischer Untersuchungen zur Balint-Gruppenarbeit vorstellen und kommentieren.

Ergebnisse empirischer Untersuchungen

Ziel von Ergebnisstudien zur Balint-Gruppenarbeit ist, mit Hilfe bewährter Meßinstrumente zu überprüfen, ob Ärzte ihr Verhalten in der Praxis nach Teilnahme an einer Balint-Gruppe im Vergleich zur Zeit zuvor im Sinne der Ziele einer patientenzentrierten Medizin verändert haben.

Veränderungen der Interaktionen des Arztes mit seinen Patienten in der Praxis

Direktbeobachtungen in Arztpraxen

Die Staunton Evaluation Study sei wegen ihrer Einzigartigkeit und ihrem vorbildlichen Charakter in Untersuchungsplanung, -durchführung und -auswertung sowie Interpretation ausführlich dargestellt. Zabarenko et al. (1968, S. 14) haben versucht, dem Vorurteil entgegenzuwirken, das Konsultationszimmer des praktischen Arztes sei „die moderne Analogie zum unverletzlichen Heiligtum der mittelalterlichen Kathedrale". Von acht praktischen Ärzten, die sich für die Teilnahme an einer Balint-Gruppe interessiert hatten, wurde jeder zweite dazu motiviert, mit dem Beginn der Gruppenarbeit zunächst ein Jahr zu warten. Es wurde dann das Verhalten dieser Ärzte, das Verhalten der Kollegen, die tatsächlich an der Balint-Gruppe teilnahmen und das Verhalten einer Kontrollgruppe achtmal, je eine Stunde lang, in ihrer eigenen Sprechstunde beobachtet. Außerdem füllten sie, ebenso wie geschulte Beobachter, eine „Interaktionskarte" aus und nahmen verschiedene Einschätzungen auf speziell entwickelten Skalen vor. Es handelte sich um Bewertungen der Interaktionen zwischen Arzt und Patient, und zwar hinsichtlich medizinischer Maßnahmen, Sensibilität des Arztes für psychische Vorgänge des Patienten sowie um die Integration von organmedizinischen und psychologischen Aspekten. – Nach einem Jahr wurden diese Untersuchungen wiederholt, auch bei der sorgfältig ausgewählten Kontrollgruppe: es handelte sich um Kollegen, die sich bis dahin nicht für patientenzentrierte Medizin interessiert hatten.

Zwischen der Untersuchungs- und den beiden Kontrollgruppen fanden sich bei der Erstuntersuchung keine signifikanten Unterschiede, weder bei den Direktbeobachtungen noch in den Selbsteinschätzungen. – Nach einem Jahr ergaben sich bei den Direktbeobachtungen zwischen den drei Gruppen zwischen vorher und nachher keine signifikanten Unterschiede. Freilich unterschieden sich die Ärzte, die an der Balint-Gruppe teilgenommen hatten, hinsichtlich ihrer Selbstbeurteilung signifikant sowohl von ihren Angaben vor der Teilnahme an der Balint-Gruppe als auch von den beiden anderen Gruppen: sie meinten nämlich, sie hätten sich in Auswirkung ihrer Teilnahme im Sinne der Balint-Gruppenziele positiv verändert. Es war also zu einer signifikanten Veränderung in der Selbsteinschätzung, nicht aber in der Fremdbeurteilung gekommen.

Die Autoren meinen, es sei zu berücksichtigen, daß die Selbsteinschätzung und Interviewangaben der Balint-Gruppenteilnehmer keine „kühlen und angemessenen Beurteilungen" seien: die Ärzte würden sich an dem orientieren, was als „socially proper" angesehen wird.

Zabarenko et al. (1968, S. 230) betonen, daß man aus den Angaben der Teilnehmer einer Balint-Gruppe nur ein sehr fragmentarisches Bild von dem erhalte, was in der Praxis tatsächlich vor sich geht.

Es gehört zu den Zielen der Balint-Gruppenarbeit, daß die Ärzte lernen, ihr eigenes Verhalten sowie dessen Wirkung auf ihre Patienten realitätsangemessen einzuschätzen. Die Selbstwahrnehmung der im Staunton-Evaluation-Projekt untersuchten Ärzte ist dagegen eher unrealistischer geworden, und zwar in Richtung auf die an die Teilnehmergruppe gerichteten Erwartungen der Leiter.

Ton- und Videobandaufzeichnungen aus Arztpraxen

Die Dokumentation von Veränderungen der Arzt-Patient-Interaktionen in der Praxis kann auch mit Hilfe von Ton- und Videoaufzeichnungen erfolgen; allerdings sind dabei einige Unterschiede zwischen Direktbeobachtung und solchen Magnetbandaufzeichnungen zu berücksichtigen (Richter 1967, S. 327; Rosin u. Standke 1982, S. 210). Die Bandaufzeichnung führt zu wichtigen Informationsreduktionen, so „daß Daten, die für den Praktiker in der Balint-Gruppe handlungsleitend und orientierungsrelevant sind, gar nicht repräsentiert sind" (Giesecke 1983, S. 17). Die Auswertung erfolgt meist an den Verschriftlichungen der Tonbandaufzeichnungen, und diese Transkriptionen „sind stets schon halb interpretativ" (Wunderlich 1976, S. 297). – Allerdings betonen Sprachwissenschaftler, die Beratungs-, Therapie- und Ausbildungstätigkeiten von Psychoanalytikern untersuchen, daß sich die dabei angestrebten Veränderungen durchaus im sprachlichen Verhalten aufzeigen lassen (Lenga u. Gutwinksi 1979, S. 1960). Leider sind Tonbänder von Arzt-Patient-Interaktionen in der Praxis, die vor und nach Teilnahme von Ärzten an einer Balint-Gruppe aufgenommen worden sind, bisher nicht veröffentlicht. Indikationen für patientenzentriertes Verhalten sind in verschiedenen Publikationen dargestellt worden (z. B. von Ferber 1975; Siegrist 1977; Begemann-Deppe 1978; Lenga u. Gutwinski 1979; Garbe u. Porstner 1979; Kutter 1981; Gutwinski-Jeggle 1987).

Angaben von Patienten über das Verhalten ihrer Ärzte

Es wäre interessant zu ermitteln, ob Patienten bei einer Befragung vor und nach Teilnahme ihres Arztes an einer Balint-Gruppe – z. B. in einem strukturierten Interview oder in einem Fragebogen – Veränderungen im Sinne eines weniger krankheitszentrierten Verhaltens angeben würden. Solche Untersuchungen sind bisher nicht bekannt geworden.

Angaben von Ärzten über ihre Interaktionen mit Patienten in der Praxis

Ehemalige Teilnehmer von Balint-Gruppen geben häufig an, daß ihre Interaktionen mit den Kranken in der Praxis patientenzentrierter geworden seien: 98% der ehemaligen Teilnehmer von Balint-Gruppen meinen, sie seien danach „aufmerksamer für die Bedürfnisse des Patienten, die hinter seinem manifesten Verhalten liegen"; 95% sind der Ansicht, sie seien „vielseitiger in ihrem Verhalten gegenüber Patienten" (Rosin 1985b, S. 354). Eine ähnliche Selbsteinschätzung findet sich z. B. auch in der Befragung von Dämmig u. Rechenberger (1979): dort wird z. B. angegeben, Ärzte hätten nach Teilnahme an einer Balint-Gruppe weniger Psychopharmaka verordnet.

Schädliche Auswirkungen der Teilnahme an Balint-Gruppen sind bisher kaum beschrieben. So wird ja auch über negative Auswirkungen psychotherapeutischer Behandlungen eher selten berichtet. Garfield u. Bergin (1978) geben für Gruppentherapien an, daß bei etwa 5% der von ihnen untersuchten Patienten Verschlechterungen als direkte oder indirekte Therapiefolge aufgetreten sind. Und über negative Folgen psychotherapeutischer Fort- und Weiterbildung liegen bisher überhaupt keine Untersuchungen vor! – Rosin et al. (1987) haben bei 92 von 96 mit einem Fragebogen untersuchten Teilnehmern von Balint-Gruppen (es handelte sich um Assistenten in sechs psychiatrischen Krankenhäusern) Angaben über unerwünschte Auswirkungen der Balint-Arbeit auf die Beziehung zu den Patienten, die sie in einer Sitzung vorgestellt hatten, ermittelt. Jeweils 10–20% gaben an, daß sie nach der Sitzung zu engagiert, zu distanziert oder weniger verständnisvoll mit ihrem Patienten umgegangen sind. Wir meinen, daß auch für die Balint-Gruppenarbeit eine Nutzen-Risiko-Abwägung erfolgen sollte; wie übrigens auch Balint selbst (1957, S. 420; 1966) einmal angeregt hat.

Quantitative Veränderungen bei objektiven Daten als Indikatoren
für eine Zunahme patientenzentrierten Verhaltens

Objektive Daten, an denen eine Abnahme von krankheitszentriertem Verhalten in der Praxis der Ärzte, nach ihrer Teilnahme an einer Balint-Gruppe, abzulesen ist, könnten z. B. sein:
- Selteneres Verschreiben von Psychopharmaka. Balint hatte erwartet, daß der Arzt, wenn er sich mehr den seelischen Problemen seiner Patienten zuwenden würde, diesen und sich nicht weiterhin durch das Rezeptieren von „Mittelchen" beruhigen würde.
- Selteneres Anordnen von Laborleistungen, da weniger „überflüssige Ausschlußuntersuchungen" durchgeführt würden.
- Reduktion von Überweisungen an Fachärzte, da der Arzt nicht mehr seine Gesamtverantwortung „verzettele".
- Abnahme der nächtlichen sowie Sonn- und Feiertagsanrufe und der Hausbesuche, die bei vielen Kranken ein Indikator für Probleme in der Arzt-Patient-Beziehung seien.

Einer der obengenannten Indikatoren ist von Joyce (1970, S. 81 ff.) untersucht worden. Er fand, daß die Rezepte für 1000 Patienten, die von Teilnehmern an einer Balint-Gruppe ausgestellt worden waren, sich nicht von den Verordnungsgewohnheiten aller britischen Ärzte (Statistik des Britischen Gesundheitsministeriums) unterschieden: etwa 25% aller Patienten erhielten Psychopharmaka.

Woodcock (1970, S. 185) untersuchte bei 9 Ärzten, die an einer Balint-Gruppe teilgenommen hatten, etwa 5100 Krankenakten. Er kam zu dem Ergebnis: „Entgegen der Erwartung konnte kein Beweismaterial dafür gefunden werden, daß der Grad des Interesses an psychologischen Faktoren des betreffenden Arztes mit der Häufigkeit ständigen, täglichen Gebrauchs von Psychopharmaka in irgendeiner Weise korrelierte."

Nach den hier zitierten Untersuchungen haben sich hinsichtlich der Arzt-Patienten-Interaktionen in der Praxis nach Teilnahme an Balint-Gruppen keine nachweisbaren Veränderungen ergeben.

*Veränderungen der Interaktionen des Arztes in den Sitzungen
der Balint-Gruppe*

Es stellt sich die Frage nach Veränderungen des Arztverhaltens in der Balint-Gruppe selbst.

Direktbeobachtungen

Balint-Gruppenleiter und -Gruppenteilnehmer zeigen, in Tradierung der Aufgeschlossenheit von M. Balint, eine große Bereitschaft, Hospitanten oder auch bei Tagungen einen Kollegenkreis ihre Sitzungen direkt beobachten zu lassen. Die Chance, hier empirische Untersuchungen durchzuführen, ist freilich bislang nicht genutzt worden.

In vielen Institutionen besteht heute die Möglichkeit, an Balint-Gruppensitzungen hinter einer Einwegscheibe teilzunehmen. Kutter (1979) trainierte Beobachter, das Verhalten von Balint-Gruppenteilnehmern einzuschätzen: z.B. die Redeweise, die Stimmung, das Zuhören-können, den Grad des Verstricktseins sowie die Fähigkeit, Voten der anderen aufzugreifen. Der angestrebte quantitative Vergleich zwischen Verhalten bei Beginn und am Ende der Balint-Gruppenarbeit konnte nicht durchgeführt werden: „Schon in der Durchführung, verstärkt bei der Auswertung, erwies sich die Zuordnung bestimmter Verhaltensweisen zu Teilfunktionen oder Qualitäten empathischer Kompetenz als außerordentlich schwierig" (Kutter et al. 1979, S.8). Die Beobachter seien sehr involviert gewesen, so daß sie vielfach subjektive Interpretationen gegeben und nicht, wie gefordert, Beobachtungen aufgezeichnet hätten. Paar et al. (1983) ließen, nach Beobachtung von Balint-Gruppensitzungen hinter der Einwegscheibe, den Stuttgarter Bogen (Ermann u. Lermer 1977) ausfüllen. Diese Einschätzungen sollten mit den Angaben der Teilnehmer und des Leiters, die den Bogen gleichfalls ausgefüllt hatten, verglichen, und es sollte eine Beziehung zu den besprochenen Inhalten hergestellt werden. Ergebnisse dieser Untersuchung werden nicht berichtet (Garbe u. Porstner 1979, S.158). Wie dargelegt, sind Direktbeobachtungen des Arztverhaltens in Balint-Gruppensitzungen entweder nicht ausreichend ausgewertet oder methodisch unzureichend durchgeführt worden.

Ton- und Videobandaufzeichnungen

Michael Balint hatte, bevor die Tonbandtechnik verfügbar war, die Sitzungen seiner Gruppe von einer Sekretärin stenographieren lassen und gelegentlich den Teilnehmern maschinenschriftliche Texte zur Diskussion vorgelegt. Später verwendete er Tonbänder. Es existieren heute noch solche Tonbandaufzeichnungen von Sitzungen, die Michael Balint selbst geleitet hat; so im Sigmund-Freud-Institut in Frankfurt und im Michael-Balint-Institut in Hamburg; leider sind diese Dokumentationen in der Fachliteratur noch nicht erschienen. Garbe u. Porstner (1979) sowie Paar et al. (1983) haben die Tonbandtranskriptionen von 17 Sitzungen seiner Balint-Gruppe mit Medizinstudenten im Praktischen Jahr des letzten Ausbildungsabschnitts untersucht. Die Wortbeiträge der Teilnehmer insgesamt pro Sitzung wurden, nach festgelegten Aussageeinheiten, anhand eines Kategoriensystems (z. B. patienten- versus krankheitszentriertes Verhalten; Grad der Sensibilität in Selbst- und Fremdwahrnehmung) kodiert; signifikante Veränderungen dieser Kriterien in Richtung der Balint-Gruppenziele konnten nicht festgestellt werden.

Die Tonbandprotokolle von 150 Sitzungen einer Balint-Gruppe sind, unter vorwiegend sprachwissenschaftlichen Gesichtspunkten, mehrfach von Lenga u. Gutwinski (1979a, b), Gutwinski-Jeggle (1983, 1987) sowie Gutwinski-Jeggle et al. (1985) untersucht worden. In dieser Studie wurde eine Vielzahl sprachlicher Indikatoren für die Art der in einer Balint-Gruppe sich darstellenden Arzt-Patient-Beziehungen aufgezeigt, so z. B. die Verwendung von Personalpronomina, von Modalworten und von Fragen; ferner wurden Kriterien für die Bestimmung von Aktivität und Passivität der Sprecher sowie von direkter und indirekter Redewiedergabe ermittelt und eingesetzt. Besondere Bedeutung wird der Zuordnung der Redebeiträge zu verschiedenen „Ebenen" eingeräumt; es sind dies deiktisch-referentielle Bezugsebenen des Textes, wie z. B. Situationen des Arztes mit seinem Patienten in der Praxis, Konstellation im Hier und Jetzt der Balint-Gruppe und Angaben über den Patienten außerhalb der Arztpraxis. In dem umfangreichen Buch von Gutwinski-Jeggle (1987) geht es allerdings um „nur erste Ansatzpunkte für den Niederschlag der Arzt-Patient-Beziehung im Text"; der

Lernprozeß eines Arztes in der Balint-Gruppe sei sehr kompliziert und in seinem Verlauf nicht linear, einen Vorher-Nachher-Vergleich könne es daher nicht geben. – Es ist sehr bedauerlich, daß in dieser interessanten Studie nur 6 monologisierende Falldarstellungen eines Arztes im ersten Abschnitt einer Balint-Gruppe untersucht werden. In vielen Tabellen (z.B. Tabelle 11–22) werden detailliert Quantifizierungen dargestellt, die im Sinne von Erfolgsbeurteilungen für einen Vergleich der Effektivität der Gruppenteilnahme genutzt werden könnten.

Naujoks (1985) hat im Rahmen eines Projekts des Sonderforschungsbereichs (129, Teilprojekt B 5) der DFG in Ulm, anhand transkribierter Tonbandaufzeichnungen von 31 Sitzungen einer Balint-Gruppe mit 7 Krankenschwestern, nach Veränderungen zwischen Anfangs- und Abschlußsitzungen gesucht. Die dabei verwandten Kriterien waren z.B. Redeaktivität, Angstformen (anhand des Ulmer Angstthemenwörterbuchs), Art der Reflexion (über sich selbst, über die Patienten und über die Beziehung zu den Patienten), Gebrauch von Pronomina (z.B. zur ersten Person Singular) und Art der Problemschilderung (z.B. Spontaneität, Beziehungs- und Gefühlsorientiertheit). – Es ergaben sich recht unterschiedliche Ergebnisse, die z.T. ganz konträr zu den Erwartungen waren. So war z.B. die Selbstreflexion der Teilnehmerinnen am Ende der Balint-Gruppe geringer als am Anfang. Die Redeaktivität der Schwestern nahm signifikant zu, ebenso die direkte Rede, das Sich-selbst-Einbeziehen und das Sprechen über die Beziehung zum Patienten. Die Autorin sieht hierin einen Nachweis für die Effektivität der Balint-Gruppenarbeit (Naujoks 1985, S.161).

Angaben von Teilnehmern

Die Veränderungen der Ärzte und ihres Verhaltens in der Beziehung zu ihren Kollegen und zum Leiter im Vergleich zwischen Anfangs- und Schlußphase von Balint-Gruppen werden in vielen Erfahrungsdarstellungen thematisiert, in empirischen Untersuchungen jedoch kaum überprüft. Bei einer Fragebogenstudie, an der sich 206 ehemalige Mitglieder von Balint-Gruppen beteiligt haben, wurde von 93% der Ärzte angegeben, daß sie „nach 35 doppelstündigen Sitzungen besser in der Lage (gewesen seien), die Psychodynamik von Arzt-Patient-Beziehungen aus den Widerspiegelungsphänomenen in der Gruppe zu erkennen" (Rosin 1985a, S. 354).

Zu den negativen Auswirkungen der in Balint-Gruppen geführten „freien" Diskussionen auf die Teilnehmer und auf ihre Zusammenarbeit haben Rosin et al. (1987) eine Fragebogenuntersuchung durchgeführt. Etwa 15% der Mitglieder von sechs Balint-Gruppen (es handelt sich jeweils um Gruppen, die in psychiatrischen Kliniken durchgeführt wurden, bei einer Beteiligung von insgesamt 92 Ärzten mit einer Beantwortungsquote von über 95%) gaben an, daß sie sich durch die Gruppensitzungen übermäßig verletzt, unangemessen beschämt und abgewertet gefühlt hätten. Diese Kollegen gaben auch an, daß sie sich im Anschluß an eine Sitzung entschieden hätten, sich von den anderen Teilnehmern mehr zurückzuziehen und eigene Schwierigkeiten mit ihren Patienten nicht nochmals darzustellen.

Angaben von Leitern

Viele Leiter von Balint-Gruppen stellen in ihren Erfahrungsberichten dar, daß sich die Interaktionen ihrer Teilnehmer in der Balint-Gruppe „verbessert" hätten, z. B. im Sinne von mehr Offenheit, sensiblerem Zuhören-können und gesteigerter Fähigkeit auch zu kontroverser Diskussion (z. B. E. Balint 1974; Moreau 1974; Drees 1979, 1984, 1987; Petri 1982; Stucke 1982; Knoepfel 1979). In der bereits erwähnten Fragebogenuntersuchung, an der sich 203 Leiter von Balint-Gruppen beteiligt hatten, ergab sich gleichfalls eine sehr positive Einschätzung der bei den Teilnehmern beobachteten Veränderungen (Rosin 1983, S. 354).

Angaben zum Veränderungsprozeß in Balint-Gruppen

Über den Ablauf- und Veränderungsprozeß in Balint-Gruppen (z. B. Kohärenz, Leiterzentrierung, Wechsel in den Positionen der soziodynamischen Funktionsverteilung) gibt es eine Vielzahl von Publikationen, in denen z. B. auch typische Ablaufphasen des Prozesses beschrieben werden. – In unserem Überblick beschränken wir uns weitgehend auf quantifizierend-empirische Studien.

Direktbeobachtungen

Garbe u. Porstner (1979), ebenso wie Paar et al. (1983) sowie Kutter (1981) haben Beobachtungsbögen für die Einschätzung der Veränderungsprozesse in Balint-Gruppen entwickelt; dabei werden von Kutter (1981, S. 39) Gruppen- und Teilnehmervariablen dargestellt.

Ton- und Videoband-Aufzeichnungen

Giesecke u. Rappe (1982) bzw. Giesecke u. Rappe-Giesecke (1983) haben anhand der Tonbandtranskriptionen von Balint-Gruppen, die im Rahmen eines Projektes der Deutschen Forschungsgemeinschaft an der Gesamthochschule in Kassel durchgeführt wurden, eine kommunikationswissenschaftliche Konzeption des Gruppenablaufs entwickelt. Sie bezeichnen ihr Normalformmodell als „ein methodisch kontrolliertes Kodierungsverfahren", das intersubjektive Nachprüfung für die „Ereignisse" und Leiterinterventionen in Balint-Gruppensitzungen ermögliche. – Ein empirisch-quantifizierender Ansatz wird in diesem Zusammenhang nicht vorgeschlagen.

Die Leiterinterventionen und ihre Veränderungen im Verlauf einer Balint-Gruppe wurden von Pohnke et al. (1987, S. 67) an Transkriptionen von 31 Balint-Gruppensitzungen mit Ärzten untersucht. Etwa 4750 Aussageeinheiten (jeder grammatikalisch vollständige Satz) aus ca. 2500 Leiterinterventionen wurde je drei Kategorien zugeordnet: Zu wem spricht der Leiter? Über wen spricht der Leiter? Über was spricht der Leiter? Aus der Vielzahl interessanter Einzelergebnisse (Pohnke 1987) seien erwähnt:

- Zwischen erstem, zweiten und dritten Drittel der Gruppensitzungen ergaben sich keine signifikanten Unterschiede in der Anzahl der Aussageeinheiten.
- In der ersten sowie in den beiden letzten der insgesamt 35 Sitzungen der Balint-Gruppe kamen signifikant mehr Aussageeinheiten des Leiters vor.

- Im letzten Drittel der einzelnen Sitzungen sprach der Leiter die Teilnehmer vermehrt direkt an.
- Der Leiter sprach sowohl in der einzelnen Sitzung als auch im Gesamtgruppenverlauf gegen Ende vermehrt die Arzt-Patient-Beziehung an.
- Die Aussagen des Leiters über sich selbst nahmen im Verlauf der Gruppenarbeit ab.
- Das Sprechen über Handlungen nahm ab, das Thematisieren innerer Vorgänge wurde häufiger.

Auf die Möglichkeit, diese Klassifikationen der Leiterinterventionen für die Einschätzung des Verlaufs von einzelnen Balint-Gruppen zu nutzen, haben Rosin et al. (1987) hingewiesen.

Angaben von Teilnehmern

In der Literatur (z.B. bei Luban-Plozza 1974) gibt es Angaben von Teilnehmern darüber, wie sie den Veränderungsprozeß in Balint-Gruppen erlebt haben. Empirisch-quantifizierende Untersuchungen sind verschiedentlich mit dem Gießen-Test (Dantlgraber 1977; Kutter 1981) und mit dem Stuttgarter Bogen (Paar et al. 1983) durchgeführt worden. Insgesamt ergaben sich hier, ähnlich wie in der bereits erwähnten Arbeit von Zabarenko et al. (1968), positive Einschätzungen des Veränderungsprozesses.

Angaben von Leitern

In den meisten Darstellungen der Leiter von Balint-Gruppen über die Veränderungen der Teilnehmer wird ganz allgemein auf gruppendynamisches Geschehen (Büttner 1982) oder speziell auf Übertragungs-, Widerstands- und andere Prozesse hingewiesen, die oft in Analogie zu den psychoanalytischen Grundbegriffen der Behandlungstechnik verwandt werden: Knoepfel (1980) charakterisiert die „Minima Theoretica"; Körner u. Rosin äußern sich zur Abstinenz und zur Einsicht (1988) sowie zum Durcharbeiten (1985). – Ein besonderes Interesse gilt den sog. Widerspiegelungsphänomenen, die besonders häufig beschrieben werden, so z.B. bei Argelander (1972, 1979), Loch (1973) und Clyne (1974).

Ausblick

Wir haben uns in dieser Darstellung vorwiegend auf empirisch-erfahrungswissenschaftliche Arbeiten über Balint-Gruppen konzentriert. Dies geschah in Übereinstimmung mit den Ansichten von Balint selbst und vieler Balint-Gruppenleiter, die immer wieder ihre Überzeugung von der Wirksamkeit dieser Gruppenarbeit betonen, zugleich aber mit Bedauern feststellen müssen, daß die Forschung nur selten so angelegt wurde, daß andere Untersucher mit anderen Methoden die Wirksamkeit der betreffenden Balint-Gruppenarbeit nachprüfen konnten.

Knoepfel (1974, S. 150) betont: „Ärztliche Arbeit wird nach ihrem Nutzen für den Kranken beurteilt!" Dieses Prinzip gilt auch für die Aus-, Weiter- und Fortbildung von Ärzten. In diesen Bereichen konnte ein Erfolg der Balint-Gruppenarbeit empirisch-erfahrungswissenschaftlich bislang nicht nachgewiesen werden!

Balint hat die nach ihm benannten Gruppen als Forschungs- und Trainingsseminare bezeichnet, wobei er ausdrücklich die Forschung akzentuierte. Diese Gewichtung ist immer mehr zu Gunsten des Interesses lediglich am Training verschoben worden, so daß an Balints wiederholte Forderung erinnert werden soll: „Ich muß meinen ständigen Kehrreim wiederholen: Weitere Forschungsarbeit!"

Zusammenfassung

Michael Balint sah in der heute nach ihm benannten Gruppenmethode – sie soll einen begrenzten Wandel in der Person des Arztes als Voraussetzung für psychotherapeutisches Handeln in der Praxis bewirken – ein Forschungsverfahren (Research). Die Berechtigung der Psychotherapie, und damit auch der psychotherapeutischen Ausbildung, auf einen Platz in der Medizin müsse mit Hilfe von, wie er es formulierte, echten, exakten, kritischen und langfristigen wissenschaftlichen Untersuchungen nachgewiesen werden. Die Forschung habe von der Unzufriedenheit mit dem bisherigen Stand des Wissens auszugehen; es bedürfe einer gewissen Unabhängigkeit und Respektlosigkeit gegenüber Lehrmeinungen und Fachautoritäten.

Die Verfasser geben einen Überblick zu erfahrungswissenschaftlichen Studien, in denen Erfolge der Balint-Gruppenarbeit in Form von Veränderungen der Interaktionen des Arztes sowohl mit seinen Patienten in der Praxis als auch mit den anderen Teilnehmern der Gruppe nachgewiesen werden sollten. Untersuchungsmaterial waren Direktbeobachtungen, Ton- und Videoband-Aufzeichnungen, Einschätzungen der Beteiligten (Arzt, Patient, Gruppenteilnehmer und -leiter) und sog. objektive Daten (wie z.B. Verschreiben von Psychopharmaka, Anordnen von Laborleistungen und Überweisungen an Spezialärzte).

Die Autoren resümieren bedauernd, daß die Überzeugung wohl aller Leiter und sehr vieler (ehemaliger) Teilnehmer, die Balint-Gruppenarbeit wirke sich nützlich für die Patienten und günstig auf den Arzt aus, erfahrungswissenschaftlich bisher nicht bestätigt werden konnte, z.T. sogar widerlegt wurde. Abschließend wird an Michael Balints Formulierung erinnert: „Ich muß meinen ständigen Kehrreim wiederholen: weitere Forschungsarbeit!"

Literatur

Argelander H (1972) Gruppenprozesse, Wege zur Anwendung der Psychoanalyse in Behandlung, Lehre und Forschung. Rowohlt, Reinbek

Argelander H (Hrsg) (1973) Konkrete Seelsorge. Balint-Gruppen mit Theologen im Sigmund-Freud-Institut. Kreuz-Verlag, Stuttgart

Argelander H (1979) Balint-Gruppen. In: Heigl-Evers A, Streeck U (Hrsg) Die Psychologie des 20. Jahrhunderts, Bd VIII: Lewin und die Folgen. Kindler, Zürich, S 822-829

Balint E (1974) Mögliche Veränderung des Arztes nach Teilnahme an Balint-Seminaren. In: Luban-Plozza B (Hrsg) Praxis der Balint-Gruppen. Beziehungsdiagnostik und Therapie. Lehmanns, München, S 170-175

Balint E, Norell JS (1973) Fünf Minuten pro Patient. Suhrkamp, Frankfurt (1975)

Balint M (1948) Über das psychoanalytische Ausbildungssystem. In: Balint M (Hrsg) Die Urformen der Liebe und die Technik der Psychoanalyse. Fischer, Frankfurt, S 265-286

Balint M (1954) Analytische Ausbildung und Lehranalyse. In: Balint M (Hrsg) Die Urformen der Liebe und die Technik der Psychoanalyse. Fischer, Frankfurt, S 287-298

Balint M (1957) Der Arzt, sein Patient und die Krankheit. Klett, Stuttgart (3. Aufl. 1965)

Balint M, Balint E (1961) Psychotherapeutische Techniken in der Medizin. Huber/Klett, Bern Stuttgart
Balint M (1966) The need for selection. In: Balint M, Balint E, Gosling R, Hildebrand P (eds) A study of doctors. Tavistock, London, pp 30–42
Balint M (1968) Die Struktur der „Training-cum-Research"-Gruppen und deren Auswirkungen auf die Medizin. In: Dräger K et al. (Hrsg) Jahrbuch der Psychoanalyse, Bd 5. Huber, Bern, S 125–146
Balint M (1970) Forschung in der Psychotherapie. In: Balint E, Norell JS (Hrsg) Fünf Minuten pro Patient. Suhrkamp, Frankfurt, S 35–57 (1975)
Balint M, Hunt J, Joyce D, Marinker M, Woodcock J (1970) Das Wiederholungsrezept. Behandlung oder Diagnose? Klett, Stuttgart
Balint M (1972) Psychotherapeutische Forschung und ihre Bedeutung für die Psychoanalyse. Psyche 26: 1–19
Begemann-Deppe M (1978) Sprechverhalten und Thematisierung von Krankheitsinformation im Rahmen von Stationsvisiten. Eine empirische Untersuchung zur Arzt-Patient-Beziehung im Krankenhaus. Phil Diss, Freiburg
Büttner H-D (1982) Die Wirkung von Balint-Arbeit auf den Arzt. Psychother Med Psychol 32: 92–94
Clyne MB (1974) Ausbildung praktischer Ärzte in der Arzt-Patient-Beziehung. In: Luban-Plozza B (Hrsg) Praxis der Balint-Gruppen. Beziehungsdiagnostik und Therapie. Lehmanns, München, S 55–65
Cremerius J (1982) Die Bedeutung der Dissedenten für die Psychoanalyse. Psyche 36: 481–514
Cremerius J (1986) Spurensicherung. Die „psychoanalytische Bewegung" und das Elend der psychoanalytischen Institution. Psyche 40: 1063–1091
Czogalik D, Enke H (1983) Die Bedeutung der Psychotherapieforschung für die Praxis. In: Enke H, Tschuschke V, Volk W (Hrsg) Psychotherapeutisches Handeln. Kohlhammer, Stuttgart, S 14–18
Dämmig E, Rechenberger H-G (1979) Regionale Balint-Arbeit aus der Sicht der Teilnehmer. Prax Psychother Psychosom 24: 275–280
Dantlgraber J (1977) Über einen Ansatz zur Untersuchung von „Balint-Gruppen". Psychosom Med 7: 255–276
Drees A (1979) Balint-Gruppen in Institutionen. Habilitationsschrift, Hannover
Drees A (1984) Balint-Gruppen in Institutionen. Gruppenpsychother Gruppendyn 20: 76–84
Drees A (1987) Patientenzentrierte Wege zum Verständnis, zur Transformation und zur Lösung von Team-Konflikten in einer Psychiatrischen Klinik im Rahmen eines Balint-Gruppenkonzeptes. Psychiat Prax 14: 52–59
Enke H (1976) Vorwort zur 4. Auflage von Balint, M: Der Arzt, sein Patient und die Krankheit. Klett, Stuttgart, S 5–6
Enke H (1979) Empirische Gruppenpsychotherapieforschung. Ortung, methodische Zugänge und einige Anwendungsbeispiele. In: Heigl-Evers A, Streeck U (Hrsg) Die Psychologie des 20. Jahrhunderts, Bd VIII: Lewin und die Folgen. Kindler, Zürich, S 741–752

Enke H (1982) Gruppenpsychotherapie – Mode und/oder Notwendigkeit. Gruppenpsychother Gruppendyn 18: 60–67

Ermann G, Lermer SP (1977) Erlebnisdimensionen in Gruppenpsychother Gruppendyn 11: 106–121

Ferber L von (1975) Die Sprachsoziologie als eine Methode der Untersuchung des Arzt-Patient-Verhältnisses. Kölner Z Soziol Sozialpsychol 27: 86–96

Ferenczi S, Rank O (1924) Entwicklungsziele der Psychoanalyse. Internat. Psychoanalytischer Verlag, Leipzig. Wiederdruck von Kap. I, III und V in: Ferenczi S: Entwicklungsziele der Psychoanalyse. Zur Wechselbeziehung von Theorie und Praxis. In: Ferenczi S: Bausteine zur Psychoanalyse, Bd III. Huber, Bern, S 220–244 (2. Aufl. 1964)

Ferenczi S (1927/28) Die Elastizität der psychoanalytischen Technik. In: Ferenczi S (Hrsg) Bausteine zur Psychoanalyse, Bd III. Huber, Bern, S 380–398 (2. Aufl. 1964)

Freud S (1923) „Psychoanalyse" und „Libidotheorie". GW XIII, S 211–233. Imago, London (1940)

Freud S (1927) Nachwort zur Frage der Laienanalyse. GW XIV, S 287–296. Imago, London (1948)

Fürstenau P (1979) Das Theorie-Praxis-Verhältnis in der Psychoanalyse. In: Fürstenau P (Hrsg) Zur Theorie psychoanalytischer Praxis. Psychoanalytisch-sozialwissenschaftliche Studien. Klett/Cotta, Stuttgart, S 94–100

Garbe B, Porstner B (1979) Theoretische Darstellung des Konzeptes der Balint-Gruppe und praktische Untersuchung einer Junior-Balint-Gruppe. Unveröffentl. Diplom-Arbeit Psychol, Marburg 1979

Garfield SL, Bergin AE (eds) (1978) Handbook of psychotherapy and behavior change: an empirical analysis. John Wiley & Sons, New York Chichester Brisbane Toronto Singapore

Giesecke M, Rappe K (1982) Setting und Ablaufstrukturen in Supervisions- und Balint-Gruppen. Ergebnisse einer kommunikationswissenschaftlichen Untersuchung. In: Flader D, Grodzicki W-D, Schröter K (Hrsg) Psychoanalyse als Gespräch. Interaktionsanalytische Untersuchungen über Therapie und Supervision. Suhrkamp, Frankfurt, S 208–302

Giesecke M (1983) Phasen im Ablauf einer Balint-Gruppensitzung. In: Giesecke M, Rappe-Giesecke K (Hrsg) Kommunikation in Balint-Gruppen. Ergebnisse interdisziplinärer Forschung. Fischer, Stuttgart, S 25–38

Giesecke M, Rappe-Giesecke K (1983) Bausteine zu einer kommunikationswissenschaftlichen Analyse des „Settings" von psychoanalytisch orientierten Supervisionsgruppen und von Balint-Gruppen. In: Giesecke M, Rappe-Giesecke K (Hrsg) Kommunikation in Balint-Gruppen. Ergebnisse interdisziplinärer Forschung. Fischer, Stuttgart, S 103–120

Greenson RR (1967) Technik und Praxis der Pschoanalyse. Klett, Stuttgart

Gutwinski J (1983) Fragen in Texten aus Balint-Gruppen. Jahrbuch der Psychoanalyse, Bd 13. Frommann-Holzboog, Stuttgart

Gutwinski-Jeggle J, Lenga G, Loch W (1985) Zur Konvergenz linguistischer und psychoanalytischer Textuntersuchungen. Psyche 39: 23–43

Gutwinski-Jeggle J (1987) Das Arzt-Patient-Verhältnis im Spiegel der Sprache. Sprachwissenschaftliche Studien an Texten aus einer Balint-Gruppe. Springer, Berlin Heidelberg New York Tokyo

Heigl-Evers A (1975) Ursachen von Lern- und Arbeitsstörungen und ihre psychologische Bedeutung. In: Schwitajeswski H, Rohde JJ (Hrsg) Berufsprobleme der Krankenpflege. Urban & Schwarzenberg, München, S 202–213

Heigl-Evers A, Heigl F (1976) Zur Berufserziehung des Psychotherapeuten. Prax Psychother 21: 1–10

Heigl-Evers A (1977) Aus- und Weiterbildung des Arztes und des Psychologen zum Psychotherapeuten als Aufgabe der Psychoanalyse. In: DGPPT (Hrsg) Psychotherapie in der Versorgung. Hektographierte Manuskripte, Berlin, S 122–141

Heigl-Evers A, Dzick E (1977) Tiefenpsychologie im Unterricht – einige praktische Erfahrungen. Psychother Med Psychol 27: 101–110

Heigl-Evers A, Rosin U (1984) Angst in der Balint-Gruppe. In: Sonderausgabe für Forum Galenus Mannheim: Angst des Patienten, Angst des Arztes. Springer, Berlin Heidelberg New York Tokyo, S 32–40

Heigl-Evers A (1987) Zum Spannungsfeld zwischen forschenden und praktizierenden Gruppenpsychotherapeuten. Gruppenpsychother Gruppendyn 23: 8–14

Joyce D (1970) Die Rezepte. In: Balint M, Hunt J, Joyce O, Marinker M, Woodcock J (1970) Das Wiederholungsrezept. Behandlung oder Diagnose? Klett, Stuttgart, S 78–90

Knoepfel H-K (1974) Wirkungen der Balint-Gruppe auf Teilnehmer und Gruppenleiter. In: Luban-Plozza B (Hrsg) Praxis der Balint-Gruppen. Beziehungsdiagnostik und Therapie. Lehmanns, München, S 147–157

Knoepfel H-K (1979) Erfahrungen eines Balint-Gruppenleiters. Gruppenpsychother Gruppendyn 14: 205–218

Knoepfel H-K (1980) Einführung in die Balint-Gruppenarbeit. Fischer, Stuttgart

Körner J, Rosin U (1984) Abstinenz in der Balint-Gruppenarbeit. Prax Psychother Psychosom 29: 264–270

Körner J (1985) Vom Erklären zum Verstehen in der Psychoanalyse. Untersuchungen zur psychoanalytischen Methode. Verlag Medizinische Psychologie, Göttingen

Körner J, Rosin U (1985) Das Problem der Abstinenz in der Psychoanalyse. Forum Psychoanal 1: 25–47

Körner J, Rosin U (1988) Einsicht in der Balint-Gruppenarbeit. In: Heigl-Evers A et al. (Hrsg) Die Balint-Gruppe in Klinik und Praxis, Bd 1. Springer, Berlin Heidelberg New York Toyko, S 70–86

Kutter P, Laimböck A, Roth JK (1979) Balint-Gruppenarbeit mit Studentenberatern. Gruppenpsychother Gruppendyn 14: 248–264

Kutter P (1981) Empathische Kompetenz – Begriff, Training, Forschung. Psychother Med Psychol 31: 37–41

Lenga G, Gutwinski J (1979) Sprechstunden-Psychotherapie des Arztes (Die Ausbildung in Balint-Gruppen aus linguistischer Sicht). In: Flader D, Wodak-Leopolter R (Hrsg) Therapeutische Kommunikation. Ansätze zur Erforschung der Sprache im psychoanalytischen Prozeß. Kronberg i.T., S 78–97

Lenga G, Gutwinski J (1979a) Überlegungen zu einer linguistischen Untersuchung von Balint-Gruppen-Gesprächen. In: Luban-Plozza B, Loch W (Hrsg) Psychotherapie in der ärztlichen Sprechstunde. Fischer, Stuttgart, S 62–78

Lenga G, Gutwinski J (1979b) Sprache als Medium in Balint-Gruppen. Ein linguistischer Ansatz zur Untersuchung von Balint-Gruppen-Gesprächen. Gruppenpsychother Gruppendyn 14: 228–240

Lindner W-V (1987) Gruppentherapie im Spannungsfeld zwischen Praxis und Forschung – Überlegungen aus der Sicht des Praktikers. Gruppenpsychother Gruppendyn 23: 19–21

Loch W (1973) Die Balint-Gruppe – Möglichkeiten zum kontrollierten Erwerb psychosomatischen Verständnisses. In: Loch W (Hrsg) Über Begriffe und Methoden der Psychoanalyse. Huber, Bern, S 155–162

Luban-Plozza B (Hrsg) (1974) Praxis der Balint-Gruppen. Beziehungsdiagnostik und Beziehungstherapie. Lehmanns, München

Luban-Plozza B, Dickhaut HH (Hrsg) (1984) Praxis der Balint-Gruppen. Beziehungsdiagnostik und Beziehungstherapie, 2. Aufl. Springer, Berlin Heidelberg New York Tokyo

Moreau A (1974) Veränderter Konsultationsstil nach Balint-Ausbildung. In: Luban-Plozza B, Dickhaut HH (Hrsg) Praxis der Balint-Gruppen. Beziehungsdiagnostik und Beziehungstherapie. Springer, Berlin Heidelberg New York Tokyo, S 125–135

Naujoks W (1985) Balint-Gruppen. Zur Entwicklung von Teilnehmern einer Balint-Gruppe. – Eine quantitative Verlaufsuntersuchung an Krankenschwestern auf einer Schwerkrankenstation. Abschlußbericht 6 des SFB 129 der Deutschen Forschungsgemeinschaft

Paar G, Garbe B, Porstner B (1983) Inhaltsanalytische Untersuchung einer Junior-Balint-Gruppe. In: Jahrbuch der Psychoanalyse, Bd 15. Frommann-Holzboog, Stuttgart

Patzig G (1980) Erklären und Verstehen. Bemerkungen zum Verhältnis von Natur- und Geisteswissenschaften. In: Patzig G (Hrsg) Tatsachen, Normen, Sätze. Aufsätze und Vorträge. Reclam, Stuttgart, S 45–75

Petri H (1982) Balint-Gruppen mit Klinikärzten. Psyche 36: 830–847

Pohnke H (1987) Untersuchung von Leiterinterventionen in einer Balint-Gruppe für Ärzte über 35 Sitzungen. Med Diss, Düsseldorf

Pohnke H, Rosin U, Alberti L (1987) Leiterinterventionen in Balint-Gruppen: Zu wem, über wen und über was spricht der Leiter? Gruppenpsychother Gruppendyn 23: 62–71

Richter HE (1967) Fernsehübertragung psychoanalytischer Interviews. Psyche 21: 324–340

Rosin U (1981) Lernbarrieren und Widerstände in der Balint-Gruppenarbeit mit Psychiatern. Gruppenpsychother Gruppendyn 16: 360-382

Rosin U, Standke G (1982) Die Anwendung des analytischen Prinzips der Konfrontation beim Üben der Gesprächsführung. - Didaktische Überlegungen zum Einsatz audiovisueller Medien im Unterricht für Medizin-Studenten. In: Kügelgen B (Hrsg) Video und Medizin. Perimed, Erlangen, S 209-212

Rosin U (1983) Forschung für die Praxis der Balint-Gruppenarbeit. In: Giesecke M, Rappe-Giesecke K (Hrsg) Kommunikation in Balint-Gruppen. Fischer, Stuttgart, S 1-8

Rosin U (1985a) Zur Konzeptualisierung der Balint-Gruppenarbeit. Vorarbeiten für eine Einstellungsuntersuchung bei Leitern und ehemaligen Teilnehmern von Balint-Gruppen. Habilitationsschrift, Düsseldorf

Rosin U (1985b) Ziele der Balint-Gruppenarbeit. Ergebnisse einer Befragung bei Leitern und ehemaligen Teilnehmern. Schlesw Holstein Ärztebl 38: 632-636

Rosin U, Körner J (1985) Psychoanalytische Technik bei Balint-Gruppen. In: Hau TF, Wyatt F (Hrsg) Therapeutische Anwendungen der Psychoanalyse. Vandenhoeck & Ruprecht, Göttingen, S 180-195

Rosin U, Alberti L, Pohnke H (1987) Zu den Risiken der Beziehungs-Diagnostik bei der Balint-Gruppenarbeit im Psychiatrischen Krankenhaus. Vortrag am 29. Mai 1987 beim 8. Kongreß des Gesamtverbandes Deutscher Nervenärzte in Kiel

Rosin U, König K, Pohnke H (1987) Eine Klassifikation von Leiterinterventionen in Balint-Gruppen. Gruppenpsychother Gruppendyn 23: 79-87

Siegrist J (1977) Empirische Untersuchungen zu Kommunikationsprozessen bei Visiten. Öster Z Soziol 4: 6-15

Stucke W (1982) Die Balint-Gruppe. Deutscher Ärzteverlag, Köln

Thomä H, Kächele H (1973) Wissenschaftstheoretische und methodologische Probleme der klassisch-psychoanalytischen Forschung. Psyche 27: 205-236, 309-355

Thomä H, Kächele H (1985) Lehrbuch der psychoanalytischen Therapie: 1 Grundlagen. Springer, Berlin Heidelberg New York Tokyo

Woodcoock J (1970) Langfristig mit Psychopharmaka versorgte Patienten. In: Balint M, Hunt J, Joyce O, Marinker M, Woodcock J (Hrsg) Das Wiederholungsrezept. Behandlung oder Diagnostik. Klett, Stuttgart, S 156-187

Wunderlich D (1976) Studien zur Sprechakttheorie. Suhrkamp, Frankfurt

Zabarenko L, Pittenger RA, Zabarenko RN (1968) Primary medical practice. A psychiatric evaluation. Warren H. Green, St. Louis

Zepf S (1981) Psychosomatische Medizin auf dem Wege zur Wissenschaft. Frankfurt, Campus

Möglichkeiten und Grenzen der Balint-Gruppenarbeit mit Teams

Kornelia Rappe-Giesecke

Balintgruppen sind bekannt geworden als eine Form der Supervision professioneller Tätigkeit, bei der die Beziehung zwischen Professional und Klient in Form von Falldarstellungen reflektiert und diagnostiziert wird. Die ursprüngliche Intention ihres Begründers, des Arztes und Psychoanalytikers Michael Balint war es, die Praxis der Hausärzte durch das Erlernen psychotherapeutischer Techniken zu verändern. Balint-Gruppen sollten ein Instrument der Erforschung und Etablierung einer, die Organmedizin ablösenden, ganzheitlichen Medizin werden (vgl. Balint 1968, 1976). Von dieser *Funktionssetzung*, die Balint vornahm, ist man heute weitgehend abgewichen, während die *Methode der Falldarstellung und -bearbeitung* auch für die Supervision anderer Professionen übernommen wurde.

Die *weitergehende Definition von Balint-Gruppen*, die sich inzwischen neben der klassischen entwickelt hat, ist die, daß Balint-Gruppen dem Erkennen und Erforschen der Psychodynamik von Professional-Klient-Beziehungen dienen.[1] Die psychologische Theorie, auf die man sich bezieht, ist die der Psychoanalyse.

Nun sind die *Bedingungen, unter denen Balint seine Gruppen organisierte*, recht gut bekannt, während über das Setting, das eine gute Fallarbeit gewährleistet – legt man die erweiterte Definition zugrunde – keine Einigkeit besteht.

Balint konnte seine Gruppen frei organisieren. Er führte nach anfänglich schlechten Erfahrungen mit hohen Abbrecherquoten eine strikte Selektion der Teilnehmer durch.[2] Diejenigen, die er für seinen Arbeitsstil aufgrund ihrer psychischen Struktur oder ihrer Einstellung zur Medizin für ungeeignet hielt, sonderte er durch

---

[1] Vgl. dazu Kutter (1981, S. 97 ff.) und auch Knoepfel (1980, S. 61).
[2] Zum Problem der Auswahl von Supervisanden vgl. Balint (1976, S. 421–430).

Interviews schon vor Beginn aus. Die Teilnehmer kannten sich meist untereinander nicht, was bei einer solch großen Stadt wie London wohl durchaus möglich ist, während in unserer Praxis die Supervisanden meist miteinander bekannt oder sogar beruflich voneinander abhängig sind. Daß seine Stellung als Leiter durch diese Tatsache und dadurch, daß er ein starkes Charisma hatte, stark genug war, um seine Arbeitsweise, die ja einiges an Selbstdisziplin von den Teilnehmern fordert, und seine Ziele durchzusetzen, ist offenbar. Er sah sich auch weniger als wir heute mit institutionellen Problemen konfrontiert, da er die Teilnehmer als selbstverantwortliche Praktiker typisierte und Teamsupervisionen noch keine gängige Praxis waren.

Diese Rahmenbedingungen haben sich geändert. Der Supervisor hat heute Anfragen von Teams, und auch in frei zusammengestellten Gruppen wird der institutionelle Aspekt der Berufsarbeit aufgrund des dafür geschärften Bewußtseins deutlicher. Diese Gruppen stellen gegenüber dem klassischen Setting eine Abweichung dar, die auch auf die Durchsetzung der Arbeitsweise Auswirkungen haben wird. Die *ideale Zusammensetzung der Gruppe,* bei der am wenigsten Störungen der Fallarbeit zu erwarten sind, haben wir so charakterisiert:

„Wir haben den Eindruck, daß in professionell homogenen Gruppen, die hinsichtlich des Geschlechts ausgewogen inhomogen sind, deren Teilnehmer im wesentlichen den gleichen beruflichen Status besitzen und die außerhalb der Gruppe keine Kontakte untereinander haben, am wenigsten Verständigungsprobleme vorprogrammiert sind" (Giesecke u. Rappe-Giesecke 1983 b, S. 114).

Nicht erst bei der Fallarbeit im laufenden Gruppenprozeß, sondern schon bei der *Organisation des Settings*[3] *einer Teamsupervision* hat der Supervisor u. a. mit folgenden Schwierigkeiten zu rechnen: Er kann sich die Supervisanden nicht aussuchen und umgekehrt die Supervisanden den Supervisor auch nicht. Es nehmen nicht alle freiwillig teil, auch wenn es zunächst so aussieht. Die Verhandlungen werden oft auch nicht mit dem Team, sondern mit dessen Vorgesetzten geführt, zu dem der Supervisor in eine Beziehung treten

---

[3] Eine eingehende Darstellung der wesentlichen Merkmale des Settings von Balint-Gruppen und der Aufgaben der Leiter bei der Organisation des Settings findet sich bei Giesecke u. Rappe-Giesecke (1983 b).

muß, da er ihn bezahlt und nicht das Team. Die Institution macht Vorgaben und setzt der Supervision möglicherweise sogar Ziele. Das Problem der Geheimhaltung des in der Supervision Geschehenen, das der Herauslösung der Supervision aus dem professionellen Alltag und jenes, daß die Supervisanden für ihren Lernprozeß die Verantwortung übernehmen müssen, weisen auf den Einbau der Supervision in eine Institution hin.

Der Gruppenleiter kommt hier in eine *paradoxe Situation:* Es wird von ihm erwartet, daß er den Rahmen für seine Supervision so organisiert, daß sie einen erfolgreichen Verlauf zu nehmen verspricht. Die Institution und das Team können diese Bedingungen nicht kennen, denn sie gehören zum professionellen Wissen des Supervisors, also ist er allein dafür verantwortlich. Andererseits werden ihm Vorgaben gemacht, und es wird seine Freiheit, sich seine idealen Bedingungen zu schaffen, in erheblichem Maße eingeschränkt. Würde man jetzt auf den idealen Bedingungen bestehen, könnte man den Auftrag gleich ablehnen. Aber der Supervisor tut das im Normalfall nicht, und die Gruppen mit diesem abweichenden Setting funktionieren ja auch mehr oder weniger gut.

Man kann nun unter diesen veränderten Voraussetzungen an den Zielen und Funktionen der klassischen und der erweiterten Balint-Gruppenarbeit festhalten und die Bedeutung der Tatsache, daß die Gruppenmitglieder einer Institution angehören, für die Arbeit negieren. Die Durchsetzung der Fallarbeit ist möglich und sicher auch fruchtbar in vielen Fällen. Diese Möglichkeit will ich hier nicht untersuchen. *Mich interessiert, wie Balint-Gruppenarbeit aussehen kann, wenn man Teamprobleme, die sich störend auf die Fallarbeit auswirken und in die Gruppe interferieren, im Rahmen der Supervision bearbeiten will. Zweitens stellt sich die Frage, wie man dysfunktionale institutionelle Rahmenbedingungen der Arbeit mit Klienten in diesem Setting thematisieren kann.*

Ich schlage für die Supervision von Teams ein *Modell* vor, das neben der vorrangigen *Fallarbeit* auch noch das *„Programm Institutionsanalyse"* und das *„Programm Selbstthematisierung"* beinhaltet.[4]

---

[4] Die ausführliche und systematische Darstellung des Modells ist Gegenstand meiner Dissertation, die voraussichtlich 1989 veröffentlicht werden wird.

Das „Programm Fallarbeit"

Die Arbeit in diesem Programm unterscheidet sich nicht von dem Vorgehen in Balint-Gruppen, die sich an der erweiterten Definition orientieren. Die Fallarbeit dient dazu, die Psychodynamik von Professional-Klient-Beziehungen zu klären. Die Arbeit verläuft nach einem ganz bestimmten Muster, das ich gemeinsam mit meinem Mann aus Transkriptionen von Balint-Gruppensitzungen rekonstruiert habe. Wir nennen dieses Muster die *„Normalform des Ablaufs der Fallarbeit".*[5] Sie läßt sich kurz so charakterisieren: Nach einer Vorphase, in der die Rahmenbedingungen der Arbeit wie Terminvereinbarungen z. B. verhandelt werden, kommt man zur Fallaushandlungsphase, in der ein Erzähler und ein Thema von der ganzen Gruppe ausgewählt und ratifiziert wird. In der folgenden Falleinbringungsphase schildert der Falleinbringer eine von ihm als problematisch erlebte Beziehung zu einem seiner Klienten in Form einer Erzählung. Die Bearbeitung dieses Falls läßt sich aufgliedern in die Phase der „Rekonstruktion des Verhaltens der Figuren der Erzählung und der Umstände des Geschehens", gefolgt von der „Verständigung über das Erleben der Interaktionspartner". Danach wird das durch die Bearbeitung veränderte Problem des Falls erneut typisiert und die Gruppe verständigt sich über die „Bedeutung des Falls für das professionelle Handeln des Erzählers" und auch der übrigen Gruppenmitglieder. In der nun folgenden fakultativen Phase kann die Gruppe über die Bedeutung des Falls für ihren Gruppenprozeß reflektieren. Danach wird die Bearbeitung abgeschlossen und die Gruppensitzung beendet.

In jeder Sitzung wird von diesem erwartbaren und idealen Muster abgewichen, was normal und auch für den Fortgang der Arbeit dienlich ist. Der Grund für diese Abweichungen sind meist *Spiegelungen der Professional-Klient-Beziehung in den Beziehungen zwischen den Balint-Gruppenmitgliedern.* Das Zustandekommen und Bearbeiten dieser Spiegelung wird als „Königsweg der Balint-Gruppenarbeit" bezeichnet (vgl. Argelander 1984, S. 823). Diese

---

[5] Diese Normalform der Fallarbeit haben wir in mehreren Publikationen beschrieben (vgl. Giesecke u. Rappe-Giesecke 1982, 1983a).

Spiegelung besteht m.E. in der Reinszenierung des Beziehungsmusters, das der professionellen Interaktion zugrunde lag, samt den dazugehörigen Affekten, Phantasien und charakteristischen Problemen in den Beziehungen zwischen den Gruppenmitgliedern und dem Leiter.[6]

Anhand der Analyse von Transkriptionen von Balint-Gruppensitzungen habe ich ein Ablaufschema rekonstruiert, nach dem sich die Spiegelung, oder wie ich es terminologisch gefaßt habe, die *„Inszenierung des Falls"*, entwickelt.

Das Modell unterscheidet verschiedene Phasen des Ablaufs, es macht Aussagen über die interaktiven Beziehungen der Gruppenmitglieder, die für die einzelnen Phasen charakteristisch sind, über ihre Arbeitsaufgaben und die Themen der Beiträge, die zur Lösung dieser Aufgaben notwendig sind. Ich möchte es in Kurzform hier darstellen:[7]

- Phase 0 ist die der *Präsentation des Falls*. Eine Professional-Klient-Beziehung wird mehr oder weniger vollständig hinsichtlich des Verhaltens und Erlebens der beiden Interaktionspartner geschildert. Bei dieser Darstellung teilen sich Gefühle, Phantasien und Irritationen des Erzählers den Zuhörern unwillkürlich mit, auch wenn sie nicht sprachlich begrifflich manifestiert werden.
- Phase 1 ist die der *Inszenierung des Falls*. Ist die Erzählung so weit vervollständigt, daß sich die Gruppenmitglieder ein Bild von der Interaktion machen können, wird gemeinsam versucht, das Problem des Erzählers zu verstehen. Bei der Fallbearbeitung tauchen aber Schwierigkeiten auf: Der Erzähler kann z.B. Fragen nach dem Ablauf der Interaktion mit seinem Klienten oder nach seinem Erleben nicht beantworten. In der Gruppe kommt es zu Verständigungsproblemen: Man weicht z.B. vom „Thema" ab, es gibt Mißverständnisse, und es entsteht der Eindruck, „daß irgendetwas nicht stimmt". Die Gruppe ist jetzt in zwei Lager geteilt, das der den Fall Inszenierenden und das der Beobachter dieser Inszenierung.
- Phase 2: *Das Stoppen der Inszenierung*. Entweder ist es der Gruppenleiter oder ein „Beobachter", der die Inszenierung stoppt, etwa in folgendem Wortlaut: „Hier ist doch etwas komisch, man sollte doch lieber mal gucken,

---

[6] Die Beziehungsmuster und ihre charakteristischen Probleme sind diejenigen, wie sie von der Psychoanalyse als konstitutiv für die frühkindliche Entwicklung beschrieben werden.

[7] Dieses Modell der Inszenierung des Falls wird in meiner Dissertation erläutert und differenziert dargestellt.

was hier gespielt wird." Die Funktion dieser Äußerung eines Gruppenmitgliedes oder strukturell ähnlicher Äußerungen ist es, zur Reflexion der vorangegangenen Interaktion umzuschalten und ein Einverständnis in der Gruppe darüber herzustellen, daß die vergangene Interaktion als abweichend und informativ zu bewerten sei. Den Spielern gelingt es oft nicht gleich, sich von ihrer Rolle zu distanzieren, da sie ihr Verhalten ja nicht als Wiederholung fremder Positionen erlebt haben. Es kommt häufig vor, daß Inszenierungen mehrmals gestoppt werden müssen, ehe man zu ihrer Reflexion übergehen kann.
- Phase 3 umfaßt die *Reflexion der Inszenierung*. Jetzt geht es darum, den Zusammenhang zwischen dem Gruppenprozeß und dem Fallgeschehen zu rekonstruieren. Die Inszenierenden schildern ihr Erleben in dieser übernommenen Rolle, die Beobachter ihre Wahrnehmungen und Bewertungen des Geschehens. Der Leiter hat die Aufgabe, das beiden Interaktionen zugrundeliegende Beziehungsmuster herauszuarbeiten und seine komplementären Positionen und die dazugehörigen Gefühle, die man mit Hilfe der Spieler rekonstruiert hat, zu benennen. Zur Typisierung des konstitutionellen Problems dieses Beziehungsmusters greift er auf die in der Psychoanalyse benannten frühkindlichen Beziehungsmuster als Relevanzsystem zurück.
- Phase 4 ist die des *Umschaltens zur Fallarbeit*. Die gesamte Gruppe muß den Abschluß der Inszenierung und die Rückkehr zur Fallarbeit ausdrücklich ratifizieren. Man arbeitet an der Stelle der Normalform des Ablaufs der Fallarbeit weiter, an der man von ihr abgewichen ist. Die Gruppenmitglieder nehmen wieder ihre Position als Falleinbringer und „Bearbeiter" des Falls ein.

Bedingungen für einen „Programmwechsel"

Abweichungen von diesem Muster der Fallinszenierung können für den Gruppenleiter ein Indikator dafür sein, daß die Gruppe nicht in der Lage ist, sich auf die Fallarbeit zu konzentrieren.[8] Entwickelt sich die Inszenierung der Professional-Klient-Beziehung nahezu nie bei der Fallbearbeitung, während sich andere auffällige Interaktionen abspielen, die aber offenbar nichts mit dem Fall zu tun haben,

---

[8] Zur Selbstkontrolle kann man Transkriptionen aufgezeichneter Sitzungen anfertigen oder sich die Tonbandaufzeichnungen anhören und den Ablauf mit Hilfe dieses Schemas analysieren. Man stellt fest, ob die Bearbeitung des Falls mit Hilfe der Inszenierung nach diesem idealen Schema verläuft, ob sie von ihm abweicht oder sich erst gar nicht entwickelt. (Zum Anfertigen von Transkriptionen vgl. Giesecke 1983 b.)

dann kann man bei Teamsupervisionen davon ausgehen, daß man es mit einer anderen Form der Spiegelung zu tun hat, nämlich mit *der Spiegelung der Beziehungen der Teammitglieder*, wie sie sich innerhalb der Institution, in der sie arbeiten, darstellen – *in der Balint-Gruppe*.

Weitere Indikatoren für die Spiegelung von Teambeziehungen in der Balint-Gruppe sind die folgenden Wahrnehmungen des Gruppenleiters: Die Gruppenmitglieder können sich kaum mit den im Fall geschilderten Personen emotional identifizieren, die Falldiskussion bleibt abstrakt und theoretisch, und der Falleinbringer wird häufig geradezu inquisitorisch befragt. Man bekommt den Eindruck, daß man das Geschehen in der Gruppe nicht einordnen kann und daß man selbst nicht zu einem wirklichen Verständnis des Falls kommt, geschweige denn versteht, weshalb der Falleinbringer ihn präsentiert hat. Ich möchte aus meiner eigenen Praxis ein Beispiel dafür bringen, wie die Fallarbeit durch Spiegelungen der Teambeziehungen beeinflußt werden kann.

In einer Teamsupervision mit den Mitgliedern einer psychologischen Beratungsstelle für Erwachsene, mit denen im Kontrakt Fallarbeit vereinbart wurde, gewann ich mit der Zeit den Eindruck, daß sich durch die Fallbesprechungen nicht wirklich etwas in den Beziehungen zu den Klienten veränderte. Es schien immer Erkenntnisse und Veränderungen bei den Beratern zu geben, die dann aber wieder stillschweigend, als hätte es diese Fallbearbeitung nicht gegeben, verschwanden. Die Gruppe verhielt sich bei der Bearbeitung distanziert und unberührt, identifizierte sich nicht mit dem Falleinbringer oder seinem Klienten und schien darauf zu warten, daß ich allein mit dem Erzähler die Supervision durchführte. Spiegelungsphänomene entwickelten sich nahezu nie.

Die Gruppe hatte unterschiedlichste Erwartungen an die Supervision. Wurde eine Erwartung erfüllt, schien sie sich im Nachhinein immer als das nicht eigentlich Wichtige herauszustellen und es wurden immer neue Probleme präsentiert. „Sagen Sie uns, was wir machen sollen, und wenn Sie es uns sagen, dann ist unser Problem ein ganz anderes" war die latente Botschaft an mich.

Dies alles erzeugte in mir ein Gefühl der Vergeblichkeit meiner Arbeit und stellte sich für mich als eine Entwertung meiner Anstrengungen dar, alles schien folgenlos und unlösbar zu bleiben. Wie sich später herausstellte, waren dies Empfindungen, die den Teammitgliedern gut bekannt waren. Sie rührten aber nicht vornehmlich aus der Psychodynamik der Beziehungen zu den einzelnen Klienten her, sondern aus einem institutionellen Problem: In der sich als Team ohne herkömmliche hierarchische Strukturen verstehenden Institution gab es keine festgeschriebenen Regeln. Damit nichts geklärt werden konnte, blieb alles in der Schwebe der endlosen Diskussionen. Weder gab es eine Differenzierung zwischen den Aufgaben der einzelnen, noch war die Beziehung zum Leiter des Teams, den es nach der ideologischen Selbstbeschreibung des Teams nur auf dem Papier gab, geklärt: „Wir sind alle gleich" war die offizielle Selbstbeschreibung, die mit den tatsächlich vorhandenen Unterschieden nicht zusammenpaßte. Auf die Fallarbeit wirkte es sich besonders hinderlich aus, daß die Rahmenbedingungen der Arbeit mit den Klienten nicht eindeutig waren. Weder die Ziele der Beratungsarbeit noch die Kriterien für die Auswahl der Klienten noch die Beratungsmethoden und die Strukturierung des Beratungsprozesses durften festgelegt werden, so daß jeder einzelne Fall ein unklares Setting hatte.

Bleibt man unter diesen Bedingungen bei der Fallarbeit und untersucht die Psychodynamik der Fälle, so werden sich die institutionellen Probleme, vermittelt über die Fälle, immer wieder äußern. Kutter spricht von einem „... umgekehrten Spiegel-Phänomen ..., wenn sich in der Supervisionsgruppe über die Auswahl und in der Art der dargestellten Fälle die Probleme der Institution abbilden" (Kutter 1983, S. 243). Macht man es sich zur Aufgabe, neben der Fallbearbeitung auch noch die Institution mitzureflektieren, dann muß man m. E. eine Möglichkeit schaffen, daß sich die institutionellen Probleme in der Balint-Gruppe direkt äußern können. Kutter schlägt vor, „die Institution zum Fall zu machen" (Kutter 1981, S. 106). Drees meint, daß man die Fallarbeit einige Sitzungen lang unterbrechen und die institutionellen Konflikte bearbeiten sollte (Drees 1984, S. 81). Es gibt also erst einige Vorstellungen zur Lösung dieses Problems der Balint-Gruppenarbeit mit Teams, aber noch kein einheitliches Konzept. Auch die *Typisierung der Phänomene, die sich spiegeln können* – man spricht vereinfachend von der „Spiegelung der Institution" –, steckt in den Anfängen.

Vorschläge zur Typisierung haben Kutter (1983) und Hegenscheidt-Renartz (1986) gemacht. Spiegeln kann sich z. B. die psychische Struktur eines Klientensystems. Hegenscheidt-Renartz beschreibt, wie sich das Verhalten von suchtkranken Patienten auf die Mitglieder des Teams einer Klinik für Suchterkrankungen überträgt, sogar deren Arbeitsorganisation beeinträchtigt und sich dann auch im Verhalten des Teams in der Supervision wiederfinden läßt (Hegenscheidt-Renartz 1986, S. 202 ff.). Schmidt machte ähnliche Erfahrungen mit dem Team einer onkologischen Station, dessen

Supervision durch den Umgang der Patienten mit ihrer todbringenden Krankheit geprägt war (Schmidt 1984, S. 57 ff.). Weiterhin können sich Rivalitäten zwischen den im Team zusammenarbeitenden Berufs- oder Statusgruppen spiegeln. Probleme dieses Subsystems einer Institution mit anderen Subsystemen oder dem übergeordneten System können sich genauso spiegeln wie dysfunktionale Arbeitsorganisation und die Unfähigkeit, Entscheidungs- und Informationsprozesse optimal zu organisieren. Diese Aufzählung ist verlängerbar und zeigt, mit welch ungeheurer Komplexität es ein Balint-Gruppenleiter zu tun hat, wenn er Teams supervisieren will.

Als *Maxime für den Wechsel der Programme* kann vielleicht die folgende gelten: Die Klärung der Psychodynamik einer professionellen Beziehung setzt voraus, daß diese Beziehung ein klares Setting hat. Ist dies nicht der Fall, muß man sich zunächst mit dem Setting dieser professionellen Beziehung beschäftigen. Sind die Rahmenbedingungen, wie bei der Supervision von Teamangehörigen zu erwarten ist, institutionalisierte Strukturen, dann muß man sich mit der Funktionalität und Dysfunktionalität dieser Strukturen für die Professional-Klient-Beziehungen beschäftigen. Oder verkürzt ausgedrückt: Erst wenn das Setting klar ist, kann man über das Gefühl reden.

Das „Programm Institutionsanalyse"

Mein Ziel bei der Supervision institutioneller Konflikte eines Teams ist die *„begrenzte, aber wesentliche Umstellung in der Selbstbeschreibung eines Teams"*.[9] Ich meine damit, daß sich ein Team – wie in dem zuvor zitierten Beispiel – eine ideologische Selbstbeschreibung schafft, die im Mißverhältnis zum faktischen Verhalten der einzelnen und auch zu den von außen gesetzten oder den selbstgesetzten Zielen und Funktionen der Teamarbeit, zur „funktionalen Selbstbeschreibung", steht. Aus diesem Mißverhältnis lassen sich Teamkon-

---

[9] Diese Formulierung lehnt sich an Balints bekanntes Ziel an, „... eine begrenzte, jedoch wesentliche Umstellung in der Persönlichkeit des Arztes" zu erwirken (vgl. Balint 1976, S. 399).

flikte und unklare Rahmenbedingungen der Arbeit mit den Klienten gut erklären.

Man kommt als Gruppenleiter allerdings nicht umhin, sich bei dieser Zielsetzung weit von Balints Modell zu entfernen und Institutionsanalyse und Organisationsentwicklung kennenzulernen. *Die wichtigste Umstellung für den Leiter der Balint-Gruppe ist es m. E., seine Supervision auch als eine Institution aufzufassen.*[10] Geht man von dyadischen Beziehungen oder auch vom Familienmodell aus, um die Beziehungen in der Balint-Gruppe zu typisieren, dann kommt man nicht zu Strukturvergleichen zwischen der Supervision und dem Team als dem Subsystem einer Institution. Man kann eine Institution nur mit einer Institution vergleichen, und eine Institution kann sich in ihrer Komplexität auch nur in einer Institution spie-

---

[10] Unter „Institution" verstehe ich organisierte Sozialsysteme, wie sie in der systemischen Soziologie und Kommunikationswissenschaft beschrieben werden (vgl. dazu z. B. Giesecke 1988). Aus einer anderen Arbeit möchte ich die kurze Zusammenfassung der Beschreibung von Balint-Gruppen als Institutionen oder Systeme zitieren:
- Balintgruppen sind selbstregulative Systeme. Keines ihrer Elemente, auch der Leiter nicht, kann die Prozesse dieses Systems allein regulieren. Die Prozeßstrukturierung ist immer eine besondere Leistung des gesamten Systems, zu der die Elemente ihre besonderen Beiträge bringen.
- Es gibt vier permanente Probleme, die das Gesamtsystem beständig bearbeitet: Jedes Sozialsystem muß bestimmte strukturelle Voraussetzungen erfüllen, um seine typische Arbeit aufnehmen zu können (z. B. Mitgliedschaftsregeln aufstellen: ‚Komplexitätsdimension'). Jedes System muß sich beständig gegenüber einer komplexen Umwelt erhalten. Es muß sich abgrenzen und gleichzeitig den Anschluß an andere Systeme organisieren. (Wir beschreiben diese System-Umwelt-Beziehungen in der ‚Differenzierungsdimension'.) Diese Aufgaben müssen immer wieder abgewickelt werden und bestimmen die Ablaufstruktur (‚Dynamische Dimension'). Schließlich steht jedes System vor dem permanenten Problem, sich selbst zu repräsentieren, eine Identität für sich und andere Systeme aufrechtzuerhalten (‚Selbstreferentielle Dimension').
- Der Leiter organisiert das System, wird aber zu einem Element dieses Systems, sobald es etabliert ist. Als Element des Systems hat er bestimmte Kooperationsaufgaben zu erfüllen, die normalerweise anfallen.
- Der Leiter hat neben der eines Elements des Systems noch eine weitere Position, er ist ‚Repräsentant des Systems'" (Rappe-Giesecke 1986, S. 26; vgl. dazu auch Giesecke u. Rappe-Giesecke 1983b).

geln. Diese Spiegelung würde verzerrt und deformiert, hielte man ihr den falschen Spiegel hin, einen der die Balint-Gruppe in dyadische Beziehungen oder in Familienbeziehungen zerlegt oder der die Supervision nur als eine dynamische Gruppe erscheinen läßt, nicht aber als eine Institution.[11]

Spiegelungen institutioneller Strukturen kann man an Veränderungen und Deformationen des Settings der Balint-Gruppe erkennen und an der Typisierung der Rolle des Leiters, die von den in der Balint-Arbeit üblichen Typisierungen abweicht. Dysfunktionale Formen der Problembearbeitung und des Umgangs mit gestellten Aufgaben sowie auffällige Formen der Kommunikation und der Entscheidungsfindung in der Balint-Gruppe können sich als Wiederholung der Vorgänge im Team verstehen lassen.

Die *Methoden und Verfahren*, die der Gruppenleiter bei der Institutionsanalyse anwendet, können neben der vorrangigen Deutung von Parallelen zwischen Supervision und Institution Rollenspiele sein, in denen die zentralen konflikthaften Situationen in Varianten durchgespielt werden. Weiterhin kann man mit gruppendynamischen Verfahren wie dem „kontrollierten Dialog" (Antons 1976, S. 87-89) den „Schritten beim Entscheidungs- oder Problemlösungsprozeß in Gruppen" (Antons 1976, S. 171-174) arbeiten. Auch die aus der Organisationsentwicklung stammenden Verfahren der „Rollenanalyse" (French u. Bell 1982, S. 148 ff.) und der aus der Aktionsforschung stammende Prozeß der „Datensammlung", z. B. in unserem Fall zu den Arbeitsbedingungen des Teams oder zu den Rahmenbedingungen der Professional-Klient-Beziehungen in der betreffenden Institution, des „Datenfeedbacks" an die Gruppe, der die gemeinsame Auswertung der Daten und die Handlungsplanung folgen, sind mögliche Vorgehensweisen in diesem Programm (French u. Bell 1982, S. 112 ff.). Eine eingehende Darstellung des Ablaufs dieses Programms wird in einer späteren Veröffentlichung folgen.

---

[11] Zu diesem Problem vgl. auch Selvini Palazzoli et al. (1984), insb. das Kapitel „Jenseits der Dyade" (S. 269 ff.). Sie beschreibt dort, welches Maß an Reduktion von Komplexität bei der Analyse von Institutionen ihr angemessen erscheint und welches i. E. zu einer, Suboptimierung betreibenden Supervision führt.

Das dritte Programm: Selbstthematisierung

Nun kann es sowohl bei der Fallbearbeitung als auch bei der Institutionsanalyse zu Problemen kommen, die einerseits auf den unbewußten Gruppenprozeß und andererseits auf die durch das Setting erhöhte Komplexität der Beziehungen zurückzuführen sind und die nicht innerhalb des Programms lösbar sind.

Die Fallarbeit bedarf einer recht spannungsfreien und von institutionellen Konflikten wenig geplagten Gruppe, damit die Gruppendynamik und die emotionale Identifizierungsfähigkeit des einzelnen in den „Dienst der Fallarbeit treten" kann. Tritt aber statt dessen umgekehrt die *Fallarbeit in den Dienst der Gruppendynamik*, haben die Fälle nur noch die Funktion, das unbewußte Gruppenproblem verdeckt zu thematisieren, dann ist die Bedingung für das Umschalten zum Programm Selbstthematisierung gegeben.[12] Ziel dieser Reflexion ist es, diejenigen Selbst- und Fremdtypisierungen herauszuarbeiten, die jene überdecken, die für die Position eines Gruppenmitglieds, das Fälle bearbeitet, charakteristisch sind. Interferieren können Selbst- und Fremdtypisierungen der Gruppenmitglieder aus dem institutionellen Kontext, z. B. ihr hierarchischer Status oder ihre Position im informellen Beziehungsgefüge des Teams: Die emotionale Verarbeitung dieser Interferenzen und deren Bedeutung für den Lern- und Gruppenprozeß und auch für die Problematik der Fälle, die nicht bearbeitet werden konnte, kann hier geklärt werden.

Bei der Bearbeitung institutioneller Probleme können sich die Teammitglieder nicht immer rational und selbstreflexiv verhalten. Häufig entwickeln sich *emotionale Widerstände dagegen, sich selbst als Rollenträger und die Beziehungen untereinander als institutionell geprägte zu sehen*. Das sog. „Personalisieren" von institutionellen Konflikten ist hinreichend bekannt. Dabei werden die rollenmäßigen und funktionalen Beziehungen durch – den Beteiligten unbe-

---

[12] Ich habe diese Form der Selbstthematisierung von Gruppenprozessen schon an anderer Stelle als „Gruppendynamikschema" beschrieben. Aufgrund der Mißverständnisse, die diese Bezeichnung ausgelöst hat, habe ich mich entschlossen, den Namen zu ändern und einen Begriff aus dem systemtheoretischen Paradigma zu wählen (vgl. Rappe-Giesecke 1986).

wußt bleibende – Übertragungsbeziehungen überdeckt. Teams neigen dazu, Familienbeziehungen wiederherzustellen, die das Erleben im Umgang mit Vorgesetzten, Kollegen und Untergebenen bestimmen. Hier haben wir es mit der Reduktion institutioneller Komplexität auf dyadische Beziehungen und Familiensysteme zu tun. Um diese Übertragungs- und Gegenübertragungsbeziehungen zu bearbeiten, kann man zum Programm Selbstthematisierung umschalten. Im Mittelpunkt steht hier die Rekonstruktion des Erlebens von Rollen und von institutionell geprägten Beziehungen. Das Komplexitätsniveau wird so weit angehoben, daß man die *Prozesse im Team und in der Supervision als Manifestationen von „Gruppenproblemen"* und nicht von dyadischen oder von Familienbeziehungen versteht. Man betrachtet das Team für einen gewissen Zeitraum als eine durch unbewußte dynamische Vorgänge geprägte Gruppe und nicht als das Subsystem einer Institution.[13] Institutionelle Aspekte werden nur als Rahmenbedingungen verstanden, die emotionale Vorgänge auslösen. Ist die erlebensmäßige Dimension geklärt, kann man zur rationalen Analyse der Arbeitsorganisation oder der Organisation der Professional-Klient-Beziehungen zurückkehren.[14]

Abschließende Bemerkung

Um noch einmal Mißverständnissen vorzubeugen: Ziel der Institutionsanalyse im Rahmen dieses Modells kann nicht – wie etwa bei Organisationsentwicklungsmaßnahmen – die Analyse der Institution sein, in der das Team arbeitet, sondern das Ziel ist die Wieder-

---

[13] Ich orientiere mich hier am Phasenmodell, das Sandner als „hypothetisches Modell der Entwicklung selbstanalytischer Gruppen" beschrieben hat (vgl. Sandner 1978, S.168-181 sowie Ohlmeier u. Sandner 1984). Kutter schlägt 1980 vor, mehrere Modelle der Gruppenentwicklung anzuwenden. Ich ziehe bei Gelegenheit auch die Überlegungen von Bennis heran, die auf Bions Grundannahmen fußen (vgl. Bennis 1972).
[14] Auch für dieses Programm gibt es eine Normalform des Ablaufs und eine Darstellung der aus der Gruppendynamik und Organisationsentwicklung stammenden Verfahren und Methoden, die hier angewandt werden können, die ich in meiner noch nicht veröffentlichten Dissertation beschrieben habe.

herstellung der Kooperationsfähigkeit im Team, die Voraussetzung für eine effektive Fallarbeit ist. Und ein weiteres Ziel ist die Analyse von institutionellen Rahmenbedingungen der Teamarbeit und der Arbeit mit Klienten, die nicht im Rahmen der Balint-Gruppenarbeit geleistet werden kann. *Die Analyse psychodynamischer und organisatorisch-struktureller Aspekte von Professional-Klient-Beziehungen kann in diesem Modell getrennt werden.*

Ich denke, daß man bei der Balint-Gruppenarbeit mit Teams eine *Vorphase vor die eigentliche Supervisionsarbeit* setzen sollte, um gemeinsam mit dem Team eine Problemdiagnose zu erarbeiten, die eine begründete Entscheidung für Fallarbeit oder alternativ, wenn sich schwere institutionelle Konflikte andeuten, für eine Organisationsentwicklungsmaßnahme zuläßt. Schon im Kontrakt müßten die Möglichkeiten und die Bedingungen des Wechsels von der Fallarbeit zu einem anderen Programm vereinbart werden. Klare Regelungen über den Programmwechsel sind notwendig, damit der Gebrauch dieser Möglichkeit nicht in den Dienst des Widerstandes gegen die Ziele der Fallarbeit treten kann.

So kompliziert und komplex, wie dieses Modell erscheinen mag, sind Teamsupervisionen m. E. auch. Man braucht hier alle drei Perspektiven: die der Fallarbeit, die der Institutionsanalyse und die der Selbstthematisierung, um der Komplexität des Gegenstandes gerecht zu werden.

Zusammenfassung

In diesem Aufsatz wird der Frage nachgegangen, unter welchen Bedingungen Balint-Gruppenarbeit mit Teams aus Institutionen möglich ist. Aufgrund des – gegenüber der klassischen Balint-Gruppenarbeit veränderten – Settings erscheinen der Autorin Modifikationen des üblichen Vorgehens sinnvoll. So sollte neben der Fallarbeit die Möglichkeit gegeben sein, die Gruppendynamik, die sich durch die erhöhte Komplexität der Beziehungen in der Gruppe enorm verkompliziert, zu bearbeiten. Die prinzipielle Thematisierbarkeit institutioneller Rahmenbedingungen, die sich störend auf die Arbeitsbeziehungen im Team und auf die Interaktion mit Klienten oder Patienten auswirkt, wird hier als sinnvolle Ergänzung zur Fallarbeit vorgeschlagen.

Literatur

Antons K (1976) Praxis der Gruppendynamik, 4. Aufl. Verlag für Psychologie, Göttingen
Argelander H (1984) Balint-Gruppen. In: Kindlers Psychologie des 20. Jahrhunderts. Sozialpsychologie, Bd 2: Gruppendynamik und Gruppentheorie. Beltz, Weinheim, S. 822-829
Balint M (1968) Die Struktur der ‚Training-cum-Research'-Gruppen und deren Auswirkung auf die Medizin. Jahrb Psychoanal 5: 125-146
Balint M (1976) Der Arzt, sein Patient und die Krankheit. Klett, Stuttgart
Bennis WG (1972) Entwicklungsmuster der T-Gruppe. In: Bradford LP, Gibb JR, Benne DK (Hrsg) Gruppen-Training. T-Gruppentheorie und Laboratoriumsmethode. Klett, Stuttgart, S. 270-300
Drees A (1984) Balintgruppen in Institutionen. Gruppenpsychother Gruppendyn 20: 76-86
French WL, Bell CH jr (1982) Organisationsentwicklung. UTB, Bern, Stuttgart
Giesecke M (1983a) Phasen im Ablauf einer Balint-Gruppensitzung. In: Giesecke M, Rappe-Giesecke K (Hrsg) 25-38
Giesecke M (1983b) Kleiner Leitfaden zum Verständnis und zur Anfertigung von Transkriptionen. In: Giesecke M, Rappe-Giesecke K (Hrsg) 121-124
Giesecke M (1988) Die Untersuchung institutioneller Kommunikation – Perspektiven einer systemischen Methodik und Methodologie. Westdeutscher Verlag, Opladen
Giesecke M, Rappe K (1982) Setting und Ablaufstrukturen in Supervisions- und Balintgruppen. In: Flader D, Grodzicki W-D, Schröter K (Hrsg) Psychoanalyse als Gespräch – Interaktionsanalytische Untersuchungen über Therapie und Supervision. Suhrkamp, Frankfurt, S 208-302
Giesecke M, Rappe-Giesecke K (Hrsg) (1983a) Kommunikation in Balintgruppen. Ergebnisse interdisziplinärer Forschung. (=Heft 6 der Reihe Patientenbezogene Med). Fischer, Stuttgart
Giesecke M, Rappe-Giesecke K (1983b) Bausteine zu einer kommunikationswissenschaftlichen Analyse des ‚Settings' von psychoanalytisch orientierten Supervisionsgruppen und von Balintgruppen. In: Giesecke M, Rappe-Giesecke K (Hrsg), 103-120
Hegenscheidt-Renartz M (1986) Spiegelphänomene in einer an Balint orientierten Supervision des Therapeutenteams einer Suchtklinik. Gruppenpsychother Gruppendyn 4: 179-190
Knoepfel H-K (1980) Einführung in die Balint-Gruppenarbeit. (=Heft 3 der Reihe Patientenbezogene Med). Fischer, Stuttgart

Kutter P (1980) Phasen des Gruppen-Prozesses. Wahrnehmungsprobleme, theoretische Orientierung, Literaturübersicht und praktische Erfahrungen. Gruppenpsychother Gruppendyn 16: 200–208

Kutter P (1981) Zur Praxis der psychoanalytischen Supervisionsgruppe. In: Kutter P, Roth JK (Hrsg) Psychoanalyse an der Universität. Kindler, München, S 91–108

Kutter P (1983) Psychoanalytische Supervisions-Gruppen an der Hochschule. Psyche 37: 237–253

Ohlmeier D, Sandner D (1984) Selbsterfahrung und Schulung psychosozialer Kompetenz in psychoanalytischen Gruppen. In: Kindlers Psychologie des 20. Jahrhunderts. Sozialpsychologie, Bd 2: Gruppendynamik und Gruppentheorie. Beltz, Weinheim, S 812–821

Rappe-Giesecke K (1986) Gruppendynamik in Balintgruppen? Gruppendynamik – ZS für angewandte Sozialpsychologie 17: 25–38

Sandner D (1978) Psychodynamik in Kleingruppen. Reinhardt, München

Selvini Palazzoli M, Anolli L, Di Blasio P et al. (1984) Hinter den Kulissen der Organisation. Klett-Cotta, Stuttgart

Schmidt H (1984) Balint-Arbeit mit den Mitarbeitern einer internistisch-onkologischen Station – ein Erfahrungsbericht. In: Petzold E (Hrsg) Klinische Wege zur Balint-Arbeit – Die Zugänge zur Balint-Arbeit aus der Inneren Medizin und Chirurgie. (=Heft 8 der Reihe Patientenbezogene Med: 51–74). Fischer, Stuttgart

Entwicklung und Anwendung der Balint-Gruppenarbeit in verschiedenen Ländern

Die Gründung und Entwicklung der Deutschen Balint-Gesellschaft

Margarethe Stubbe und Werner Stucke

Die Gründung der Deutschen Balint-Gesellschaft (W. Stucke)

Am 26. Januar 1974 wurde in Barnstorf die Deutsche Balint-Gesellschaft gegründet. An diesem Tage trafen sich 8 Ärzte mit dem Ziel, die Deutsche Balint-Gesellschaft zu gründen. Nach eingehender Diskussion wurde die Satzung erstellt und eine erste Mitgliederversammlung durchgeführt. Die Satzung wurde beim Amtsgericht Hannover zur Eintragung in das Vereinsregister eingereicht und beim zuständigen Finanzamt erfolgte der Antrag auf Anerkennung der Gemeinnützigkeit. Wie kam es zu dieser Gründung?

Die Arbeiten Balints aus der Londoner Tavistock-Klinik, wo er Seminare abhielt, wurden im deutschsprachigen Raum bekannt durch sein Buch: „Der Arzt, sein Patient und die Krankheit". Die Deutsche Übersetzung erschien 1957 im Ernst-Klett-Verlag. Ich selbst bekam damals dieses Buch sinnigerweise von einem Kollegen geschenkt, der sich in einer bekannten pharmazeutischen Firma um die Weiterentwicklung der Psychopharmaka verdient machte und wußte, daß ich der Arzt-Patient-Beziehung stets eine besondere Bedeutung beimaß. Seit 1962 finden in Sils im Oberengadin (Schweiz) Studienwochen der Schweizerischen Gesellschaft für Psychosomatische Medizin statt. Dorthin hatte man Michael Balint holen können, der weiterhin Jahr für Jahr die Seminare durchführte, die heute seinen Namen tragen. Herr Stoppe kam zufällig zu einer Tagung und war fasziniert von Art und Weise dieser Fortbildung. Die Balint-Arbeit wurde bekannter und fand 1969 erstmals Eingang in die Lindauer Psychotherapie-Woche, damals angeboten von Herrn Marlet aus Holland. Insofern waren die Lindauer Psychotherapie-Wochen, wie schon zuvor bei der Gruppentherapie, Vorreiter in der Verbreitung in der Bundesrepublik Deutschland. Seit 1969 sind nun die Balint-Gruppen ständiger Programmteil bei den Lindauer Psychotherapie-Wochen. Als Gruppenleiter kamen in den nächsten Jahren hinzu: Clyne, Cornelissen, Enke, Gerster, Eicke, Stucke und Stoppe. Nach ihrem Entstehen nahmen auch die Fortbildungstage in Langeoog, Lübeck und Aachen Balint-Gruppen in ihr ständiges Programm auf. Die Balint-Arbeit wurde immer bekannter. Psychotherapeutische Fallbesprechungsgruppen wurden zunehmend in Balint-Gruppen umgewandelt, da den Gruppenmitgliedern diese Fortbildung effektiver erschien.

Es mag das Jahr 1971 gewesen sein, als mich Herr Stoppe ansprach mit der Frage, ob es nicht sinnvoll sei, eine nationale Balint-Gesellschaft zu gründen. Ich war anfangs zurückhaltend, da ich davon ausging, daß die Balint-Arbeit sich in die Allgemeine Ärztliche Gesellschaft für Psychotherapie unterbringen ließe. Es kam dann aber zur Gründung einer Internationalen Balint-Gesellschaft, und wir sahen die Gefahr, daß die Balint-Gruppenarbeit in der Bundesrepublik Deutschland als „Eigentum" einiger psychoanalytischer Institute oder Gruppierungen angesehen wurde. So nahm die Überlegung, eine Deutsche Balint-Gesellschaft zu gründen, Gestalt an. Die Vorgespräche fanden an unserem Stammtisch, im traditionellen Gasthof zum Lamm in Lindau während der Psychotherapie-Wochen statt. Dort wurde 1973 beschlossen, die Vorbereitungen zur Gründung eines „Vereins" zu treffen. Als Vorbild für die Satzung dienten die Erfahrungen der Vereinigung für psychotherapeutische Weiterbildung der Trägervereinigung der Lindauer Psychotherapie-Wochen. Juristische Hilfe erhielten wir durch Herrn Dr. jur. U. Kirchhoff, Justitiar der Ärztekammer Niedersachsen. Intensive Hilfe erhielten Herr Stoppe und ich durch Herrn Gebhard aus Braunschweig, der zwischenzeitlich zur englischen Balint-Gesellschaft und hier insbesondere zu Herrn Clyne enge Kontakte unterhielt. Durch Herrn Stoppe bestand dagegen die enge Verbindung zu unseren Schweizer Freunden, wobei Herr Knoepfel und Herr Trenkel uns sehr frühzeitig ihre Hilfe für eine erste Studientagung der Deutschen Balint-Gesellschaft zusagten. So kam es dann nach intensiver Vorbereitung zur Gründungsversammlung am 26.1.1974 in Barnstorf im Hause von Herrn Stoppe.

Da es nach deutschem Vereinsrecht mindestens 7 Mitglieder sein müssen, um eine Gesellschaft, d.h. einen Verein, zu gründen, fanden sich folgende Kolleginnen und Kollegen in Barnstorf ein: Frau Garloff und Frau Schmidt-Mahla sowie die Herren Marquardt, Rumphorst, Stiller, Stoppe, Stucke und Zerning. Leider war Herr Kollege Gebhard verhindert, wobei er potentiell zu den Gründungsmitgliedern zu rechnen ist. Als erster Vorstand wurden gewählt: Herr Stoppe (1. Vorsitzender), Herr Gebhard (2. Vorsitzender), Herr Stiller (3. Vorsitzender) sowie Herr Marquardt (Geschäftsführer).

In § 2 der Satzung wurde der Zweck der Gesellschaft folgendermaßen festgelegt:

a) Die Verbreitung der speziellen Balintschen Arbeitsmethode zur Einführung und Weiterbildung in der Psychotherapie der praktizierenden Ärzte, insbesondere durch Erkennbarmachung und Anwendung der Arzt-Patient-Beziehung;
b) durch Bildung und Förderung von Balint-Gruppen die Förderung der psychotherapeutischen Weiterbildung innerhalb der Ärzteschaft;
c) die Weiterentwicklung und Verbreitung von Erkenntnissen der Balint-Arbeit, deren wissenschaftliche Erforschung sowie vor allem deren Nutzbarmachung als Lehr- und Weiterbildungsmethode für eine Psychotherapie der praktizierenden Ärzte.

Zur Erreichung ihres Zweckes veranstaltet die Gesellschaft:

a) Seminare für Gruppenleiter und Gruppenleiter-Teams.
b) Studientagungen in denen Klein- und Großgruppen zeitlich und örtlich zusammengefaßt stattfinden.
c) Darüber hinaus kann die Gesellschaft an anderen Tagungen zusammentreffen und sich an Kursen beteiligen oder sie fördern, soweit solche Veranstaltungen mit dem Zweck der Gesellschaft übereinstimmen.
d) Die Gesellschaft soll auch alle Bestrebungen unterstützen, die die Sammlung von Erfahrungen auf diesem Gebiet und ihre wissenschaftliche Durchdringung zum Ziel haben.

Satzungsgemäß erfolgte auch ein Anschluß an die Allgemeine Ärztliche Gesellschaft für Psychotherapie als korporatives Mitglied, um die Vereinigung psychotherapeutischer Bestrebungen zu fördern.

Den gleichen Weg hatte die Vereinigung für psychotherapeutische Weiterbildung (Trägervereinigung von Lindau) und die Deutsche Gesellschaft für Ärztliche Hypnose und Autogenes Training beschritten.

Mit der Gründung der Gesellschaft und entsprechend dem Zweck der Gründung wurde sofort begonnen, eine erste Studientagung der Deutschen Balint-Gesellschaft vorzubereiten. Wieder war es Herr Kollege Gebhard, der sich hier sehr verdient machte. Er erkundete den Tagungsort und übernahm die organisatorischen Aufgaben. Als Vorbild sollte Sils dienen, und Herr Knoepfel und Herr Trenkel sagten ihr Kommen zu. Moralische Unterstützung erhielt die neugegründete Gesellschaft durch den Zweiten Internationalen Balint-Kongreß 1974 in Brüssel und das Zweite Internationale Balint-Treffen in Ascona/Schweiz. Letzteres war von Herrn Luban-Plozza ins Leben gerufen worden. Der Antrag auf Aufnahme in die Internationale Gesellschaft wurde gestellt und am 13. Juni 1974 schrieb Herr Clyne als damaliger Generalsekretär der Internationalen Gesellschaft, daß der Antrag eingegangen sei und hoffentlich bald positiv beschieden werde.

So verging das Gründungsjahr mit intensiven nationalen und internationalen Vorbereitungen. Die Teilnehmer an Balint-Gruppen bei den genannten psychotherapeutischen Fortbildungsveranstaltungen wurden angeschrieben und um Mitgliedschaft gebeten. Immerhin traten bis zur zweiten Mitgliederversammlung, die anläßlich der ersten Seminartagung in Hahnenklee stattfand, 78 Ärztinnen bzw. Ärzte der Gesellschaft bei. Schon frühzeitig wurde bei den Überlegungen Wert darauf gelegt, daß auch Medizinstudenten an den Tagungen der Gesellschaft teilnehmen sollten. Beschlossen wurde das dann bei der Mitgliederversammlung 1975.

Vielleicht im Gegensatz zu der bisher bekannten Entwicklung der Balint-Arbeit ging man 1974 schon von der Überlegung aus, daß die Balint-Gruppenarbeit nicht allein den Allgemeinärzten/praktischen Ärzten dienlich sei, sondern daß auch alle anderen Ärzte hiervon profitieren könnten. So heißt es schon in einer der ersten Informationen der neuen Gesellschaft wörtlich:

„Die Balint-Gruppe bedeutet für ihre Teilnehmer zweifellos eine besonders wichtige Weiter- und Fortbildung in der Psychotherapie.

Entsprechend hat die Balint-Arbeit ihren besonderen Wert beim niedergelassenen Arzt und hier sowohl beim Allgemeinarzt, als auch bei Ärzten anderer Fachrichtungen, denn im täglichen Umgang mit dem Patienten hat die Arzt-Patient-Beziehung ihre besondere Bedeutung und dies gilt insbesondere für den Arzt der sog. „Ersten Linie".

So waren von Beginn an Ärzte aller Fachrichtungen aus Klinik und Praxis in der neuen Gesellschaft vereint. Auch wurde erkannt, daß es sich bei der Balint-Arbeit nicht nur um eine Fortbildung handelt, vielmehr auch um eine Weiterbildung dahingehend, daß künftige Psychotherapeuten die patientenzentrierte Selbsterfahrung in Balint-Gruppen als Gruppenmitglied erfahren haben sollten. Nicht jeder Psychotherapeut wollte sich anfangs darauf einlassen, glaubte vielmehr auch ohne eigene Fort- bzw. Weiterbildung in der Lage zu sein, Gruppen zu leiten. Über diese Meinung ging die Entwicklung hinweg.

Nur skizzenhaft habe ich erwähnt, inwieweit bereits bei Gründung der Deutschen Balint-Gesellschaft vorausschauend die Weiterentwicklung der Balint-Gruppenarbeit gesehen wurde. Herr Stoppe, Herr Gebhard und ich hatten anfangs doch einige Angst, ob unser mutiges Vorhaben gelingen würde, denn nicht überall wurde die Gründung unserer Gesellschaft begrüßt. Wie hat sich diese Deutsche Balint-Gesellschaft nach ihrer Gründung 1974 und nach ihrer Aufnahme als Mitglied der Internationalen Balint-Gesellschaft entwickelt? Hat die Gesellschaft zur Verbreitung der Balint-Arbeit und zur wissenschaftlichen Weiterforschung beigetragen? Hat sie der Patientenversorgung genutzt? Fragen, die beantwortet werden können aus der Entwicklung der Deutschen Balint-Gesellschaft.

Entwicklung der Deutschen Balint-Gesellschaft (M. Stubbe)

Tagungen als Kern der Arbeit

Die erste Studientagung in Hahnenklee fand eine erstaunliche Beteiligung. Von den 100 Teilnehmern hatten einige bereits in Balint-Gruppen auf den Psychotherapietagen gearbeitet. Einzelne

Die Gründung und Entwicklung der Deutschen Balint-Gesellschaft

Gruppenleiter hatten versucht, nach dem Silser Modell oder auf ihre Weise eine Gruppe kontinuierlich abzuhalten. Oft waren es aus der Rückschau mehr Fallbesprechungsgruppen. So war die Unsicherheit groß und alle ließen sich offen und neugierig bei der Gruppenarbeit mit Herrn Knoepfel (Zürich) und Herrn Trenkel (Bern) von dem Erleben, der Idee und dem Vorgehen in der Balint-Arbeit faszinieren.

Entsprechend stieg nach dieser Tagung die Mitgliederzahl von 51 auf 100 an. Es ist bezeichnend, daß von diesen 100 Mitgliedern jetzt 37 als Gruppenleiter tätig sind.

Die Ziele der Gesellschaft wurden engagiert verfolgt: mehr Ärzte an die Arbeit heranzuführen, neue Gruppen zu gründen und die Ausbildung von Gruppenleitern zu fördern. Die Leiter der Großgruppen wurden während der Tagung deshalb jeden Tag gewechselt, ihnen zukünftige Leiter als Coleiter gegeben und mit allen Leitern und Coleitern danach eine „Leiterbesprechung" abgehalten.

Nach der Tagung konnte gleich der Termin für Hahnenklee '76 festgelegt und Herr Knoepfel und Trenkel erneut zur Mitarbeit gewonnen werden.

Die Tagungen 1976 und 1977 fanden in gleicher Weise statt und brachten vorwiegend neue Interessenten.

Die Leiterausbildung wurde durch Co-Leiter in den Kleingruppen vielfältiger. Auch mit der Allgemeinen Ärztlichen Gesellschaft für Psychotherapie (AÄGP) diskutierten wir die Weiterbildung der Gruppenleiter und die besondere Förderung einer wissenschaftlichen Orientierung.

Etliche Mitglieder nahmen an den Balint-Tagungen in Sils, Ascona und London teil und brachten Anregungen mit. Außer bei den Psychotherapietagen (Aachen, Langeoog, Lindau, Lübeck) wurden nun auch im Rahmen der allgemeinärztlichen Fortbildung Balint-Gruppen vorgestellt oder spontan zusammengestellt.

Wir hatten jetzt einen Stamm erfahrener deutscher Gruppenleiter, die für Jahre in dieser Funktion die Tagungen mittrugen, bis sie bei wachsender Zahl gutausgebildeter jüngerer Leiter auch diesen die Chance der Mitwirkung gaben (Büttner, Carriere, Gebhard, Harlfinger, Loch, Michel, Mitscherlich, v. Plotho, Stiller, Wesiack).

Schon 1976 erfolgte die Aufnahme in die Internationale Balint-

Gesellschaft. Vorstandsmitglieder nahmen an den internationalen Konferenzen teil und erlebten die Ausbreitung der Balint-Idee über viele Länder. Wichtig an diesen Kongressen waren die persönlichen Kontakte. Sie führten zu freundschaftlicher Verbundenheit, gegenseitigen Einladungen und Austausch von Erfahrungen und wissenschaftlichen Arbeiten.

In Hahnenklee 1977 wurden Herr Stoppe (1. Vors.), Herr Gebhard (2. Vors.) und Herr Stiller (3. Vors.) wiedergewählt, Herr Even als Schatzmeister und Frau Stubbe als Geschäftsführerin wurden neugewählt.

Nach der 4. Studientagung 1978 wurde die wissenschaftliche Leitung von Herrn Knoepfel abgegeben und für die weiteren Jahre (bis jetzt) von Herrn Stucke übernommen. Im selben Jahr wurden Herr Knoepfel und Herr Trenkel zu Ehrenmitgliedern der Gesellschaft gewählt.

Die Beteiligung an den ersten 5 Tagungen (1975–1979) steigerte sich so, daß im Herbst 1979 zusätzlich eine Tagung für den süddeutschen Raum in Bad Dürkheim abgehalten wurde. Es kamen über 100 Teilnehmer aus der ganzen Bundesrepublik. Erstmals wurde hier eine Gruppe für Leiter angeboten (Stucke).

Studenten fassen Fuß

Eine besondere Entwicklung hat die Teilnahme von Studenten gemacht. Schon 1975 war vom Vorstand ihre Teilnahme angeregt worden, stieß aber bei manchen Kollegen auf Bedenken. Verständlich, weil viele noch in der unsicheren Phase des Umstellens, des vorsichtigen Öffnens und Anvertrauens waren.

Als dann 1979 nach Hahnenklee durch unsere Einladung an Herrn Freyberger 13 Studenten aus Hannover kamen, waren diese zunächst noch zögerlich und empfanden sich den Praktikern gegenüber als inkompetent. Das änderte sich bald, als sie merkten, daß es nicht um jahrelange Erfahrung, sondern um das Erleben im Hier und Jetzt zwischen Patient und Arzt oder Student ging.

Es wurden die ersten 4 Studenten als außerordentliche Mitglieder aufgenommen.

Im selben Jahr kamen 19 Studenten aus Heidelberg nach Bad

Dürkheim. Wir hatten sie über Herrn Luban-Plozza eingeladen, der uns in einem Vortrag über seine Balint-Arbeit mit Studenten berichtete.

Unsere Zusammenarbeit mit den Studenten erwies sich als beiderseitige Bereicherung.

Auf den späteren Tagungen in den Universitätsstädten Würzburg, Berlin, Bonn und Lübeck wurde das Interesse der Studenten so groß, daß ihre Anzahl mehr als die Hälfte aller Teilnehmer ausmachte. Wir mußten ihre Zahl begrenzen, um eine gute Ausgewogenheit in den Gruppen zu bewahren. Ganz abgesehen davon, daß es inzwischen auch Anamnese- und Balint-Gruppen an einzelnen Universitäten gab, suchten sie bei uns die Gelegenheit, mit Ärzten zu arbeiten.

Ihr Engagement und ihre Unmittelbarkeit belebte auch uns. So wurde z. B. die Bonner Tagung hauptsächlich von Studenten mitgeplant und ins Leben gerufen. Viele Studenten kommen mehrmals oder regelmäßig und scheuen auch nicht weite Reisen. Es entstanden generationsüberbrückende Freundschaften mit ihnen.

Manche Studenten sind inzwischen Ärzte und von außerordentlichen zu ordentlichen Mitgliedern geworden, und einige sind in der Weiterbildung zum Gruppenleiter.

Auch unter den Ascona-Preisträgern waren einige unserer Studenten (Köllner, Fehr, Joist, Borgards).

Zur Zeit haben wir 160 außerordentliche Mitglieder. Hierzu zählen auch einige Kollegen, die in den Ruhestand getreten und auf Antrag bei uns beitragsfrei sind.

Die 6. Tagung in Hahnenklee 1980, keineswegs zur Gewöhnung geworden, sondern immer erneut bewegend und anregend, war erfolgreich und brachte viele neue Mitglieder. Es ist bezeichnend, daß bis heute die Mitgliederzahl im Zusammenhang mit den Tagungen wellenförmig ansteigt.

Die Mitgliederversammlung beschloß, einen wissenschaftlichen Beirat für Weiterbildung und Forschung zu berufen. Der Vorstand entschied sich für die Herren Luban-Plozza, Stucke und Wesiack.

Beteiligung an Weiterbildungsfragen

Der Vorstand wurde ermächtigt, die Voraussetzungen für die künftige Balint-Gruppenleiter-Befähigung festzusetzen. Sie lauten:

1. Zusatzbezeichnung „Psychotherapie" oder „Psychoanalyse".
2. Weitere 70 Doppelstunden Balint-Arbeit.
3. Viermalige Teilnahme an einem Gruppenleiterseminar.
4. Viermalige Teilnahme als Coleiter auf Balint-Studientagungen oder kontinuierlich bei einem Leiter.
5. Der Weiterbilder muß ein zur Ausbildung ermächtigter Arzt sein.
6. Die Ermächtigung als Gruppenleiter kann frühestens $2\frac{1}{2}$ Jahre nach Erlangung der Zusatzbezeichnung und kontinuierlicher Balint-Arbeit erteilt werden.

Die Veröffentlichung der Richtlinien erfolgte 1981.

Aktivitäten auf internationaler Ebene

Es wurde die uns übertragene Ausrichtung des Internationalen Balint-Kongresses in Köln (1980) beraten. Ein Programmkommitee war hierfür tätig. Für unsere Gesellschaft war dies eine große Anerkennung, eine wissenschaftliche Herausforderung, aber auch eine außerordentliche personelle und finanzielle Belastung. Die Zusammenlegung mit einem Kongreß der AÄGP erschien zweckmäßig. So war der erste Tag für die AÄGP und der 2.–5. Tag für den Balint-Kongreß geplant.

Der jähe Tod unseres 1. Vorsitzenden Gerhard Stoppe, 3 Wochen vor dem Kölner Kongreß, riß ihn mitten aus seinem Schaffen und traf die Gesellschaft schwer.

Die Zeit ohne 1. Vorsitzenden überbrückte Herr Gebhard. In Hahnenklee 1981 wurde ein Notvorstand gewählt, der erst 1982 bei Wiederwahl seine rechtliche Grundlage hatte. Herr Büttner (1. Vors.), Herr Gebhard (2. Vors.), Herr Dieckmann (3. Vors.), Herr Even und Frau Stubbe wie bisher. Dieser Vorstand blieb bis 1986, außer der Ablösung von Herrn Gebhard durch Herrn Dickhaut 1984.

Der jetzige Vorstand wurde 1986 gewählt: Herr Dickhaut (1. Vors.), Herr Büttner (2. Vors.), Frau Wolfrum (3. Vors.), Herr Even und Frau Stubbe wie bisher.

Der Internationale Kongreß in Köln, 1980, war für uns ein Höhepunkt. Er hatte 381 Teilnehmer, davon etwa 100 aus 13 Ländern des Auslandes. Frau Enid Balint stand dem Kongreß als Ehrenpräsidentin vor.

Das Thema: „Prävention, unorganisierte und organisierte Krankheit" wurde in wissenschaftlichen Vorträgen beleuchtet (Bastiaans NL, Knoepfel CH, Freyberger BRD). Es gab ein breites Angebot von kürzeren Vorträgen, Arbeitsgruppen und Podiumsdiskussionen. Am meisten Zuhörer fanden die vorgeführten Balint-Gruppen: Herr Loch und Herr Stucke arbeiteten mit ihrer eigenen Gruppe, während Herr Carriere eine spontan zusammengestellte Gruppe leitete.

Für uns bestätigte der Erfolg einen wichtigen Platz in der Internationalen Balint-Gesellschaft, der 1985 durch die Wahl des 1. Vorsitzenden, Herrn Büttner zum Vice-Präsidenten der Federation Internationale Balint bestätigt wurde. Das Treffen mit Wissenschaftlern, Analytikern und Gruppenleitern, die nicht Mitglieder der Balint-Gesellschaft waren, ergab die Möglichkeit zu Gesprächen über Wege, Ziele und gemeinsame Probleme in Wissenschaft und Praxis.

Weiter nahmen wir als Vortragende oder Gruppenleiter teil an internationalen Kongressen in Montreux (1984), Budapest (1986, Balint-Memorial-Kongreß), Solothurn (1987, Internationales Gruppenleitertreffen), Erfurt (1987, Internationales Psychotherapie-Symposium).

Auch korrespondierende Mitglieder sind für uns sehr wichtig. 1982 wurden Frau Balint (London), Herr Bernachon (Paris), Herr Clyne (London), Herr van Laethem (Brüssel) und Herr Luban-Plozza (Locarno) als solche gewählt.

Die Schaffung der Balint-Medaille (1984) gab uns die Möglichkeit, verdienten Persönlichkeiten Dank und Verbundenheit auszudrücken. Sie wurde verliehen an die Herren Knoepfel, Bernachon, Dufey, Trenkel, Luban-Plozza, Gebhard, Harlfinger und Stucke.

Ausweitung

1981 setzten die Tagungen in Hahnenklee und Bad Dürkheim die positive Entwicklung fort. 1982 gab es in Hahnenklee 152 Teilnehmer, in Würzburg 1982, wohin wir die Bad Dürkheimer verlegt hatten, 210 Teilnehmer, davon 86 Studenten. – Das sprengte fast unseren Rahmen. Wir mußten gleichzeitig in 2 Großgruppen arbeiten und hatten 12 Kleingruppen. Zwar hatten wir genug Gruppenleiter, aber die sonst so gute Atmosphäre, die wir auf den 11 vorherigen Tagungen hatten, litt durch die räumliche Enge und das Fehlen *einer* gemeinsamen Großgruppe.

Wir machten wichtige Erfahrungen, die unsere Planungen für die nächsten Jahre beeinflußten: Wir begrenzten nunmehr die Teilnehmerzahl bei den Tagungen auf 120. Bei der anhaltenden Nachfrage entschieden wir uns zu weiteren Studientagungen: 1983 in Berlin (Schultz-Zehden), 1984 in Bad Nauheim (Neubig) und Lübeck (Carriere), 1985 in Bonn (Glasmacher) und 1986 in Prien/Chiemsee (Ulrich).

Dezentralisierung

Damit hatten wir auch eine Dezentralisierung vorgenommen. So entstand ein großer Bedarf an Gruppenleitern sowohl für die Tagungen als besonders auch für die zukünftigen Gruppen draußen. Wir bemühten uns, die Verteilung der Gruppenleiter auf den Tagungen ortsbezogen zu gestalten. Damit wollten wir den Teilnehmern schon Anhaltspunkte für ihre spätere lokale Balint-Gruppe geben, und dies erwies sich als fruchtbar.

Seit 1979 hatten wir schon jährlich zwei Leiter-Weiterbildungsgruppen bei den großen Tagungen in Hahnenklee und Bad Dürkheim bzw. Würzburg angeboten. Weitere Seminare für Gruppenleiter in Hannover (1986 und 1987) unter Leitung von Herrn Stucke und Herrn Trenkel waren bereits 6 Monate vorher ausgebucht. – Es wäre falsch, anzunehmen, es hätte jetzt einen Run neuer Gruppenleiter-Aspiranten gegeben. Das ist nicht der Fall. Mehr als die Hälfte der Teilnehmer sind schon ermächtigte Gruppenleiter, die diese Seminare gern als eine Art Supervision wahrnehmen.

Ein weiteres Seminar wird im Mai 1988 in der Nähe Münchens unter der Leitung von Herrn Trenkel und Herrn Wesiack stattfinden.

Entwicklung der Gesellschaft seit 1974

1. Zunahme der Mitglieder (jetzt 609);
2. Zunahme der Tagungen (von 1 auf 8 jährlich);
3. Zusammenarbeit mit Studenten und folglich Zunahme der außerordentlichen Mitglieder (jetzt 160);
4. Zunahme der ausgebildeten Gruppenleiter mit Ermächtigung der Ärztekammern, somit
5. Zunahme der kontinuierlichen Balint-Gruppen (etwa 260);
6. Zunahme der fraktionierten Gruppen sowie einmaliger Einführungsseminare;
7. Anerkennung der Gemeinnützigkeit (1984), dadurch die Möglichkeit, Spenden zu erhalten;
8. Balint-Gruppen auf Kongressen der Bundesärztekammer, überwiegend mit Gruppenleitern unserer Gesellschaft;
9. Zusammenarbeit mit Psychotherapeutischen Gesellschaften (korporatives Mitglied der AÄGP), verschiedenen Psychotherapietagen und anderen Ärztekongressen;
10. Mitwirkung an den Weiterbildungsrichtlinien der Bundesärztekammer;
11. Mitgliedschaft in der Federation Internationale Balint, Wahl des Vorstandsmitgliedes Herrn Büttner zum Vize-Präsidenten der Federation;
12. Teilnahme an internationalen Kongressen und Tagungen mit unseren Gruppenleitern;
13. Einladung ausländischer Kollegen zu unseren Tagungen als Gruppenleiter: Knoepfel, Trenkel, Luban-Plozza, Clyne, Jones, Solms, Wiener, Braendli, Dubois, Szatmari;
    als Teilnehmer in deutsch- oder englischsprechenden Gruppen: aus Finnland, Schweden, England, Ungarn und der Tschechoslowakei;
14. spezielle Kontaktpflege mit Kollegen aus der Deutschen Demokratischen Republik und der Tschechoslowakei; Versorgung die-

ser Kollegen mit neuester wissenschaftlicher Literatur, sowie Besuche, Austausch wissenschaftlicher Arbeiten und Erfahrungen;
15. wissenschaftliches Engagement: Arbeiten in Büchern, Buchreihen, Zeitschriften, Vorträge auf unseren Tagungen, auf nationalen und internationalen Kongressen, Beteiligung an neuen Forschungsarbeiten, Verfügbarmachung ausländischer Arbeiten durch Übersetzung.

Zusammenfassung

Die formale Umsetzung der Ideen M. Balints.

Fragen zur Integration der Balint-Arbeit in bestehenden Gesellschaften oder Neugründung? Ziele und Zweck der Deutschen Balint-Gesellschaft, Studientagungen zur Verbreitung dieser Fort- und Weiterbildungsmethode. Studenten in der Balint-Gruppe. Gründung eines wissenschaftlichen Beirates und Festlegung der Voraussetzungen für die künftigen Balint-Gruppenleiter.

Aktivitäten auf nationaler und internationaler Ebene. Konzepte zur Dezentralisierung von Studientagungen und Gruppenleiterweiterbildung.

Berufspolitik · Kritische Glosse

Anmerkungen zu einigen Positionen des neuen EBM (einheitlicher Bewertungsmaßstab)

Heinz-Günter Rechenberger

Die Angst geht um im Land – auch bei den Ärzten –. Es ist nicht nur die erwartete Ärzteschwemme, sondern auch der neue EBM, der am 1. Oktober 1987 in Kraft trat, welcher Unruhe und auf weiten Strecken auch Angst schafft. Schlagworte künden: Die sprechende Medizin soll aufgewertet werden, die Technik reduziert.

Nun ist es sicherlich nicht richtig, die Änderungen nur unter dem Blickwinkel einer Gebührenordnung zu sehen. Sie haben auch Rückwirkungen auf unser Handeln. Deshalb müssen wir uns mit ihnen beschäftigen.

So ist es sicher keine zufällige zeitliche Übereinstimmung, daß am 1. Oktober 1987 auch neue Richtlinien für die Psychotherapie vom Bundesausschuß der Ärzte und Krankenkassen über die Durchführung der Psychotherapie in der kassenärztlichen Versorgung (in der Neufassung vom 3. Juli 1987) in Kraft traten. Über die Auswirkungen des neuen EBM können z. Zt. nur Vermutungen angestellt werden, auch wenn bereits Modellversuche vorliegen.

Die neuen Psychotherapie-Richtlinien bringen so viele Änderungen, daß wir uns hier nur mit dem Wesentlichsten beschäftigen können. Wenn wir die 17 Seiten durchblättern, die diese neuen Richtlinien umfassen, so fällt auf, daß sie sehr viel weiter gefaßt sind als früher und keineswegs nur die sog. „Großen Psychotherapieleistungen", also bisher die Gebührenordnungsnummern 860–864, umfassen. Jetzt sind auch übende und suggestive Techniken wie autogenes Training, Jacobsonsche Relaxationstherapie, Hypnose mit eingeschlossen, und vor allem ist auch das Verfahren zur Anwendung der Verhaltenstherapie mit einbezogen. Am Delegationsverfahren ist das Wesentliche, nämlich daß der Arzt die Indikation zur Therapie stellen muß, nicht verändert worden, hingegen wurde die Kompetenz der mit der Delegation beauftragten Diplompsychologen erweitert. Neu aufgenommen ist auch der Begriff der „Psychosomatischen Grundversorgung". In einer Anlage I werden in den Richtlinien zusätzlich festgelegt, welche Verfahren die Erfordernisse dieser Richtlinien *nicht* erfüllen, nämlich:

- Gesprächspsychotherapie,
- Gestalttherapie,
- Logotherapie,
- Psychodrama,
- respiratorisches Feedback,
- Transaktionsanalyse.

Das katathyme Bilderleben ist nach dieser Auffassung keine eigenständige Psychotherapie im Sinne dieser Richtlinien, sondern kann gegebenenfalls im Rahmen eines übergeordneten tiefenpsychologisch orientierten Therapiekonzeptes Anwendung finden. Ebenso kann die rational-emotive Therapie als Methode der kognitiven Umstrukturierung im Rahmen eines umfassenden verhaltenstherapeutischen Behandlungskonzeptes Anwendung finden. Neu ist ebenfalls, daß bei der sog. „Großen Psychotherapie", also den bisherigen Ziffern 861–864, das Gutachterverfahren nur dann Anwendung findet, wenn von vornherein mehr als 15 Sitzungen (+ 5 probatorische) ins Auge gefaßt werden. Bis zu diesen 15 Sitzungen ist die tiefenpsychologisch orientierte Psychotherapie zwar nach wie vor antragsgebunden, aber gutachterfrei. Noch sind die Formulare dafür nicht bekannt. Begrüßenswert ist diese Regelung jedoch auf jeden Fall. Außerdem können diese 15 (+ 5 probatorische) Sitzungen halbiert werden, so daß damit immerhin 40 Sitzungen zu je einer $\frac{1}{2}$ Stunde Dauer für eine Kurzpsychotherapie zur Verfügung stehen, ohne daß ein Gutachterverfahren notwendig wird. Sollte sich freilich bis zur 10. Sitzung herausstellen, daß mit diesen Sitzungen nicht auszukommen sein wird, so muß, wie bisher auch, ein Gutachterverfahren in Gang gesetzt werden.

Ebenfalls neu aufgenommen in die Richtlinien ist die sog. „Psychosomatische Grundversorgung", deren Ziel es ist, eine „möglichst frühzeitige differentialdiagnostische Klärung komplexer Krankheitsbilder, eine verbale oder übende Basistherapie psychischer, funktioneller und psychosomatischer Erkrankung durch den primär somatisch orientierten Arzt und gegebenenfalls die Indikationsstellung zur Einleitung einer ätiologisch orientierten Psychotherapie durch einen Psychoanalytiker oder verhaltenstherapeutisch behandelnden Arzt zu stellen". Zu bedauern ist, daß die verbalen Interventionen als Mittel der Wahl für die „Psychosomatische Grundversorgung" nicht gekoppelt werden dürfen mit suggestiven oder übenden Techniken in derselben Sitzung. Nach wie vor bleibt diese Kombination von suggestiven und übenden Verfahren für die sog. „Große Psychotherapie" ebenfalls unzulässig mit Ausnahme des Einsatzes dieser Techniken in begrenztem Umfang, sowohl über einen kürzeren Zeitraum als auch im Verlauf chronischer Erkrankungen über einen längeren Zeitraum niederfrequenter Therapie, wenn ätiologisch orientierte Psychotherapie indiziert ist.

Begrüßt muß werden, daß unter den Behandlungs- und Anwendungsformen neben der bisher schon gebräuchlichen Psychoanalyse als Einzel- und Gruppenverfahren unter der tiefenpsychologisch fundierten Psychotherapie als Sonderform anerkannt werden:

- Kurztherapie,
- Fokaltherapie,
- dynamische Psychotherapie,
- niederfrequente Therapie in einer längerfristigen haltgewährenden therapeutischen Beziehung,

und daß außerdem die Verhaltenstherapie nach ihrem jeweiligen Störungsmodell mit den daraus folgenden Schwerpunkten der therapeutischen Intervention aufgelistet sind, wie z. B.:

- stimulusbezogene Methoden,
- responsbezogene Methoden,
- Methoden des Modellernens,
- Methoden der kognitiven Umstrukturierung,
- Selbststeuerungsmethoden.

Auffällig ist, daß unter den Anwendungsformen der Behandlung von Kranken in Gruppen, gegenüber der bisherigen Regelung, die Gruppengröße eine Reduktion erfährt, nämlich für psychoanalytisch begründete Verfahren auf nunmehr 6–9, bei der Verhaltenstherapie auf 2–9, bei der Entspannungstechnik auf 2–10 Kranke.

Für die Therapie bei Kindern und Jugendlichen bringen die Richtlinien keine wesentlichen Änderungen außer einer vergrößerten Einbeziehung des Umfeldes.

Für den Anwendungsbereich ist neu, daß ausdrücklich, neben den bisher bekannten Indikationen, medizinische Rehabilitation als Anwendungsfeld für die Psychotherapie dann eingesetzt werden kann, wenn psychodynamische Faktoren wesentlichen Anteil an einer seelischen Behinderung oder an deren Auswirkungen haben und mit ihrer Hilfe eine Eingliederung in Arbeit, Beruf und/oder Gesellschaft möglichst auf Dauer erreicht werden kann:

- das gilt für Abhängigkeit von Alkohol, Drogen oder Medikamenten nach vorangegangener Entgiftungsbehandlung,
- für seelische Behinderung aufgrund frühkindlicher emotionaler Mangelzustände,
- für seelische Behinderung als Folge schwerer chronischer Krankheitsverläufe,
- für seelische Behinderung aufgrund extremer Situationen,
- für seelische Behinderungen als Folge psychotischer Erkrankungen.

Diese Erläuterungen und Abgrenzungen dürften wesentliche Klarstellungen bringen und damit Erleichterung für den Behandler.

Waren bisher die Richtlinien nur für den die sog. „Große Psychotherapie" betreibenden Arzt von Interesse, so ändert sich das jetzt durch den Einbezug der übenden und suggestiven Techniken in die Richtlinien. Auch der niedergelassene Arzt, der sich nicht ausschließlich als Psychotherapeut betätigt, sondern begrenzt an der psychosomatischen Grundversorgung teilnimmt und Psychotherapie in jener Form betreibt, die wir früher (sicherlich fälschlich) als „Kleine Psychotherapie" bezeichneten, hat nicht nur den neuen EBM zu beachten, sondern die Richtlinien gelten auch für ihn und bringen ihm wesentliche Abänderungen. Schmerzlich vermißt wird von vielen sicherlich der Wegfall der bisherigen Nr. 849, die doch dem niedergelassenen Arzt, der psychotherapeutische und psychiatrische Grundkenntnisse hatte, die Möglichkeit gab, auch ohne Bindung an ein bestimmtes Therapieverfahren psychotherapeutisch auf den Kranken einzuwirken. Es kann vermutet werden, daß die bisherige Ziffer 849 jetzt abgelöst werden wird durch die Ziffer 851, die definiert wird als:

„Verbalintervention bei psychosomatischen Krankheitszuständen unter systematischer Nutzung der Arzt-Patienten-Interaktion." Die Sitzungsdauer wird mit „20 Minuten mindestens" angegeben, der Punktwert umfaßt 300. Auffällig ist dabei, daß in der Definition von Krankheitszuständen und nicht von Krankheiten (funktionellen Störungen, Neurosen und psychosomatischen Krankheiten) gesprochen wird. Ob hier eine Angleichung an das DSM-III erfolgt, das den Begriff Neurose nur in sehr engen Grenzen kennt, meistens jedoch von Störungen bzw. Zuständen spricht? Viele werden diese Abänderung bedauerlich finden und befürchten, daß damit eine Aufweichung des Krankheitsbegriffes einhergeht.

Für die übenden Verfahren in Einzelbehandlungen ist wesentlich, daß nur maximal 12 Sitzungen vorgesehen sind, zudem bei der Hypnose auch nur in Einzelbehandlung. Aus meiner Sicht ist diese Begrenzung sehr bedauerlich, da doch recht häufig mit 10–12 Hypnosesitzungen erfahrungsgemäß nicht auszukommen ist, sondern eben 15–20 Sitzungen gar nicht so selten erforderlich sind. Für die Jacobsonsche Relaxationstherapie gilt übrigens das gleiche. Wichtig ist der Hinweis, daß von diesen Techniken in der Regel im Behandlungsfall nur eine zur Anwendung kommen kann. Auch hierin folgt die Vorschrift nicht den Erfahrungen, da es doch durchaus vorkommen kann, daß man nach anfänglich hypnotischer Behandlung später dazu übergeht, den betreffenden Kranken das autogene Training erlernen zu lassen. Wir jedenfalls haben gute Erfahrungen damit gemacht. Bedauerlich ist auch, daß die Gruppengröße bei den Entspannungstechniken maximal 10 Teilnehmer betragen soll, bei Kindern sogar nur 6. Vermutlich steht dahinter, daß man auch bei Gruppenbehandlungen dem einzelnen Kind mehr Aufmerksamkeit wird schenken müssen, als dem Erwachsenen. Das hat wahrscheinlich auch zur Folge gehabt, daß die Punktbewertung bei den übenden Verfahren in der Gruppe beim Erwachsenen 90 Punkte beträgt, bei Kindern jedoch 110.

Überhaupt nicht zu verstehen ist, zumindest aus meiner Sicht, die Herabstufung der 860 (Erhebung einer biographischen Anamnese unter neuropsychologischen oder verhaltensanalytischen

Gesichtspunkten mit schriftlicher Aufzeichnung einschl. der Beratung des Kranken, ggf. in mehreren Sitzungen) von früher DM 92,- auf nunmehr einen Punktwert von 750. Auch wenn man den Punktwert mit DM 0,10 ansetzt und den Multiplikator von 1,75 nimmt, dabei aber in Rechnung stellt, daß die Erhebung einer biographischen Anamnese und deren Aufzeichnung, selbst wenn man gewandt ist und viel Erfahrung hat, mindestens 2 Stunden in Anspruch nimmt, so ist das Honorar hierfür erheblich unterbewertet. Es ist auch gar nicht einzusehen, warum diese Arbeit geringer bewertet wird als beispielsweise die tiefenpsychologisch fundierte oder analytische Psychotherapie bis zu 15 Sitzungen, die mit 900 Punkten je 50 Minuten angesetzt wird.

Es wurde übrigens schon oben darauf hingewiesen, daß eine Unterteilung in zwei Einheiten von mindestens 25 Minuten Dauer möglich ist. Das gilt zwar nur für die gutachterfreien (nicht aber antragsfreien) ersten 15 Sitzungen, falls eine solche Kurzzeittherapie vorgesehen ist. Das gleiche gilt übrigens auch für die Verhaltenstherapie, auch dort nur für die ersten 15 Sitzungen, falls diese als eine Kurzzeittherapie geplant ist, wobei es nur schwer einzusehen ist, wieso die tiefenpsychologisch fundierte Psychotherapie als Einzelbehandlung, wenn sie von vornherein als gutachterpflichtig, also über 20 Stunden geplant ist, mit 1000 Punkten angesetzt ist, die gleiche Sitzung, wenn sie als Kurzzeittherapie angesetzt ist allerdings nur mit 900 Punkten bewertet wird. Erfreulich ist, daß nunmehr auch der Verlängerungsantrag (Ziffer 87) der tiefenpsychologisch fundierten oder der analytischen Psychotherapie, einschl. Antrag auf Feststellung der Leistungspflicht im Rahmen des Gutachterverfahrens, einschl. Besprechung mit dem nichtärztlichen Psychotherapeuten vergütet wird, wenn auch nur mit einem Punktwert von 550.

Die Testverfahren im Rahmen der Psychotherapie sind anders und, wie mir scheint, logischer geordnet. Von der Zeiteinteilung her erscheinen mir allerdings sowohl die Fragebogentests als auch die orientierten Testverfahren erheblich unterbewertet, vor allem wenn man sie in Beziehung setzt zu der Pos. 1 der neuen EBM-Beratung, die mit 80 Punkten angesetzt wird. Das bedeutet also, daß die Anwendung und Auswertung von Fragebogentests, beispielsweise des Gießen-Tests, in der Punktwertung um ein Viertel niedriger angesetzt wird als eine Beratung.

Die Auswahl dieser Anmerkungen geschah nach subjektiven Gesichtspunkten, wie hätte es auch anders sein können! Selbstverständlich ergeben sich noch zahlreiche andere Überlegungen und Fragestellungen sowie Unklarheiten. Es wird vielleicht günstig sein, nach Ablauf eines Jahres die Erfahrungen, die mit der neuen Gebührenordnung gemacht worden sind, zusammen auszuwerten und dann neu darüber zu berichten. Zunächst einmal werden wir jedoch mit den veränderten Bedingungen, die sich im neuen EBM und in den Richtlinien niederschlagen, leben müssen. Ob im ganzen gesehen damit eine Verbesserung oder eine Verschlechterung verbunden ist, wird vielleicht unterschiedlich beurteilt werden. Sicherlich werden auch die Ausführungsbestimmungen noch manche Aufklärung bringen. Wir müssen also Geduld üben und die Auswirkungen abwarten. Eine Aufwertung der sprechenden Medizin gegenüber der sog. „Apparate-Medizin" ist uns versprochen worden. Ob die neuen Richtlinien und der neue EBM diese Versprechungen erfüllen, bleibt abzuwarten.

Balint-Gruppen mit Frauenärzten –
von der pharmazeutischen Industrie initiiert

Manfred Rust

Im Herbst 1985 trat eine pharmazeutische Firma an mich heran mit der Bitte, Balint-Gruppen für Gynäkologen einzurichten. Die Kosten und die Organisation sollten von der Firma getragen werden.

Mir schien dieser Vorschlag zunächst befremdlich, sollte doch die Motivation zur Teilnahme an einer Balint-Gruppe vom Arzt selbst ausgehen und nicht eine Fremdinduktion und -organisation erfolgen.

Dann wiederum erschien mir der Vorschlag sehr reizvoll aus der Erfahrung, daß an meinen bisherigen Balint-Gruppen jeweils nur wenige Gynäkologen teilgenommen hatten, diese jedoch die Balint-Arbeit sehr wichtig und fruchtbringend erlebt hatten. Ausschlaggebend für meine Zusage war eine Kollegin, die mich davon überzeugte, daß besonders für Frauenärzte ein Hinterfragen des Beziehungsgeschehens in der Praxis hilfreich sein müßte.

Über die pharmazeutische Firma mit ihrem Außendienst kam es dann zur Organisation eines Einführungsabends, zu welchem fast 30 Frauenärzte aus den umliegenden Städten erschienen. Man kannte sich weitgehend untereinander, kam sehr schnell ins Gespräch über die allgemeinen Praxisprobleme. Es war nicht leicht, hier ein Referat über Balint-Gruppentätigkeit anzubringen.

Nur sehr wenige Kollegen hatten schon an Balint-Gruppen teilgenommen, dann meist nur wenige Male im Rahmen von größeren Kongressen. Andere hatten überhaupt keine Vorstellung, was in solch einer Gruppe erarbeitet werden sollte und wieder andere, der größere Teil, hatten die Meinung, verbunden mit Ängsten, man müsse in der Gruppe Behandlungen von Patienten vorweisen, die dann vom Kreis der Kollegen fachlich und menschlich kontrolliert, kritisiert und schlimmstenfalls diskriminiert würden.

Die Irrationalität dieser Befürchtung wurde durch die Kenntnis voneinander verstärkt und über die Anfangszeit der Gruppensitzungen aufrechterhalten.

Es konnten zwei Gruppen zusammengestellt werden, die in jeweils 14tägigem Rhythmus zu verschiedenen Zeiten Mittwochnachmittags zu mir kommen wollten. Die eine Gruppe wollte 14.30 Uhr anfangen, um von dem ohnehin schon zerstörten freien Nachmittag noch etwas zu haben, die andere Gruppe wollte 16.00 Uhr anfangen, da man trotz freiem Nachmittag niemals früher aus der Praxis herauskommen könne.

Es zeigte sich später, daß in der 16.00-Uhr-Gruppe eine höhere Regelmäßigkeit der Teilnahme und nur zwei „Abspringer" waren, in der frühen Gruppe dagegen eine sehr starke Unregelmäßigkeit und fünf „Abspringer". Manche Kollegen entschuldigten sich so häufig, daß sie etwa nur an jeder 3. Sitzung teilnahmen.

In der frühen Gruppe fanden sich 11 Teilnehmer, davon 9 Männer und nur 2 Frauen, in der späten Gruppe 13 Teilnehmer, davon 9 Männer und 4 Frauen.

Anfänglich beschäftigten sich beide Gruppen mit dem eigenartigen Zustandekommen der Gruppen: einerseits wurde es als skrupelhaft erlebt, „umsonst" zu mir kommen zu können, andererseits gab es durch die Firmenförderung den Anstrich der Unverbindlichkeit: man konnte sich informieren; mal ausprobieren, sich einzulassen; vorsichtig Vorurteile abbauen; auch sich heraushalten oder gar abbrechen, weil man diese Gruppenarbeit für sich nicht zu benötigen glaubte.

Der Gedanke, daß für die meisten Ärzte eine Förderung von Fortbildung durch die Pharmaindustrie gang und gäbe ist, machte hier das „mal schauen, um was es da geht in einer Balint-Gruppe" möglich.

Das zweite Anfangsthema in beiden Gruppen kreiste um den hohen Bekanntheitsgrad untereinander, diese Bekanntheit, die auch hieß „keiner darf sich eine Blöße geben, denn es bestehen ja unausgesprochene Konkurrenzstrebungen". Es galt für die Teilnehmer, ausgesprochen höflich, zuvorkommend, dabei vor allem zurückhaltend mit eigenen Falldarstellungen umzugehen. So kam es anfänglich oft zur Aussage: „Ich habe die vergangenen 14 Tage alle meine

Patienten genau angesehen, es war aber kein einziger Balint-Fall dabei."

Diese Widerstandsproblematik wurde von mir sehr vorsichtig gedeutet, und ich ermutigte dazu, sich einen beliebigen Patienten vom vorangegangenen Vormittag vor Augen zu führen und darzustellen. Hierbei betonte ich, daß sicher alle ganz gleiche Fälle kennen und es niemals um das Aufsuchen von Behandlungsfehlern gehen könnte. So ließ sich fast stets am Fall die Richtigkeit des ärztlichen Handelns und das hohe Verantwortungsbewußtsein des einzelnen Kollegen herausstellen, welches dann durch die Herausarbeitung des Beziehungsmusters Arzt – Patient angereichert werden konnte. Reaktionen wie „so habe ich meinen Patienten bisher nicht gesehen", „jetzt bin ich schon gespannt darauf, wenn er zur nächsten Konsultation kommt" oder „ich bin entlastet, weil ich bisher mit ihm solche Schwierigkeiten hatte" vermochten das Gruppenklima so weit zu verändern, daß Offenheit und Bereitschaft zur Zusammenarbeit trotz anfänglicher Ängste entstand.

Inhaltlich beschäftigten sich die Gruppen dann im wesentlichen mit drei Problemkreisen: den sog. neurotischen Patienten, den Frauen mit ungewollten Schwangerschaften und den Karzinompatienten.

Zu den ersteren zählten die unliebsamen, lästigen, fordernden Patienten, die von vielen Ärzten bereits mit einem bestimmten Vermerk auf der Karteikarte gekennzeichnet waren. Hier ging es oftmals um Probleme von Abwertung, Kränkung, Mißachtung seitens der Patienten und aggressive Reaktionen von seiten des Arztes, Reaktionen, die er sich eigentlich nicht zubilligen wollte und durfte.

Hier führte die Beziehungsdiagnostik stets auf Übertragungsprobleme hin, und die Arbeit in der Gruppe konnte dazu führen, daß die Kollegen das Verhalten der Patienten als spezielles Interaktionsmuster verstehen lernten. Sie konnten Einsichten in das Übertragungsgeschehen finden, wodurch ihnen der Umgang mit diesen Patienten leichter wurde.

Wenn die Gruppe spüren konnte, daß in der Abwertung und Mißachtung durch den Patienten nicht der einzelne Arzt in seiner persönlichen Rolle gemeint war, sondern der Arzt gleichsam in eine Stellvertreterposition für andere Menschen, die der Patient negativ erlebt hatte, durch ihn gedrängt war, ließ sich die Beziehung zu diesem Patienten überdenken und verändern.

Der zweite wesentliche Problemkreis der Balint-Arbeit bezog sich auf die Patientinnen, die den Frauenarzt aufsuchen, um einen Schwangerschaftsabbruch zu erreichen. Die Erwartung der Patientin an den Arzt, den diese Frau oft zum ersten Mal aufsucht, wurde meist als enorme Zumutung erlebt, so daß eine tatsächliche Beratung sehr schwerfiel. In der Gruppenarbeit ließ sich hier an der bewußten und unbewußten Motivation der Patientinnen arbeiten, womit deutlich wurde, daß die Schwangerschaft gleichzeitig unerwünscht (bewußt) und erwünscht (unbewußt) war. In dieser hochgradigen Ambivalenz fühlte sich der Arzt in eine „Deus-ex-machina"-Position gedrängt, zu entscheiden über richtig oder falsch. Daß diese Position eine unlösbare Aufgabe darstellte, wurde in der Gruppe schnell deutlich. Auch leuchtete die aggressive Abwehr der Kollegen jedem in der Gruppe ein. So weit entlastet konnten sich die Ärzte auf die Not und Ausweglosigkeit ihrer Patientinnen einlassen, die „Zumutung" als Hilferuf hören und sich als offenen, zur Hilfestellung bereiten, kritisch hinterfragenden Begleiter zur Verfügung stellen.

Bei der dritten Hauptgruppe der besprochenen Patientinnen handelte es sich um Frauen mit Karzinomleiden, die den Arzt stets an die Grenze seiner Fähigkeit führten, ihn hilflos machten. Gegen dieses Gefühl der Ohnmacht wehrt sich der Arzt natürlich, zum Schaden der Beziehung zu seiner Patientin. Hier lag das Hauptaugenmerk der Arbeit auf der Bearbeitung des Selbstverständnisses und des Selbstwertgefühles des Arztes. Er konnte lernen, sich als hilflos und ohnmächtig in seiner ärztlichen Rolle zu akzeptieren, um sich dann ganz in seiner „nur" menschlichen Rolle wiederzufinden, in der er für seine Patientin ein großer und echter Helfer wurde. Ganz besonders bei diesen Patientinnen zeigte sich die Gruppe sehr hilfreich für den Arzt, da in dem gemeinsamen Erleben von Betroffenheit und Hilflosigkeit eine Stärkung des einzelnen möglich wurde, er sich in seinem eigenen gestörten Selbstbild aufgewertet fühlen konnte, um sich dann, selbst verändert, wieder auf die schwierige und belastende Beziehung zur Patientin einzulassen.

Als Fazit dieser einjährigen regelmäßigen Gruppenarbeit ist festzuhalten, daß das anfängliche Problem der Fremdinduktion und Fremdbezahlung der Gruppe durch eine pharmazeutische Firma gänzlich in den Hintergrund trat zugunsten der Erkenntnis, daß ein verändertes Erleben der Arzt-Patient-Beziehung zu einer zufriedeneren und wohl auch effektiveren Arbeit in der Praxis führen konnte.

Problematisch blieb bis zum Schluß die große berufliche Nähe der Kollegen zueinander, die immer wieder zu Ängsten führte, möglicherweise bei dem einen oder anderen Patienten sich falsch verhalten zu haben. Aus diesem Grunde versuchte ich gelegentlich, entlastende Interventionen anzubringen, indem ich strukturelle Merkmale der Patienten zu erklären versuchte, womit Übertragungsphänomene deutlich und den Kollegen nachfühlbar wurden, so daß der einzelne sich nicht mehr als Versager oder schlechter Arzt zu fühlen brauchte. Diese Angst der Kollegen vor negativer Einschätzung durch andere hatte sogar zum Abspringen einiger Kollegen geführt. Für diese hatte die Gruppensituation wohl eine Bedrohung dargestellt, die sie nicht ertragen konnten. Für alle anderen wirkte sich die gemeinsame Arbeit vornehmlich entlastend aus. So ließ sich auch durchgehend eine gute Motivation zur Fortführung der Gruppenarbeit erkennen, eine Fortführung ohne Abhängigkeit von der pharmazeutischen Industrie.

Von daher muß die Initialzündung durch die Industrie als durchaus positiv gesehen werden, und ich möchte Kollegen, die Balint-Gruppen leiten, ermutigen, auf dieses Angebot nach Möglichkeit einzugehen. Hatte doch ein Großteil der Ärzte bisher keinerlei Kontakt zu einer Balint-Gruppe, vielleicht auch noch nie bewußt eine solche Möglichkeit erwogen, so daß hier durch eine Firma Basisarbeit zur Verbesserung der Arzt-Patient-Beziehung geleistet werden konnte.

Als Nachsatz sei noch erwähnt, daß bei den Frauenärztinnen durchweg eine höhere Motivation zur Gruppenarbeit und eine größere Bereitschaft zum Vorstellen von Patienten und größere Offenheit zum Hinterfragen der Beziehungsmuster zum Patienten zu beobachten war als bei den männlichen Kollegen. Bei diesen scheint die Angst vor Schwäche, Versagen und Kränkung, die ja vielleicht oftmals den Arzt überhaupt kennzeichnet, besonders groß zu sein.

Werbung mit, Werbung für Balint-Gruppen. Ergänzende Überlegungen zum Beitrag von M. Rust

Eckhard Salk

Überlegungen zur Entstehung der Initiative bei der pharmazeutischen Industrie, Balint-Gruppen mit Frauenärzten zu finanzieren

Die Absicht der Pharmaindustrie, Balint-Gruppen zu finanzieren, sehe ich auf folgendem Hintergrund: Die Hersteller von Arzneimitteln haben bisher auf verschiedene Art für ihre Produkte geworben. So z.B. durch Abgabe von Ärztemustern, Übernahme der Kosten für Fortbildungsveranstaltungen sowie durch Einladungen zu Essen und zu Reisen. Marktforscher haben wohl versucht, die Erwartungen und Wünsche von Ärzten an pharmazeutische Firmen zu ermitteln. Dabei haben die Kollegen offenbar häufiger ihr Interesse an Fortbildung in Psychosomatik erwähnt; vielleicht spielte auch die Überlegung eine Rolle, daß zum Abrechnen einiger neuer Ziffern in der Gebührenordnung (z.B. 850 und 851; Diagnostik bzw. Behandlung psychosomatischer Krankheitszustände) bestimmte Fortbildungsnachweise vorgelegt werden müssen. Weiterhin ist in der Zwischenzeit ein Gesetz in Kraft getreten, das den Firmen nur noch zuläßt, zwei Muster eines Präparates pro Jahr an die Ärzte abzugeben. – So wurde jetzt, dies ist mein Eindruck, statt der bisherigen Produkt- eine Imagewerbung bei einigen pharmazeutischen Firmen versucht, die die kostenlose Teilnahme an 20 doppelstündigen Sitzungen von Balint-Gruppen anbieten. Es liegt, so vermute ich, nicht etwa ein inhaltliches Interesse der pharmazeutischen Industrie an der Förderung von Arzt-Patienten-Beziehungen vor, sondern die Absicht, daß für die teilnehmenden Ärzte eine assoziative Verknüpfung zwischen guten Seminaren und dem Firmennamen hergestellt wird, was sich letztlich auch auf die Auswahl der verordneten Medikamente auswirken soll. Dieser Überlegung würde entsprechen, daß die pharmazeutische Industrie in der Zwischenzeit, dem aktuellen Interesse vieler Ärzte entgegenkommend, Einführungsveranstaltungen zum Einheitlichen Bewertungsmaßstab sowie Seminare zur sonographischen Mißbildungsdiagnostik anbietet.

Reaktionen von Balint-Gruppenleitern auf die Anfragen der pharmazeutischen Industrie, die Kosten für die Durchführung von Balint-Gruppen mit Frauenärzten zu übernehmen

Herr Rust beschreibt, daß es für ihn einerseits befremdlich, andererseits reizvoll gewesen sei, eine von der pharmazeutischen Industrie zusammengestellte Balint-Gruppe zu leiten. – In Diskussionen mit anderen Leitern von Balint-Seminaren habe ich folgende Einstellungen zu dieser Initiative der Arzneimittelhersteller kennengelernt: Einige betonten, „wir dürfen uns nicht kaufen lassen", und sie warnten vor „totaler Fremdfinanzierung der Arzt-Weiterbildung"; die Industrie solle sich nicht auch noch hier einmischen. – Andere Kollegen meinten, nach anfänglich großer Skepsis hätten sie sich davon überzeugt, mit dieser Initiative der pharmazeutischen Industrie werde „eine wirklich gute Sache, etwas Effektives auf die Beine gestellt, im Gegensatz zu dem früheren Angebot von üppigen Buffetts oder Reisen". Die Kollegen, die die Leitung solcher Gruppen übernommen haben, berichteten, daß die Motivation der Ärzte, die an ihren Gruppen teilgenommen haben, genauso gut war wie in den üblichen Balint-Seminaren. Denn die nach Michael Balint bezeichnete Methode sei an sich so gut, daß die Kollegen, trotz möglicher negativer Auswirkung einer „Beteiligung" der pharmazeutischen Industrie, viel Gutes davon haben.

Bei der Übernahme der Leitung einer dieser Balint-Gruppen war für mich entscheidend: Den Pharmareferenten ist es möglich gewesen, nahezu alle Frauenärzte in Klinik und Praxis zu erreichen, gerade auch solche Ärzte, die sonst wahrscheinlich niemals in Kontakt mit der Balint-Gruppenarbeit gekommen wären, weil sie sich bisher nicht näher für Psychosomatik und für psychodynamische Aspekte der Arzt-Patienten-Beziehung interessiert haben. So bot sich die Chance und reizvolle Aufgabe, bei diesen Kollegen eine

Motivation für die längerfristige Beschäftigung mit der patientenzentrierten Medizin zu erreichen. Auch wollte ich darauf achten, ob für die Leitung dieser Gruppen bedeutsame Modifikationen der Ziele und der Technik erforderlich sind.

Erfahrungen mit dem Einführungsseminar

Die pharmazeutische Industrie hat an mehreren Wochenenden, an verschiedenen Orten, jeweils etwa 30 Frauenärzte zu einem Einführungswochenende eingeladen. Nach einer Demonstrationsgruppe mit Innen- und Außenkreis führte ich sieben doppelstündige Balint-Gruppensitzungen durch. Dabei ging es mir zunächst darum, den Kollegen zu vermitteln: In der Balint-Gruppe haben sie die Möglichkeit, bei Problemen mit schwierigen Patienten eine Hilfe für die Praxis zu erhalten. Die Auseinandersetzung mit Arzt-Patienten-Beziehungen in der besonderen Atmosphäre dieses Seminars vermochte schon bald zu einer deutlichen Entängstigung zu führen. So konnte ein Kollege sagen, daß er bisher die Vorstellung gehabt habe, der jeweilige Referent müsse sich allein in die Mitte einer Gruppe setzen, werde dann von allen befragt und quasi auseinandergenommen.

Am Ende dieses Einführungsseminars interessierten sich acht Teilnehmer für die Fortsetzung unserer Arbeit. Obwohl die pharmazeutische Firma, wie schon erwähnt, dazu bereit war, das Honorar für weitere 12 doppelstündige Balint-Gruppensitzungen (nämlich DM 40,-) zu übernehmen, einigten wir uns darauf, daß das Honorar von den Kollegen selbst bezahlt werden sollte. Die Teilnehmer haben somit darauf verzichtet, das „mitzunehmen", was die Arzneimittelfirma ohne erkennbare „Auflage" angeboten hat. Ich sehe darin eine besondere Betonung der persönlichen Motivation aller für diese Arbeit. Vielleicht spielte hier eine Rolle, was die Kollegen später so formulierten: „Eigentlich hätte ich schon viel früher in eine Balint-Gruppe gehen sollen!"

Erfahrungen mit einer kontinuierlichen Balint-Gruppe

In der Initialphase der von mir geleiteten Balint-Gruppe (insgesamt bisher 40 Doppelstunden) spielten die von Herrn Rust dargestellten Themen wie Skrupel der Teilnehmer über die Firmenbezahlung oder ein eher unverbindliches Verhalten keine Rolle mehr. Wir konnten uns, wie es mir scheint, unmittelbarer mit der Besprechung von Arzt-Patient-Beziehungen beschäftigen, da alle dieses Balint-Seminar jetzt als „unsere eigene Sache" erlebten, die lediglich quasi zufällig von der Pharmaindustrie angestoßen, dann aber von uns selbst in eigene Regie übernommen worden war. Günstiges Gruppenklima, Offenheit und Kooperation wurden dadurch, meine ich, früher erreicht als in den von Herrn Rust beschriebenen Seminaren.

Weiterhin stellt sich die Frage, ob die Initiative der Pharmaindustrie, mit Hilfe der Einführung von Balint-Gruppenarbeit Werbung für sich durchzuführen, Auswirkungen auf die in den Sitzungen diskutierten Themen gehabt hat. Beim Vergleich der Arzt-Patient-Beziehungen, die in den sieben Sitzungen des Einführungsseminars vorgestellt wurden, mit den Problemen aus der Praxis der Teilnehmer, die sie nach dem Beginn unserer neuen Arbeitsvereinbarungen thematisierten, ergibt sich: Mehrere Kollegen hatten in der Vorphase, wie ich es jetzt bezeichnen möchte, über solche Patientinnen erzählt, von denen sie sich zu wenig persönlich geachtet oder in ihrem ärztlichen Tun abgewertet gefühlt hatten; es waren solche Kranke, die als unangenehm bzw. psychisch gestört und lästig-fordernd bezeichnet werden (wie dies auch von Herrn Rust dargestellt wird). In den durch die teilnehmenden Kollegen selbst bezahlten Sitzungen hingegen wurde besonders häufig über sexuelle Probleme der Patientinnen und die Art ihrer Interaktion mit den behandelnden Kollegen diskutiert. Ich erwäge, ob die Tatsache, daß die ersten Seminare von der Pharmaindustrie „umsonst" angeboten worden waren und daß die Ärzte nach einer solchen Werbung mit und für die Balint-Gruppenarbeit Zugang zu unserem Seminar gefunden hatten, bei einigen Kollegen Beschämungsreaktionen ausgelöst hat, die ihrerseits die Auswahl der vorgestellten Arzt-Patient-Beziehungen mitdeterminiert haben. In der weiteren Zusammenarbeit waren es dann, wie in der sog. klassischen Balint-Gruppe, die

Persönlichkeiten der Teilnehmer und wohl auch z. T. die des Leiters, welche die Thematik der ausgewählten Arzt-Patient-Beziehungen sowie den Ablauf der Diskussionen bestimmt haben.

Ich würde gern von anderen Leitern erfahren, wie sich bei ihnen der Übergang von der „werbungs"- zur eigenbezahlten Balint-Gruppe, die „Fortführung ohne Abhängigkeit von der pharmazeutischen Industrie" (s. Rust) vollzogen und ob es Einflüsse auf die Inhalte der vorgestellten Arzt-Patient-Beziehungen gegeben hat. Es interessiert, ob „das anfängliche Problem der Fremdinduktion und der Fremdbezahlung der Gruppe durch eine pharmazeutische Firma", das in der Gruppe von Herrn Rust „gänzlich in den Hintergrund" getreten war, später doch noch quasi aus der Latenz heraus wirksam geworden ist.

Abschließende Bemerkungen

Herrn Rust ist zuzustimmen, daß die Balint-Gruppenarbeit, die unter der Rahmenbedingung „Werbung für die pharmazeutische Industrie" entstanden ist, für die teilnehmenden Ärzte und die Beziehung zu ihren Patienten, für die Kollegen selbst und auch für den Leiter lohnend ist. Meine Erfahrungen zeigen weiterhin, daß eine echte Motivation herstellbar war und keine bedeutsamen Modifikationen, keine sog. Verwässerungen, vorgenommen werden mußten.

Ich meine, diese Initiativen der pharmazeutischen Industrie können eine gute „Werbung" für die Balint-Gruppenarbeit sein, so daß solche oder ähnliche Ansätze der Arzneimittelfirmen, natürlich jeweils nach sorgfältiger Abwägung, durchaus unterstützt und fortgesetzt werden könnten. Auch wäre zu überprüfen, ob etwas dafür getan werden sollte, ähnliche Vorgehensweisen für andere Gebiete der Medizin in Gang zu bringen.

Mitteilungen

Am 7. und 8. Mai 1988 findet in Innsbruck eine Tagung zum Thema „Erinnern, Wiederholen und Durcharbeiten in der analytischen Gruppenpsychotherapie" statt. Veranstalter ist Prof. Dr. W. Wesiack vom Institut für Medizinische Psychologie und Psychotherapie der Universität Innsbruck in Zusammenarbeit mit der Sektion Analytische Gruppenpsychotherapie im DAGG.

Am 8. und 9. Juli 1988 findet in Düsseldorf ein Symposium anläßlich des 10jährigen Bestehens des Klinischen Instituts für Psychotherapie und Psychosomatik statt. Die Beiträge erörtern Aspekte einer an Psychoanalyse orientierten Psychotherapie und Psychosomatik.
Information: Frau Dr. Kristina Jung, Rheinische Landesklinik der Universität Düsseldorf, Bergische Landstraße 2, 4000 Düsseldorf 12.

Vom 4.–9. September 1988 findet die 17. Europäische Konferenz für Psychosomatische Forschung in Marburg statt zum Thema „Physician in the 21st Century: New Paradigms to cope with Specialisation and to promote Health". Veranstalter ist Prof. Dr. W. Schüffel, Abteilung Psychosomatik der Philipps-Universität Marburg.

Vom 9.–15. Oktober 1988 findet in Lausanne (Schweiz) der XIV. Internationale Kongreß für ärztliche Psychotherapie statt zum Thema „Ausbildung in ärztlicher Psychotherapie. Konvergenzen und Divergenzen zwischen verschiedenen Kulturen und Schulen". Die wissenschaftliche Organisation hat Dr. A. Trenkel in CH-3011 Bern übernommen.

Vom 17.–19. März 1989 findet in Ascona (Schweiz) das Internationale Balint-Treffen zum Thema „Alterskrankheiten" statt. Die wissenschaftliche Leitung hat Prof. Dr. B. Luban-Plozza in CH-6600 Locarno.

Für den 27.8. bis 2.9. 1989 ist der 10. Internationale Gruppentherapie-Kongreß in Amsterdam angekündigt zum Thema „Encounter or Alienation. The Significance of the Group in modern Society".
Das Kongreßbüro ist: Vrije Universiteit PO Box 7160, 1007 MC Amsterdam, The Netherlands

Über die Autoren

Argelander, Hermann, Prof. Dr. med.

Professor für Psychoanalyse an der Universität Frankfurt a. M. Klinische und theoretische Veröffentlichungen zur Psychoanalyse, u. a.: Das Interview in der Psychotherapie (1970); Gruppenprozesse (1972); Der Flieger (1972); Der psychoanalytische Beratungsdialog (1982).

Geyer, Michael, Prof. Dr. sc. med., Jahrgang 1943

Facharzt für Psychiatrie und Neurologie, Facharzt für Psychotherapie, Lehrstuhl für Psychiatrie an der Karl-Marx-Universität Leipzig und Leiter der dortigen Abteilung für Psychotherapie und Neurosenforschung der Klinik für Psychiatrie, Vorsitzender der Gesellschaft für Ärztliche Psychotherapie der DDR, wissenschaftliche Arbeiten auf dem Gebiet der Psychosomatik, der psychologischen Prävention und der Psychotherapieprozeßforschung.

Heigl, Franz S., Prof. Dr. med.

Psychoanalytiker, Psychotherapeut, Gruppentherapeut. 1945 Beginn der psychoanalytischen Weiterbildung in München, 1951 Abschluß am Berliner Psychoanalytischen Institut. Niedergelassener Psychoanalytiker in Göttingen von 1951–1971. Direktor der Psychotherapeutischen und Psychosomatischen Klinik Tiefenbrunn bei Göttingen von 1971–1985. Veröffentlichungen in den letzten Jahren vor allem zur Indikation und Prognose in Psychotherapie, Psychoanalyse und klinischer Psychotherapie, zur Therapie und Technik in der

Psychoanalyse, zur Gruppenpsychotherapie des Göttinger Modells in ihren drei Methoden: der psychoanalytischen, tiefenpsychologisch-fundierten und psychoanalytisch-interaktionellen (jeweils zur Indikation, Diagnostik und Therapie). Außerdem über Lernvorgänge in der psychoanalytischen Therapie. Seit ca. 10 Jahren zunehmend Veröffentlichungen zur Diagnostik und Therapie von Patienten mit vorwiegend präödipalen Störungen.

Heigl-Evers, Annelise, Prof. Dr. med., Jahrgang 1921

Psychoanalytikerin (DPG, DGPPT), Leiterin des Klinischen Instituts für Psychotherapie und Psychosomatik an der Universität Düsseldorf und der Univ.-Klinik für Psychotherapie und Psychosomatik, Rheinische Landesklinik Düsseldorf. Forschungsschwerpunkte und Veröffentlichungen auf den Gebieten der Theorie und Methodik der Gruppenpsychotherapie, Methoden der Weiter- und Fortbildung in der Psychotherapie und Sozialtherapie, Psychologie der Frau, sowie Diagnostik und Behandlung des präödipalen Störungsbereichs.

Knoepfel, Hans-Konrad, Prof. Dr. med., Jahrgang 1919

Psychoanalytische Ausbildung in Zürich und an der Yale Universität, New Haven. Publikationen und Hauptarbeitsgebiete über Balint-Gruppenarbeit und Hausärztliche Psychotherapie. Dozentur an der Universität Zürich.

Körner, Jürgen, Prof. Dr., Jahrgang 1943

Diplom-Psychologe, Lehr- und Kontrollanalytiker der DPG und DGPPT, Gruppenlehranalytiker der Sektion Analytische Gruppenpsychotherapie im DAGG, Professor für Gruppenmethoden an der Freien Universität Berlin. Veröffentlichungen zur Methodik der psychoanalytischen Behandlung und Balint-Gruppenarbeit.

Kutter, Peter, Prof. Dr. med., Jahrgang 1930

Psychoanalytiker (DPV, DGPPT), Prof. für Psychoanalyse im Fachbereich Psychologie der Universität Frankfurt. Zahlreiche Arbeiten über Psychoanalyse und ihre Anwendungen.

Luban-Plozza, Boris, Prof. Dr. med., Jahrgang 1923

Medizinstudium in Genf, Basel und Bern, 1966 venia legendi für das Fach Psychiatrie in Rom, 1973 Honorarprofessor der Universität Heidelberg, Gründungsmitglied des Internationalen Kollegiums für Psychosomatische Medizin, Vorsitzender der Schweizerischen Gesellschaft der Schriftstellerärzte, Ehrenmitglied der Sociedad Internacional de Nuevas Ciencias de la Conducta (Buenos Aires) und verschiedener wissenschaftlicher Gremien, sowie Präsident der Internationalen Erich-Fromm-Stiftung, Florenz (Palazzo Vecchio). Zahlreiche Publikationen zu Themen der Balint-Gruppenarbeit, der psychosomatischen und psychosozialen Medizin sowie der Psychohygiene.

Neubig, Herbert, Dr. med., Jahrgang 1948

Ärztlicher Psychotherapeut in eigener Praxis seit 1984, Mitinitiator der Balint-Studientagung in Bad Nauheim, Öffentlichkeitsarbeit mit Kurzreferaten im Bereich der Psychoonkologie, kardiologischen Rehabilitation und psychosozialen Prävention. Von 1976–1981 berufsbegleitende psychotherapeutische Ausbildung am Institut für Psychoanalyse und Psychotherapie in Gießen.

Rappe-Giesecke, Kornelia, Diplom-Supervisorin, Jahrgang 1954

Nach dem Staatsexamen (Pädagogik/Germanistik) Mitarbeit in verschiedenen Projekten, die sich mit der Erforschung der Kommunikation in Balint-, Supervisions- und Therapiegruppen beschäftigten.

Praktische Beratungstätigkeiten in verschiedenen Feldern. Ausbildung zum Diplom-Supervisor an der Gesamthochschule Kassel. Derzeit als Supervisorin in freier Praxis tätig.

Rechenberger, Heinz-Günter, Prof. Dr. med.

Medizinstudium in Leipzig, Würzburg, Heidelberg, Bonn, Approbation 1945; 1948–1970 niedergelassen als Allgemeinarzt mit Geburtshilfe, 1956–1963 Vollausbildung zum Psychoanalytiker, 1970 Gründung und Leitung einer Klinik für Psychotherapie in Düsseldorf, 1976 habilitiert in Bochum für das Fach Psychotherapie, seit 1978 verantwortlicher Fachvertreter für psychosomatische Medizin und Psychotherapie in Bochum, seit 1985 appl. Professor für Psychotherapie in Bochum, zahlreiche Publikationen, besonders über Kurzpsychotherapie und Sexualtherapie.

Rosin, Ulrich, Priv.-Doz., Dr. med., Dr. phil.

Arzt für Neurologie und Psychiatrie, Diplom-Psychologe, Psychoanalytiker (DPG, DGPPT), Oberarzt der Klinik für Psychotherapie und Psychosomatik der Universität, Rheinische Landesklinik Düsseldorf. Veröffentlichungen zur Theorie und Technik der Balint-Gruppen, über das Verhältnis zwischen Psychoanalyse und Psychiatrie und zu Fragen der psychoanalytischen und psychotherapeutischen Weiterbildung.

Rust, Manfred, Dr. med.

Arzt für Neurologie und Psychiatrie, Psychoanalytiker (DGPPT, DPG), Leitender Arzt der II. Psychiatrischen Klinik der Stiftung Tannenhof, Remscheid. Arbeitsschwerpunkte: Symbolik und Imagination, Psychotherapie in der Psychiatrie.

Salk, Eckhard, Dr. med., Jahrgang 1944

Tätig als Frauenarzt und Psychotherapeut in eigener Praxis, Referent im Institut für Psychotherapie und Psychosomatische Medizin des BPA (Berufsverband d. Prakt. u. Allgemeinärzte). – Interessenschwerpunkte: Probleme der Leitung von Balint-Gruppen mit Frauenärzten sowie psychodynamische Aspekte der Untersuchung in der Praxis des Frauenarztes, z.B. bei der sonographischen Schwangerenbetreuung.

Sies, Claudia, Dr. med.

Ärztin, Psychoanalytikerin, freie Praxis und Lehranalytikerin, Gruppenlehranalytikerin, Balint-Gruppenleiterin (DGPPT, DPG, DAGG). Mitglied und Dozentin des Institutes für Psychoanalyse und Psychotherapie e.V. Düsseldorf. Veröffentlichungen z.B. zur Theorie und Technik in analytischen Paargruppen, über Zusammenhänge zwischen Thema und Prozeß in Arbeitsgruppen und über „Psychoanalyse und Neurobiologie" (Modell der Autopoiese) eine systemtheoretische Arbeit (zusammen mit Tobias Brocher).

Stubbe, Margarethe, Dr. med.

Psychotherapie, niedergelassen seit 1977 in freier Praxis, seit 1974 Mitglied in der Deutschen Balint-Gesellschaft, seit 1977 verantwortlich für die Geschäftsstelle, leistet engagierte Öffentlichkeitsarbeit.

Stucke, Werner, Prof. Dr. med., Jahrgang 1923

Geboren am 29. Juli 1923 in Hannover, Schulbesuch, Kriegsdienst, Studium der Medizin, Weiterbildung zum Arzt für Psychiatrie und Neurologie, Psychotherapeutische Weiterbildung und Beginn ärztlicher Tätigkeit seit 1949. Leiter der psychiatrisch-psychosomatischen Klinik der Städt. Krankenanstalten Hannover bis 1986. Honorarprofessor an der Medizinischen Hochschule. Gründungsmitglied der Deutschen Balint-Gesellschaft. Vorsitzender der Allgemeinen Ärztlichen Gesellschaft für Psychotherapie.

Wesiack, Wolfgang, Prof. Dr. med.

Psychoanalytiker und Facharzt für Innere Krankheiten, früher Lehranalytiker an der Akademie für Psychotherapie und Tiefenpsychologie in Stuttgart, langjährige Tätigkeit als niedergelassener Arzt, Habilitation für das Fach „Psychosomatische Medizin" in Ulm 1972, seit 1.9. 1983 ordentlicher Professor für Medizinische Psychologie und Psychotherapie und Vorstand des gleichnamigen Instituts an der Universität Innsbruck.

MIX
Papier aus verantwortungsvollen Quellen
Paper from responsible sources
FSC® C105338

If you have any concerns about our products,
you can contact us on
ProductSafety@springernature.com

In case Publisher is established outside the EU,
the EU authorized representative is:
**Springer Nature Customer Service Center GmbH
Europaplatz 3, 69115 Heidelberg, Germany**

Printed by Libri Plureos GmbH
in Hamburg, Germany